简明针灸推拿学

迟晓伟 著

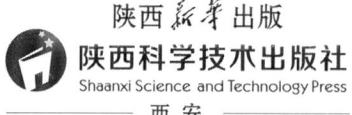

图书在版编目（CIP）数据

简明针灸推拿学 / 迟晓伟著. -- 西安：陕西科学技术出版社, 2025.6. -- ISBN 978-7-5369-9323-5

Ⅰ. R24

中国国家版本馆CIP数据核字第2025JD2487号

简明针灸推拿学
JIANMING ZHENJIUTUINAXUE

迟晓伟　著

责任编辑	潘晓洁
封面设计	卫晨亮

出 版 者	陕西科学技术出版社 西安市曲江新区登高路1388号陕西新华出版传媒产业大厦B座 电话（029）81205187　传真（029）81205155　邮编710061 http://www.snstp.com
发 行 者	陕西科学技术出版社 电话（029）81205180　81205178
印　　刷	天津鸿彬印刷有限公司
规　　格	710mm×1000mm　16开本
印　　张	16　插页　4
字　　数	319千字
版　　次	2025年6月第1版 2025年6月第1次印刷
书　　号	ISBN 978-7-5369-9323-5
定　　价	88.00元

版权所有　翻印必究

著者简介

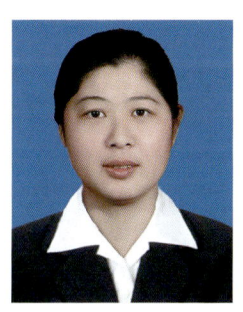

迟晓伟，毕业于北京中医药大学针灸推拿专业，青岛西海岸新区中医医院针灸科副主任医师。从事针灸科临床工作20余年，曾于江苏省中医院进修针灸专业。临床上，对中医针灸科各种常见病、多发病的诊断与治疗有丰富经验，对运用传统针灸与现代针灸相结合、运用针灸与中药结合治疗颈肩腰腿疼、偏瘫、面瘫、脾胃病、妇科杂病，以及相关性皮损疾病（黄褐斑、妊娠斑、粉刺）、肥胖症等有独到见解，尤擅长治疗痹病、中风、面瘫、脾胃病、妇科杂病。曾主编专著3部，参编著作5部，发表相关论文6篇。

前 言

针灸推拿学是以中医理论为指导,研究运用针灸方法、推拿手法作用于穴位或部位,达到强身健体、防治疾病的一门临床科学。针灸推拿疗法历史悠久,使用方便,适应证广,疗效显著,在中药临床中占有重要地位。为了适应针灸学科建设与发展的需要,更好地为患者解除病痛,特编写此书。

本书以针灸、推拿技术与临床治疗应用为主线,详细地对内科、外科、妇产科、儿科常见疾病进行了阐述,内容新颖,深入浅出,突出中医特色,保持针灸推拿学的完整性,全面反映了针灸推拿学的基础知识、基本理论和临床应用。本书文字精练、逻辑清晰、图文并茂,可供针灸推拿科及相关医务工作者参考阅读。

由于编写时间仓促,书中难免有遗漏或不足之处,敬请广大读者提出宝贵修改意见,使之不断完善,并致谢意。

目 录

第一章 针灸推拿基础 （1）
- 第一节 针灸治疗的原则和作用 （1）
- 第二节 针灸处方的类型及组成原则 （8）
- 第三节 特定穴的内容和应用 （12）

第二章 刺灸法 （17）
- 第一节 毫针刺法 （17）
- 第二节 灸法 （29）
- 第三节 三棱针法、皮肤针法、电针法、穴位注射法 （33）
- 第四节 头针法 （41）
- 第五节 耳针法 （44）

第三章 推拿法 （58）
- 第一节 成人推拿法 （58）
- 第二节 小儿推拿法 （76）

第四章 常见疾病针灸治疗 （82）
- 第一节 内科疾病针灸治疗 （82）
- 第二节 外科疾病针灸治疗 （110）
- 第三节 妇产科疾病针灸治疗 （126）
- 第四节 儿科疾病针灸治疗 （141）

第五章 常见疾病推拿治疗 （150）
- 第一节 内科疾病推拿治疗 （150）
- 第二节 外科疾病推拿治疗 （170）
- 第三节 妇产科疾病推拿治疗 （192）
- 第四节 儿科疾病推拿治疗 （220）

参考文献 （249）

第一章 针灸推拿基础

第一节 针灸治疗的原则和作用

一、针灸治疗原则

针灸治疗原则就是针灸治疗疾病时必须遵循的基本法则,是确立治疗方法的基础。《灵枢·官能》说:"用针之服,必有法则。"针灸治疗的病种众多,针灸方法也多种多样,故从总体上把握针灸治疗原则具有化繁就简的重要意义。针灸治疗原则可概括为治神守气、补虚泻实、清热温寒、治标治本和三因制宜。

(一)治神守气

治神守气是充分调动医者、患者双方积极性的关键措施。医者的治神守气,患者的意守感传,往往对诱发经气、加速气至、促进气行和气至病所起到决定性的作用。其中,医者应端正医疗作风,认真操作,潜心尽意,正神守气;患者应正确对待疾病,配合治疗,安神定志,意守感传。治神守气既能更好地发挥针灸疗法的作用,提高治疗效果,又能有效防止针灸意外事故的发生。

1.治神

中医学中的"神",是指整个人体功能活动的外在表现,是人的精神意识、思维活动,以及脏腑、气血、津液外在表现的概括。治神要求医者在针刺治疗中掌握和重视患者的精神状态和机体变化,主要包括2个方面:一是在针灸操作过程中,医者专一其神,意守神气,患者神情安定,意守感传;二是指在施治前后注重调治患者的精神状态。

《素问·宝命全形论篇》记载的"凡刺之真,必先治神"及《灵枢·官能》记载的"用针之要,勿忘其神",意在强调"治神"在针刺中的重要性,旨在表明"治神"是针刺施治的基础和前提,在针刺治疗中居重要地位。《灵枢·九针十二原》记载的"粗守形,上守神"也强调了"治神"在针刺治病过程中的重要性。可见,精神因素在针灸临床治疗中与医患双方都有密切关系。

2.守气

气,主要指经气。守气,意即守住所得之气,主要包括2个方面:一是要求医者仔细体察针下感应,并根据患者的变化及时施以手法,主要体现在行针过程中要专心致志,做到"神在秋毫,意属病者",一旦针下气至,就要"密意守气",做到"如临深渊,手如握虎";二是要求患者专心体会针刺感应,配合医者治疗,促使气至病所,达到治疗目的。

在这些因素中,医者的治神守气,对诱发经气、加速气至、促进气行和气至病所起到决定性的作用;患者的意守感传,亦能为守气打下良好的基础。如患者能在医者进针、行针过程中配合做呼吸运动,其意守感传的效果会更好。

(二)补虚泻实

补虚泻实即扶正祛邪。《素问·通评虚实论篇》说:"邪气盛则实,精气夺则虚。"其中,"虚"指正气不足,"实"指邪气有余。补虚就是扶助正气,泻实就是祛除邪气。疾病有虚实,针灸分补泻,如《灵枢·九针十二原》说:"凡用针者,虚则实之,满则泄之,菀陈则除之,邪胜则虚之……虚实之要,九针最妙,补泻之时,以针为之。"《灵枢·经脉》亦言:"盛则泻之,虚则补之……陷下则灸之,不盛不虚以经取之。"

1.虚则补之

"虚则实之""虚则补之"意即治疗虚证用补法,适用于治疗各种虚弱性病证,如精神倦怠、肢软乏力、心悸气短、语声低微、自汗盗汗、面色苍白、形体消瘦、大便溏泄、遗尿或尿频、肌肉萎缩、肢体瘫痪等。

临床上应用补法应注意以下几点:一是针灸方法的选择。针和灸皆可补可泻,但两者比较而言,针偏于泻,灸偏于补,故凡虚证(除阴虚外)皆可加灸。二是针灸补泻手法的选择。虚证当用补法,若偏于阳虚、气虚,针用补法或用灸补法;偏于阴虚、血虚,针用补法,血虚也可用灸补法,但阴虚一般不宜用灸法;阴阳两虚则灸补为上,如《灵枢·官能》所言:"阴阳皆虚,火自当之。"此外,《灵枢·邪气脏腑病形》曰:"诸小者,阴阳形气俱不足,勿取以针,而调以甘药也。"《灵枢·终始》也说:"如此者弗灸。"指出对六部脉小、阴阳营卫气血皆严重不足的病证,针灸并非最好的治疗手段,当首先用甘味药物补益脾胃,以化生营卫气血,待营卫气血相对充足后再施以针灸。三是选用偏补的穴位。常取下腹部穴位如神阙、气海、关元、足三里、膏肓、命门和太溪等穴,对五脏虚证多用相应的背俞穴和原穴,也可用五输穴的生克补泻法选取相应的穴位。

2.陷下则灸之

"陷下则灸之"之"陷下",《内经》的本意主要有2个方面:一是指脉象。如《灵枢·九针十二原》说:"凡将用针,必先诊脉,视气之剧易,乃可以治也。"此处的"陷下"主要指脉象沉伏。《灵枢·禁服》:"陷下者,脉血结于中,中有著血,血寒,故宜灸之。"唐代王冰注曰:"脉虚气少,故陷下也。"明代张介宾注曰:"沉伏不起也。"故脉之"陷下"主要见于血寒或气虚之证。二是指穴位。如《灵枢·经脉》说:"实则必见,虚则必下,视之不见,求之上下。"意思是说实证在相应的穴位可见隆起,虚证在相应的穴位可见下陷。

"陷下则灸之"本意是说对脉象沉伏不起或穴位处有凹陷者皆宜用灸法,其内在的病机是血寒或经气亏虚。临床常见脾虚者多在脾俞、足三里有凹陷或按之虚软,肾虚者多在肾俞、太溪有凹陷或按之虚软,元气不足多在气海、关元有凹陷或按之虚软,清阳不升者多在百会有凹陷,此类病证都可以用灸法治疗。

3.实则泻之

"满则泄之""盛则泻之""邪胜则虚之"意即实证用泻法,适用于邪气盛的病证(实证),如胸闷、腹胀、便结、尿闭、高热、中暑、神昏、惊厥、抽搐,以及各种原因引起的剧痛等病证。

临床上用泻法应注意以下几点:一是针灸方法的选择。一般多针少灸或不灸。除毫针外,三棱针、皮肤针也较为常用。二是针刺补泻手法的选择。实证当用泻法。《灵枢·寿夭刚柔》说:"有刺营者,有刺卫者……刺营者出血,刺卫者出气。"所以,对病在卫分的实证多用毫针浅刺出气,对病在营血的实证则必须刺后出血,以泻血分之邪。三是选用偏泻的穴位。多选用四肢末端和头面部的穴位,如十二井穴、十宣、水沟、耳尖、太阳等。

4.菀陈则除之

"菀"同"瘀",即瘀结、瘀滞之意。"陈"即"陈旧",引申为时间长久、久病。"菀陈则除之"意即络脉瘀阻之类的病证用清除瘀血的刺血疗法,适用于病久入络及跌仆损伤、毒蛇咬伤、丹毒、腱鞘囊肿等病证。

临床上运用刺血法应注意以下几点:一是针具的选择。一般多用三棱针或皮肤针,也可刺血后加拔罐。二是穴位的选择。一般多选局部络脉瘀阻处或反应点及尺泽、委中、十二井、十宣等。如治疗痹证日久入络者,《灵枢·寿夭刚柔》说:"久痹不去身者,视其血络,尽出其血。"再如痔疮,可挑刺腰骶部的反应点出血。

5.不盛不虚以经取之

"不盛不虚",《内经》的本意是指人迎脉与寸口脉大小相等(《内经》多以人迎脉和寸口脉大小的不同判别病在何经),说明其病与其他经脉无关,病在本经,如《灵枢·禁服》曰:"不盛不虚以经取之,名曰经刺。"《难经·六十九难》曰:"不盛不虚以经取之者,是正经自生病,不中他邪也,当自取其经,故言以经取之。"所以,"不盛不虚以经取之"并不是指病证本身无虚实,而是指本经自病,不涉及其他的经络或脏腑。本经自病,自当取本经穴。

临床上应用"不盛不虚以经取之"应注意以下几点:一是如何辨病在本经。《内经》记载的通过对比人迎脉、寸口脉大小的不同,来辨别病在何经的方法已较少使用,但仍有深入研究的价值。临床现在一般根据经脉的循行及"是主……是动……所生病"来判定病在何经。二是针刺补泻手法的选择。一般可用平补平泻手法。三是穴位的选取。一般以五输穴和原穴最为常用。

补虚泻实既是针灸治疗原则,又是针灸治病的重要方法,《灵枢·九针十二原》说:"无实无虚,损不足而益有余,是为甚病。"《灵枢·邪气藏府病形》亦说:"补泻反则病益笃。"明确指出补泻不可误用,勿犯虚虚实实之戒。对虚实夹杂或本虚标实之证,针灸应补泻兼施。

(三)清热温寒

寒与热是表示疾病性质的2条纲领。在诸多疾病的演变过程中,都会出现寒热的变化。外来之邪或属寒或属热,侵入机体后或从热化或从寒化,人体的功能状态或表现为亢进或表现为不足,亢进则生热,不足则生寒。

"清热"就是热证用"清"法,"温寒"就是寒证用"温"法。《素问·至真要大论篇》云:"寒者热之,热者寒之,温者清之,清者温之。"这是关于清热温寒治疗法则的最早记录。《灵枢·经脉》说:"热则疾之,寒则留之。"这是针对热性病证和寒性病证制定的清热、温寒的针灸治疗原则。

1.热则疾之

《灵枢·经脉》说:"热则疾之。"《灵枢·九针十二原》亦云:"刺诸热者,如以手探汤。""疾"与"急"相通,有快速针刺之义,"以手探汤"形象地描述了针刺手法的轻巧快速。"热则疾之"意即针灸治疗热证的原则是:浅刺疾出或点刺出血,手法宜轻而快,少留针或不留针,针用泻法。适用于各种热证的治疗,如发热、中暑、咽喉肿痛等病证。例如,风热感冒,取大椎、曲池、合谷和外关等穴浅刺疾出,即可达清热解表的目的。若伴有咽喉肿痛者,可用三棱针在少商、商阳点刺出血,以加强泻热、消肿和止痛的作用。

2.寒则留之

《灵枢·经脉》说:"寒则留之。"《灵枢·九针十二原》亦云:"刺寒清者,如人不欲行。""留"有留针之义,"人不欲行"形象地描述针刺手法应深而久留。指出寒性病证的治疗原则是深刺而久留针,以达温经散寒的目的。主要适用于各种寒证的治疗,如风寒湿痹为患的肌肉、关节疼痛和寒邪入里之证等。若寒邪在表,留于经络者,艾灸施治最为相宜;若寒邪在里,凝滞脏腑,则针刺应深而久留或配合施行"烧山火"复式针刺手法或加用艾灸,以温针法最为适宜。

在临床上热证与寒证的表现往往是错综复杂、变化多端的,如有表热里寒或表寒里热,有上热下寒或下热上寒等,故应灵活掌握温热清寒的治则,若寒热相间当温清并用。如素体阳虚又外感风热之证,既有发热、咽喉肿痛等风热表证,又有脘腹冷痛、大便泄泻等里寒证,则可外清手太阴、阳明表热,毫针浅刺曲池、合谷、列缺、外关和大椎等穴;内温足太阴、阳明之寒,取足三里、中脘等穴,针用补法或用灸法。

(四)治标治本

"标""本"是一个相对的概念,在中医学中具有丰富的内涵,可以说明病变过程中各种矛盾的主次关系。例如,从正邪双方而言,正气为本,邪气为标;从病因与症状而论,病因为本,症状为标;从疾病的先后来看,旧病、原发病为本,新病、继发病为标。

《素问·标本病传论篇》云:"病有标本,刺有逆从,奈何?……知标本者,万举万当,不知标本,是谓妄行。"明确指出治标治本是重要的针灸治疗原则,强调了标本理论对指导针灸临床具有重要意义。对于如何治标与治本,《灵枢·病本》云:"谨详察间甚,以意调之,间者并行,甚者独行。"概而言之,治标治本的基本原则是:急则治标,缓则治本,标本同治。

1.急则治标

急则治标就是当标病急于本病时,首先要治疗标病。这是特殊情况下采取的一种权宜之法,目的在于抢救生命或缓解疾病患者的急迫症状,为治疗本病创造有利的条件。《灵枢·病本》曰:"先病而后中满者,治其标……大小便不利,治其标。"例如,不论任何原因引起的昏迷,都应先针刺水沟,在患者恢复意识时再根据本病的情况选择相应的治疗;由于某些原因引起的小便潴留,应首先针刺中极、膀胱俞、水道、秩边和委阳,急利小便,然后再根据疾病的发生原因从本论治。

2.缓则治本

在大多数情况下,治疗疾病都要坚持"治病求本"的原则。即正虚者固其本,邪盛者祛其邪;治其病因,症状可除;治其先病,后病可解。这就是"伏其所主,治其所因"的深刻含义。缓则治本尤其对慢性病和急性病的恢复期有重要的指导意义。如肾阳虚引起的五更泄,泄泻为标,肾阳不足为本,治宜灸气海、关元、命门和肾俞以温补肾阳,肾阳得温则泄泻自止。再如脾胃虚弱、气血化生不足而引起的月经量少或闭经,月经量少或闭经为标,脾胃虚弱为本,治宜针灸足三里、三阴交、血海和中脘以补益脾胃,脾胃和气血足,则月经自调。

3.标本同治

当标病和本病处于俱重或俱缓的状态时,应当采取标本同治的方法。如体虚感冒,应当益气解表,其中益气为治本,解表为治标,宜补足三里、气海和关元,泻合谷、风池和列缺以达到益气解表的目的。再如肾虚腰痛,治当补肾壮腰、通络止痛,可取肾俞、大钟补肾壮腰以治本,取阿是穴、委中通络止痛以治标。

(五)三因制宜

"三因制宜"是指因人、因地和因时制宜,即根据治疗对象、季节(包括时辰)、地理环境等具体情况制定相应的治疗方法。

1.因人制宜

即根据患者的性别、年龄、体质等不同特点制定适宜的治疗方法,是三因治疗方案的决定性因素。人体由于性别、年龄不同,生理功能和病理特点也不相同,针灸治疗方法也有差别。如妇人以血为用,在治疗妇人病时要多考虑调理冲脉(血海)、任脉等。此外,患者个体差异更是决定针灸治疗方法的重要因素,如体质虚弱、皮肤薄嫩、对针灸较敏感者,针刺手法宜轻;体质强壮、皮肤粗厚、针感较迟钝者,针刺手法可重些。正如《灵枢·逆顺肥瘦》所言:"体质壮大,血气充盈,肤革坚固,因加以邪,刺此者,深而留之……婴儿者,其肉脆,血少气弱,刺此者,以毫针,浅刺而疾发针,日再可也。"

2.因地制宜

由于地理环境、气候条件不同,人体的生理功能、病理特点也有所区别,治疗应有差异。如在寒冷的地区,治疗多用温灸,且应用壮数较多;在温热地区,应用灸法较少。正如《素问·异法方宜论篇》指出:"北方者……其地高陵居,风寒冰冽。其民乐野处而乳食,藏寒生满病,其治宜灸焫……南方者……其地下,水土弱,雾露之所聚也,其民嗜酸而食胕,故其民皆致理而赤色,其病挛痹,其治宜微针。"

3.因时制宜

四时气候的变化对人体的生理功能和病理变化有一定影响。《难经·七十难》认为:"春夏者,阳气在上,人气亦在上,故当浅取之;秋冬者,阳气在下,人气亦在下,故当深取之。"春夏之季,阳气升发,人体气血趋向体表,病邪伤人多在浅表,多宜浅刺;秋冬之季,人体气血潜藏于内,病邪伤人多在深部,多宜深刺。所以,在应用针灸治疗疾病时,考虑患病的季节和时辰有一定意义。子午流注针法就是根据人体气血流注盛衰与一日不同时辰的相应变化规律创立的。因时制宜还包括针对某些疾病的发作或加重规律而选择恰当的治疗时机。如精神疾患多在春季发作,故应在春季之前进行治疗;乳腺增生患者常在经前乳房胀痛较重,治疗应在经前1周开始;针治疟疾应"先发如食顷乃可以治,过之则失时也"。

二、针灸治疗作用

十四经腧穴的主治作用,是根据"经脉所通,主治所及"的原则总结而成的。每个腧穴因其所处部位和分经的不同,其作用范围也各有特点。总的来说,所有穴位都具有治疗局部病症的作用,有的还兼有治疗邻近部位病症或远隔部位病症的作用。

(一)近治作用

这是所有腧穴所共有的主治特点,即所有腧穴都能治疗它们所在部位及邻近组织和器官的病症。如眼睛周围的睛明、承泣、四白、鱼腰和太阳等穴位都能治疗眼病,耳郭周围的耳门、听宫、听会和翳风等穴位都能治疗耳病,胃脘部的中脘、梁门、不容和建里等穴都能治疗胃病,膝关节周围的梁丘、鹤顶、犊鼻、阳陵泉和阴陵泉等穴位都能治疗膝关节病症。

(二)远治作用

许多腧穴,特别是十二经脉在四肢肘膝关节以下的腧穴,不仅能治疗局部病症,而且能治疗远离穴位所在部位的病症。腧穴的远治作用与经络的循行分布密切相关,每条经脉上分布的穴位都能治疗发生在该经脉循行线上的病症,明代杨继洲在《针灸大成》中将其概括为"经脉所过,主治所及"。腧穴的远治作用在临床上应用甚广,如《四总穴歌》曰:"肚腹三里留,腰背委中求,头项寻列缺,面口合谷收。"

(三)特殊作用

包括腧穴主治的相对特异性和双向良性调整作用2个方面。如同药物一样,有些腧穴对某种病症具有特殊的治疗作用,可作为对症治疗的首选穴位,如合谷止痛、内关止呕、大椎退热、至阴矫正胎位。但与药物完全不同的是,药物的作用都是单向的,如苦寒药物只能用于治疗实热证,而不能用于治疗寒证。即使采用相同的手段刺激同一个穴位,也会因机体的状态不同而产生完全相反的作用,使失衡的状态趋向于正常,如高热患者针刺大椎可使之退热,恶寒患者针刺大椎可发汗散寒,而针刺健康人的大椎则对体温无明显影响。腧穴的这种特性被称为双向良性调整作用。腧穴主治的相对特异性与穴位所在部位及所属经脉有关,而腧穴的双向良性调整作用则是机体在长期自然进化过程中形成的自我调整功能的反应,刺激腧穴可以增强机体的这种自我调节能力,使机体恢复平衡状态。

总之,十四经穴的主治作用归纳起来大体是:本经腧穴主治本经病,表里经腧穴配合治疗表里两经病;邻近的经穴,其治疗作用多相近;四肢部穴,以分经掌握主治为主;头面躯干穴,以分部掌握主治为主。

第二节 针灸处方的类型及组成原则

一、针灸处方的类型

针灸处方是在中医理论尤其是经络学说等指导下,在分析病因病机,明确辨证立法的基础上,依据针灸治疗原则、选穴原则和配穴方法,选取腧穴并进行配伍,确立刺灸法而形成的治疗方案。

针灸处方的分类,如果按处方所用的穴位多少,可简单地划分为单穴方、双穴方和多穴方;如果按处方的功效,可分为疏通经络方、协调阴阳方、止痛方、调神开窍方、通窍方、安神利眠方、解表方、通利方、和解方、清热方、补益方、固摄方、理气方、调理经血方、消导方和治风方等。这里主要讨论单穴方、双穴方和多穴方。

(一)单穴方

所谓单穴方,是指由单一穴位组成的针灸处方。单穴方是人们在长期的临床实践中总结的简便高效处方,取穴少,可减少患者的痛苦,同时可使针灸的神奇疗效得到发挥。单穴方具有以下3个特点:

1.作用强烈

单穴方所选用的穴位一般具有作用强烈的特点,否则难以具有足够的治疗作用量,如人中治疗急性腰扭伤,至阴治疗头痛,落枕穴治疗落枕,环跳治疗坐骨神经痛等。

2.作用单一

单穴方一般多用于治疗病证的主要环节或急性症状,有时是对症治疗,用于治疗痛症或突然出现的功能障碍等,如素髎抢救中枢性呼吸衰竭,人中抢救晕厥,合谷治疗牙痛等。

3.操作需要特殊的手法

由于单方取穴少,为了能达到治疗刺激量,单穴处方对于操作手法的要求就显得更为重要。如针刺人中穴治疗晕厥,必须将针刺入后做360°单方向捻转,施以雀啄手法直到意识恢复;合谷止牙痛,足三里治疗胃痉挛,用捻转泻法,持续1min,并且在留针期间要不断地间歇行针,方可取得很好的疗效,如果仅仅将针刺入,不做强烈的刺激手法,难以取得良好的疗效。

由于单穴的作用比较单纯,疗效有一定的局限性,而且大多数情况下都是对症治疗,起到缓急的作用,因此临床上并不能作为针灸处方的主要组成部分。

(二)双穴方

所谓双穴方,是指由2个具有相近或协同作用的穴位组成的处方,相当于中药的"对药"。古代八脉交会穴的应用是典型的双穴处方,如公孙配内关治疗心、胸、胃疾患,后溪配申脉治疗目内眦、颈项、耳和肩部病症,列缺配照海治疗肺系、咽喉和胸膈疾患。又如足三里配内关治疗胃脘痛,太阳配头维治疗外感头痛等。

(三)多穴方

所谓多穴方,是指由3个或3个以上的穴位组合而成的针灸处方,这是针灸临床最常用的处方,因为这类处方能根据疾病复杂的病因病机,按照治病求本、标本兼治等原则,充分体现针灸配穴方法而遣穴配方。在这类处方中,一般有主穴、辅穴和随症配穴。如在治疗中风的"醒脑开窍方"中,主穴为内关、人中和三阴交,辅穴为极泉、尺泽和委中,配穴如手指握固加合谷、八邪,假性延髓性麻痹加翳风、风池和上廉泉等。

二、针灸处方的组成原则

针灸处方的组成原则包括理论和技术2个部分。经络学说是针灸处方的理论基础,尽管针灸处方也包含有脏腑辨证等理论,但它与中药处方的基本区别在于经络学说是针灸处方的基础,这是针灸处方的基本特征。如头面疾患可选至阴穴,其理论基础是足太阳经脉抵达头面;委中治疗腰痛,是由于足太阳膀胱经抵达腰部;承山治疗痔疮,是因为足太阳经别入于肛。因此,熟悉经络循行和交接规律等经络知识,是辨经络而选穴定方的基础。选穴原则和配穴方法都是针灸处方的理论内容,技术部分是指处方中所选腧穴的具体刺灸法。

(一)腧穴的选择

腧穴是针灸处方的第一组成要素,腧穴选择是否精当直接关系着针灸的治疗效果。在确定处方穴位时,应该遵循基本的取穴原则和配穴方法。

1.取穴原则

选取适当的腧穴是配穴处方的主要内容之一。人体上的每个穴位都有一定的特性,其主治功能不尽相同,只有依据经络、腧穴理论,结合临床具体实践,掌握取穴的一般原则,才能合理地选取适当的腧穴,为正确拟定针灸处方打下基础。针灸处方中腧穴的选取以脏腑经络学说为指导,以循经取穴为主,并根据不同证候选取不同腧穴。因此,取穴原则主要包括近部取穴、远部取穴和随证取穴。

(1)近部取穴:近部取穴是指选取病痛的所在部位或邻近部位的腧穴,这一取穴原则是根据腧穴具有近治作用的普遍特点提出来的。其应用非常广泛,大凡症状在体表部位反应较为明显和较为局限的病证,均可按近部取穴原则选取腧穴治疗。例如,鼻病取迎香,口齿病取颊车、地仓,胃痛取中脘、梁门,癃闭取关元、气海等,均属于近部取穴。

(2)远部取穴:远部取穴是选取距离病痛较远处部位的腧穴,这一取穴原则是根据腧穴具有远治作用的特点提出来的。人体的许多腧穴,尤其是四肢肘膝关节以下的经穴,不仅能治疗局部病证,而且还可以治疗本经循行所及的远隔部位的病证。远部取穴临床上运用非常广泛,取穴时既可取所病脏腑经脉的本经腧穴,也可取表里经或其他相关经脉上的腧穴。例如,咳嗽、咯血属肺系病证,可选取手太阴肺的尺泽、鱼际;胃脘疼痛属胃的病证,可选取足阳明胃经的足三里,同时可选取足太阴脾经的公孙(表里经),必要时还可加取内关(即其他相关经脉上的腧穴);面部疾患取合谷,目赤肿痛取行间,久痢脱肛取百会,急性腰痛取水沟等,均为远部取穴的具体应用。

(3)随证取穴:随证取穴,亦名对证取穴,又称辨证取穴,是针对某些全身疾病的病因病机而选取腧穴,这一取穴原则是根据中医理论和腧穴主治功能提出的。近部取穴和远部取穴适用于疼痛部位明显或局限者,但临床上有许多疾病往往难以明确其病变部位,如发热、失眠、多梦、自汗、盗汗、虚脱、抽风和昏迷,对于这一类病证,可以按照随证取穴的原则选取适当的腧穴。例如,治高热选取大椎、陶道,治失眠多梦选取神门、大陵,治盗汗选阴郄、后溪,治虚脱选取气海、关元,治昏迷选取素髎、水沟等,均属随证取穴的范畴。有些腧穴对某一方面的病证有特殊的治疗效果,在治疗时经常选用,如属气病的胸闷、气促等取膻中,属血病的血虚、慢性出血等取膈俞,属筋病的筋骨酸痛等取阳陵泉,这些都属于随证取穴的范畴。

上述取穴原则在临床上除可单独应用外,还经常相互配合应用。例如,治疗哮喘实证,选取膻中、中府、尺泽和列缺,中府为近部取穴,尺泽、列缺为远部取穴,膻中为随证取穴。

2.配穴方法

配穴方法是在选穴原则的指导下,针对疾病的病位、病因病机等,选取主治作用相同或相近,或对于治疗疾病具有协同作用的腧穴进行配伍应用的方法。临床上穴位配伍的方法多种多样,但总体可归纳为两大类,即按经脉配穴法、按部位配穴法。

1)按经脉配穴法

是以经脉或经脉相互联系为基础而进行穴位配伍的方法,主要包括本经配穴法、表里经配穴法、同名经配穴法。

(1)本经配穴法:当某一脏腑、经脉发生病变时,即选该脏腑、经脉的腧穴配成处方。如胆经郁热导致的少阳头痛,可近取胆经的率谷、风池,远取本经的荥穴侠溪;胃火循经上扰导致的牙痛,可在足阳明胃经上近取颊车,远取该经的荥穴内庭。

(2)表里经配穴法:本法是以脏腑、经脉的阴阳表里配合关系为依据的配穴方法。当某一脏腑经脉发生疾病时,取该经和其相表里的经脉腧穴配合成方。如风热袭肺导致的感冒咳嗽,可选肺经的尺泽和大肠经的曲池、合谷。《灵枢·五邪》载:"邪在肾,则病骨痛阴痹……取之涌泉、昆仑。"

(3)同名经配穴法:是将手足同名经的腧穴相互配合的方法,基于同名经"同气相通"的理论。如阳明头痛,取手阳明经的合谷配足阳明经的内庭;落枕,取手太阳经的后溪配足太阳经的昆仑。

2)按部位配穴法

是结合身体上腧穴分布的部位进行穴位配伍的方法,主要包括上下配穴法、前后配穴法和左右配穴法。

(1)上下配穴法:是指将腰部以上或上肢腧穴和腰部以下或下肢腧穴配合应用的方法,在临床上应用较为广泛。如胃脘痛可上取内关,下取足三里,阴挺(子宫脱垂)可上取百会,下取三阴交;肾阴不足导致的咽喉肿痛,可上取曲池或鱼际,下取太溪或照海。八脉交会穴的配对应用也属于本配穴法。

(2)前后配穴法:是指将人体前部和后部的腧穴配合应用的方法,主要指将胸腹部和背腰部的腧穴配合应用,在《内经》中称"偶刺"。本配穴方法常用于治疗脏腑疾患,如膀胱疾患,前取水道或中极,后取膀胱俞或秩边;肺病可前取华盖、中府,后取肺俞。临床上常见的俞、募穴配合应用就属于本配穴法的典型实例。

(3)左右配穴法:是指将人体左侧和右侧的腧穴配合应用的方法。本方法是基于人体十二经脉左右对称分布和部分经脉左右交叉的特点总结而成的。在临床上常选择左右同一腧穴配合运用,是为了加强腧穴的协同作用,如胃痛可选双侧足三里、梁丘等。当然,左右配穴法并不局限于选双侧同一腧穴,如左侧偏头痛,可选同侧的太阳、头维和对侧的外关、足临泣;左侧面瘫,可选同侧的太阳、颊车、地仓和对侧的合谷。

以上介绍的选穴原则和常见的几种配穴方法,在临床应用时要灵活掌握,因为一个针灸处方常是几种选穴原则和多种配穴方法的综合运用,如上述的左侧偏头痛,选同侧的太阳、头维和对侧的外关、足临泣,既包含了左右配穴法,又包含了上下配穴法。因此,选穴原则和配穴方法从理论上提供了针灸处方选穴的基本思路。

(二)刺灸法的选择

刺灸法是针灸处方的第二组成要素,包括疗法的选择、操作方法和治疗时机的选择。刺灸法是针灸疗法的技术范畴,是影响针灸疗效的关键环节之一,相同的选穴可因刺灸法的不同而出现不同的治疗效果,因此,在针灸处方中必须重视刺灸法的选择。

1.治疗方法的选择

治疗方法的选择是针对患者的病情和具体情况而确立的治疗方法,在处方中必须说明治疗采用何种刺灸法,如是用毫针刺法、灸法、火针法,还是用拔罐法、皮肤针法等,均应注明。

2.操作方法的选择

当确立了疗法后,要对疗法的操作进行说明,如毫针刺法是用补法还是泻法,艾灸是用温和灸还是瘢痕灸等。对于处方中的部分穴位,当针刺操作的深度、方向等不同于常规的方法时,尤其是某些穴位要求特殊的针感或经气的传导方向、目标,均要特别强调。此外,针刺治疗疾病1次/d或2次/d等,应根据疾病的具体情况而定。针灸处方中,手法操作类似于中药处方中的剂量问题,针刺手法不同,同一针灸处方可产生不同的效应,这是针灸处方的又一个特点。例如,足三里穴用艾灸或针刺补法可扶助人体正气,用于保健或体虚的虚证患者;当邪气犯胃,胃痉挛出现急性疼痛时,足三里用强烈的捻转泻法,可疏通胃腑气机,解除胃之脉络拘挛而止痛;大椎刺络放血可泻热毒,用灸法可温通督脉阳气,祛散寒邪。临床上,常常会出现针灸处方相同,同一患者因不同医生操作,结果差异很大,这正是由于操作手法的问题所致。例如,在治疗假性延髓性麻痹出现的吞咽困难时,针灸处方同样是上廉泉、翳风和风池,但操作手法对疗效的影响非常大。某学者的经验是,上廉泉、翳风、风池必须向舌根方向深刺1~2寸。上廉泉用高频率的提插泻法,使舌咽部有发胀感;翳风、风池用小幅度高频率的捻转补法,使针感传向舌咽部,每穴必须操作1min,才能有很好的效果。

3.治疗时机的选择

治疗时机是提高针灸疗效的重要方面,应在处方中说明。一般来说,针灸治疗疾病没有严格的时间要求。但是,当某些疾病的发作或加重呈现明显的规律性时,在发作或加重前进行针灸治疗可提高疗效。如痛经在月经来潮前几天开始针灸,直到月经过去为止;女性不孕症应在排卵期前后几天连续针灸等。

第三节 特定穴的内容和应用

一、五输穴的临床应用

十二经脉在四肢肘、膝关节以下各有井、荥、输、经、合5个腧穴,在全身腧穴中占有极其重要的位置,临床应用十分广泛,是远部选穴的重要穴位。五输穴除了有经脉的归属外,还有其自身的五行属性,并按照"阴井木""阳井金"的规律进行配属。

根据古代文献和临床实际,五输穴的应用可以归纳为以下几点:

(一)按五输穴主病特点选用

《灵枢·邪气藏府病形》说:"荥输治外经。"《灵枢·寿夭刚柔》又说:"病在阴之阴者,刺阴之荥输。"指出了阳经的荥穴、输穴主要治疗经脉循行所过部位的外经病证,阴经的荥穴、输穴可以治疗五脏病。《灵枢·顺气一日分为四时》则曰:"病在藏者,取之井;病变于色者,取之荥;病时间时甚者,取之输;病变于音者,取之经;经满而血者,病在胃及以饮食不节得病者,取之合。"《难经·六十八难》曰:"井主心下满,荥主身热,输主体重节痛,经主喘咳寒热,合主逆气而泄。"

近代对五输穴的应用,井穴多用于各种急救,如点刺十二井穴可以抢救昏迷;荥穴多用于治疗各种热病,如胃火牙痛选足阳明胃经的荥穴内庭以清泻胃火。阳经输穴多用于治疗肢节疼痛,如肩周炎可选取手阳明大肠经的输穴三间;阴经输穴多用于治疗五脏病证(阴经以输代原),如肺病可取手太阴肺经的输穴太渊。此外,十二经的输穴皆可治疗时间性病证,如足少阴肾经的输穴太溪可以治疗酉时病证,足厥阴肝经的输穴太冲可以治疗丑时病证等。

(二)按五行生克关系选用

《难经·六十九难》提出"虚者补其母,实者泻其子"的理论,五输穴按五行属性以"生我者为母,我生者为子"的原则进行选穴,即虚证选用母穴、实证选用子穴。这就是临床上所称的补母泻子法。

在具体运用时,补母泻子法分本经子母补泻和他经子母补泻2种方法。如肺经的实证应该"泻其子",肺在五行中属"金",因"金生水","水"为"金"之子,故选本经五输穴中属"水"的穴位,即合穴尺泽;肺经的虚证应"补其母",肺在五行中属"金",因"土生金","土"为"金"之母,故选本经五输穴中属"土"的穴位,即输穴太渊。以上即是本经子母补泻。

他经子母补泻的原理与补母泻子法相同,仍以肺经实证为例。在脏腑的五行配属中,肺属"金",肾属"水",肾经为肺经的"子经",根据"实则泻其子"的补泻原则,应在肾经上选取"金"之"子",即属"水"的五输穴,故可取肾经的合穴阴谷穴;若为肺经的虚证,肺属"金",脾属"土",脾经即为肺经的"母经",故可取脾经属"土"的穴位,即输穴太白。

(三)按时选用

天人相应是中医整体观念的重要内容,经脉的气血运行和流注与季节、时辰等有密切的关系。《难经·七十四难》记载:"春刺井,夏刺荥,季夏刺输,秋刺经,冬刺合。"认为,"四时有数,而并系于春夏秋冬者也"。春夏之际,人体之气行于浅表,故宜浅刺井荥;秋冬之际,人体之气深伏于里,故宜深刺经合。子午流注针法则是根据一日中十二经脉气血盛衰的时间不同,而选用不同的五输穴。

二、原穴、络穴的临床应用

原穴与脏腑原气有着密切的联系,如《难经·六十六难》记载:"三焦者,原气之别使也,主通行原气,经历于五脏六腑。原者,三焦之尊号也,故所止辄为原。"原气借三焦之道,贯通运行上、中、下三焦,输布到五脏六腑、头身四肢。原穴的临床应用主要表现在诊断和治疗2个方面。《灵枢·九针十二原》中记载:"五脏有疾,当取之十二原。十二原者,五脏之所以禀三百六十五节气味也。五脏有疾也,应出十二原,十二原各有所出,明知其原,睹其应,而知五脏之害矣……凡此十二原者,主治五脏六腑之有疾者也。"凡五脏六腑之病,尤其是五脏病,皆可取其原穴。

络穴是络脉从本经别出的部位,除了可以治疗其各自络脉的病证外,由于十二络穴能沟通表里两经,故有"一络通两经"之说。因此,络穴不仅能主治本经的病证,还能治疗其相表里经脉的病证,正如《针经指南》所云:"络穴正在两经中间……若刺络穴,表里皆活。"例如,手太阴肺经的络穴列缺,既能治疗肺经的咳嗽、喘息,又能治疗手阳明大肠经的齿痛等疾患。可见,络穴的作用主要是扩大了经脉的治疗范围。

在临床上,原穴、络穴既可单独应用,也可配合使用。病变脏腑的原穴与相表里经脉的络穴相配,称为原络配穴法或主客原络配穴法,是表里经配穴法的典型应用。例如,肺经先病,先取肺之原穴太渊;大肠经后病,再取该经络穴偏历。反之,大肠经先病,先取大肠的原穴合谷;肺经后病,再取该经络穴列缺。

三、俞穴、募穴的临床应用

背俞穴位于背腰部足太阳膀胱经的第一侧线上,募穴则位于胸腹部,都是脏腑之气直接输注的部位,与脏腑关系密切。《灵枢·背腧》说:"按其处应在中而痛解,乃其腧也。"《灵枢·邪气藏府病形》则记载:"大肠病者……当脐而痛(大肠募天枢处)……胃病者……胃脘当心而痛(胃募中脘处)……小肠病者,小腹痛(小肠募关元处)。"说明脏腑发生疾病时,可在相应的背俞穴、募穴出现反应,表现为疼痛、压痛或敏感等。因此,当某一脏腑有病时,可以应用背俞穴、募穴进行治疗。如《素问·长刺节论篇》说:"迫藏刺背,背俞也。"《标幽赋》云:"岂不闻脏腑病,而求门、海、俞、募之微。"这些均说明背俞穴、募穴可以治疗脏腑病证。

背俞穴、募穴不仅可以治疗与其相应的脏腑疾病,也可以治疗与脏腑经络相联属的五官九窍、皮肉筋骨的病证。如肺俞既能治疗咳嗽、喘息等肺系病证,又能治疗与肺有关的鼻病、皮毛病;肾俞既能治疗肾病,又能治疗与肾有关的耳鸣耳聋、阳痿及骨病等。

在针灸临床上,同一脏腑的背俞穴和募穴常常配合使用,称俞募配穴法,属前后配穴法范畴。如胃痛前取募穴中脘,后取背俞穴胃俞。若俞募穴单独应用,一般五脏病多用背俞穴、六腑病多用募穴。

四、八脉交会穴的临床应用

八脉交会穴与相应的奇经八脉相通,故在临床上此八穴既可以治疗本经的病证,也可以治疗所相通奇经的病证。李梴在《医学入门》中说:"八法者,奇经八脉为要,乃十二经之大会也。""周身三百六十穴统于手足六十六穴,六十六穴又统于八穴。"由此表明这8个穴位的重要意义。

八脉交会穴在临床上可作为远道取穴单独选用,若再配上头身部的邻近穴,成为远近配穴,又可上下配合应用,如公孙配内关,治疗胃、心、胸部疾病;后溪配申脉,治内眼角、耳、项、肩胛部位疾病及发热恶寒等表证;外关配足临泣,治外眼角、耳、颊、颈、肩部疾病及寒热往来症;列缺配照海,治咽喉、胸膈、肺部疾病等。

五、八会穴的临床应用

八会穴与其所属的8种脏器组织的生理功能有着密切的关系,故对各自所会的脏、腑、气、血、筋、脉、骨、髓的相关病证有特殊的治疗作用,常作为治疗相关病证的主要穴位。在临床上,凡与此八者有关的病证均可选用相关的八会穴来治疗,如血病取膈俞,气病取膻中,筋病取阳陵泉,脉病取太渊等(表1)。

表1 八会穴表

八会	脏会	腑会	气会	血会	筋会	脉会	骨会	髓会
穴位	章门	中脘	膻中	膈俞	阳陵泉	太渊	大杼	绝骨

六、郄穴的临床应用

郄穴在临床上一般多用来治疗本经循行部位及所属脏腑的急性病证,尤其在治疗急症方面有独特的疗效。阴经的郄穴常用来治疗血症,如孔最治咯血、衄血,中都治崩漏等;阳经的郄穴多用来治疗急性疼痛,如梁丘治急性胃脘痛。此外,当脏腑发生病变时,也可以在相应的郄穴上出现疼痛或压痛,此有助于协助诊断。

七、下合穴的临床应用

下合穴主要用于治疗六腑疾病。如《灵枢·邪气藏府病形》中"合治内府"和《素问·咳论篇》载"治府者,治其合",都是指下合穴而言。说明下合穴是治疗六腑病证的主要穴位,如足三里治胃脘痛,上巨虚治肠痈、痢疾,下巨虚治泄泻,阳陵泉治胆痛,委阳、委中治疗三焦气化失常而引起的癃闭、遗尿等。此外,下合穴也可以协助诊断。

八、交会穴的临床应用

交会穴是指2条以上经脉相交或会合处的腧穴。其中,腧穴所归属的经脉称为本经,与之相交会的经脉称为他经。

《内经》中有关于交会穴的记载,但绝大部分内容出自《甲乙经》,后世医家又有所增补。交会穴多分布在头面、躯干部位。

交会穴不但能治本经的疾病,还能兼治所交会经脉的疾病。

第二章　刺灸法

第一节　毫针刺法

一、毫针结构与规格

(一)毫针的结构和规格

毫针是用金属制作而成的,以不锈钢为制针材料者最常见。不锈钢毫针,具有较高的强度和韧性,针体挺直滑利,能耐高热、防锈,不易被化学物品腐蚀,目前被临床广泛采用。应用其他金属制作的毫针,如金针、银针,虽然其传热、导电性能好,但针体较粗,强度、韧性远不如不锈钢针,且价格昂贵,很少应用。

毫针分为针尖、针身、针根、针柄、针尾5个部分。以铜丝或铅丝紧密缠绕的一端为针柄,是医者持针、运针的操作部位,也是温针灸法装置艾绒之处;针柄的末端多缠绕成圆筒状称针尾;针的尖端锋锐的部分称针尖;针柄与针尖之间的部分称针身,是毫针刺入腧穴内相应深度的主要部分;针柄与针身的连接之处为针根,是观察针身刺入穴位深度和提插幅度的外部标志。

临床上常见的毫针种类有圈柄针、花柄针、平柄针和管柄针。

毫针主要以针身的长短和粗细确定不同的规格。长短的计算标准:半寸为15mm,一寸为25mm。临床一般以25～75mm(1～3寸)长、0.32～0.38mm(28～30号)粗细者最常用。

(二)毫针的检查和保养

临床有反复使用的毫针和一次性使用的毫针。对于反复使用的毫针,在消毒之前应先进行选择:针尖要光洁度高,端正不偏,尖中带圆,圆而不钝,形如"松针",锐利适度,进针阻力小而不易钝涩;针身光滑挺直,圆正匀称,坚韧而富有弹性;针根要牢固,无剥蚀、伤痕;针柄的金属要缠绕均匀、牢固而不松脱或断丝,针柄的长短、粗细要适中,便于持针、运针等操作。

毫针的保养是为防止针尖受损,针身弯曲或生锈、污染等,因此对针具应当妥善保存。藏针的器具有针盒、针管和针夹等。若用针盒或针夹,可多垫几层消毒纱布,将消毒后的针具,根据毫针的长短,分别置于或插在消毒纱布上,再用消毒纱布敷盖,以免污染,然后将针盒或针夹盖好备用;若用针管,应在针管至针尖的一端,塞上干棉球(以防针尖损坏而出现钩曲),然后将针置入,盖好,高压消毒后备用。

二、毫针刺法练习

毫针针刺练习主要是对指力和手法的训练。良好的指力是掌握针刺手法的基础,熟练的手法是运用针刺治病的条件。指力和手法需要经常练习,达到熟练程度后,在施术时可以做到进针快、透皮不痛;行针时,补泻手法操作运用自如。反之,如果指力不够和手法不熟练,则在施术时难以控制针体,进针困难,痛感明显;行针时动作不协调,影响毫针治疗效果。所以,练好指力和手法垫,是初学毫针刺法者的重要基本技能训练。

(一)纸垫练针法

用松软的纸张,折成长约8cm、宽约5cm、厚2~3cm的纸块,用线如"井"字形扎紧,做成纸垫。练针时,左手平执纸垫,右手拇、食、中三指持针柄,如持笔状地持0.5~1寸毫针,使针尖垂直地抵在纸垫上,然后右手拇指与食、中指前后交替地捻动针柄,并渐加一定的压力,待针穿透纸垫,另换一处,反复练习。纸垫练习主要用来锻炼指力和捻转的基本手法。

(二)棉团练针法

外用布将棉花包裹,尽量包紧包实,用线封口扎紧,做成直径6~7cm的棉团。练针方法同纸垫练针法,所不同的是棉团松软,可以做提插、捻转等多种基本手法的练习。在进行练针时,要做到捻转的角度大小可以随意掌握,来去的角度力求一致,快慢均匀。在这一过程中也可配合提插的练习,同时锻炼捻转的速度。一般总的要求是提插幅度、上下一致,捻转角度来去一致,频率的快慢一致,达到得心应手,运用自如。

三、针刺前准备

(一)患者的准备

患者的准备主要是指体位的选择。针刺时患者体位选择是否适当,对腧穴的正确定位,针刺的施术操作,持久的留针,以及防止晕针、滞针、弯针甚至折针等都有较大影响。临床上针刺常用的体位有以下6种:

1.仰卧位

适宜于取头、面、胸、腹部腧穴,上、下肢部分腧穴。

2.侧卧位

适宜于取身体侧面少阳经腧穴和上、下肢的部分腧穴。

3.伏卧位

适宜于取头、项、脊背、腰尻部腧穴,下肢背侧及上肢部分腧穴。

4.仰靠坐位

适宜于取前头、颜面和颈前等部位的腧穴。

5.俯伏坐位

适宜于取后头和项、背部的腧穴。

6.侧伏坐位

适宜于取头部的一侧、面颊及耳前后部位的腧穴。

临床上对于病重体弱或精神紧张的患者,如果采用坐位,易使患者感到疲劳,而晕针,故常选卧位。如体位选择不当,在针刺施术时或在留针过程中,患者可能由于移动体位而造成弯针、滞针甚至发生折针等事故。因此,临床上要根据处方选穴的具体情况,选择既有利于腧穴的正确定位,又便于针灸的施术操作,以及较长时间的留针而不致疲劳为原则的适当体位。

(二)针具的准备

1.毫针选择

在临床上根据患者的性别、年龄、形体、体质、病情、病变部位和所取腧穴所在的具体部位等,选择长短、粗细适宜的针具。如男性,体壮、形肥,且病变部位较深者,可选稍粗稍长的毫针;若女性,体弱形瘦,而病变部位较浅者,就应选用较短、较细的针具。

2.毫针消毒

(1)高压蒸汽灭菌法:将毫针等针具用布包好,放在密闭的高压蒸汽锅内灭菌。一般在 1.0~1.4kg/cm² 的压力、115~123℃的高温下保持 30min 以上,才可达到灭菌要求。

(2)药液浸泡消毒法:将针具放在 75% 酒精内浸泡 30~60min,取出擦干后使用。也可置于器械消毒液内浸泡(如 0.1% 新洁尔灭加 0.5% 亚硝酸钠)。直接和毫针接触的针盘、镊子等也需消毒。经过消毒的毫针,必须放在消过毒的针盘内,外以消毒纱布遮覆。

目前临床常直接选用一次性使用的无菌毫针,不需要消毒。

(三)医者的准备

1.医者手指消毒

医者的手,施术前要用肥皂水洗刷干净或用酒精棉球涂擦后,才能持针操作。

2.医者的调神

医者应该调整呼吸,注意力集中,全神贯注地进行毫针操作。

(四)施针部位消毒

在患者需要针刺的穴位皮肤上用含75%酒精的棉球擦拭,应从中心点向外绕圈擦拭或先用2%碘酊涂擦,稍干后再用75%酒精涂擦脱碘。穴位皮肤消毒后,必须保持洁净,防止再污染。

四、进针方法

(一)持针方法

持针是毫针刺法操作的关键一步,一般需要两手配合操作。其中用于持针操作的手称"刺手",另一手在所刺部位按压或辅助进针称"押手"。持针时,一般以刺手拇、食、中三指夹持进针,拇指指腹与食指、中指之间相对;进针时,运指力于针尖,使针快速刺入皮肤。

(二)针刺的角度、方向和深度

1.角度

针刺角度是指进针时针身与皮肤表面构成的夹角。其角度的大小,应根据腧穴部位、病性病位、手法要求等特点而定。针刺角度一般分为直刺、斜刺、平刺3类。

直刺指针身与皮肤表面呈90°角,垂直刺入腧穴。直刺法适用于针刺大部分腧穴,尤其是肌肉丰厚部的腧穴。

斜刺指针身与皮肤表面呈45°角左右倾斜刺入。此法适用于肌肉较浅薄处或内在重要脏器或不宜于直刺、深刺的穴位。

平刺指针身与皮肤表面呈15°角左右沿皮刺入。此法适于皮薄肉少的部位,如头部的腧穴等。

2.方向

指进针时和进针后针尖所指的方向,简称针向。针刺方向,一般根据经脉循行方向、腧穴分布部位和所要求达到的组织结构等情况而定。

3.深度

是指针身刺入腧穴皮肉的深浅。针刺深度应以既要有针下气至感觉,又不伤及组织器官为原则。具体腧穴的针刺深度,在临床实际操作时,还必须结合患者的年龄、体质、腧穴部位、病情确定。

(1)年龄:小儿、年老体弱者、气血衰退者,均不宜深刺;中青年、身体强壮者、气血旺盛者,可以适当深刺。

(2)体质:形体瘦弱者,宜浅刺;形体强盛者,宜深刺。

(3)腧穴部位:头面、胸背部及皮薄肉少处的腧穴浅刺,四肢、臀、腹及肌肉丰厚处的腧穴深刺。

(4)病情:阳病、新病宜浅刺,阴病、久病宜深刺。

另外,也应综合考虑经脉循行深浅、季节时令、医者针法经验和得气需要等诸多因素,灵活掌握。

(三)常用进针手法

1.单手进针法

用刺手的拇、食指持针,中指端紧靠穴位,指腹抵住针身下段,当拇、食指向下用力按压时,中指随之屈曲,将针刺入所要求的深度。

2.双手进针法

双手配合,协同进针。临床常用以下4种。

(1)指切进针法:用左手拇指或食指端切按在腧穴位置的旁边,右手持针,紧靠左手指甲面将针刺入腧穴。此法适宜于短针的进针。

(2)夹持进针法:即用左手拇指、食指二指持捏消毒干棉球,夹住针身下端,将针尖固定在所刺腧穴的皮肤表面位置,右手捻动针柄,将针刺入腧穴。此法常适用于长针的进针。

(3)提捏进针法:用左手拇、食二指将针刺腧穴部位的皮肤捏起,右手持针,从捏起的上端将针刺入。此法主要用于皮肉浅薄部位的腧穴进针,如印堂穴等。

(4)舒张进针法:用左手拇、食二指将所刺腧穴部位的皮肤向两侧撑开,使皮肤绷紧,右手持针,使针从左手拇、食二指的中间刺入。此法常用于皮肤松弛部位的腧穴。

3.管针进针法

使用塑料、玻璃或金属制成的针管,针管要比毫针短2~3分,以便漏出针柄;针管直径以能顺利通过针尾为宜。进针操作时,针管下端紧压在腧穴皮肤处,然后将平柄针或管柄针置入管内,用手指拍击或弹击针尾,将针刺入皮下,然后将针管退出,再将毫针刺入穴内一定深度。此法进针快而不痛。

五、针刺得气

(一)得气的概念

古称"气至",近称"针感",是指毫针刺入腧穴一定深度后,施以提插或捻转等行针手法,使针刺部位产生特殊的感觉和反应,谓之"得气"。针下是否得气,临床上可以从2个方面分析判断。一是患者对针刺的感觉和反应。当针刺腧穴得气时,患者的针刺部位有酸胀、麻重等自觉反应,有时出现热、凉、痒、痛、抽搐、蚁行等感觉,或呈现沿着一定方向和部位传导和扩散的现象。少数患者会出现循经性肌肤震颤等反应,有的还可见到针刺腧穴部位的循经性皮疹带或红、白线等现象。二是医者刺手指下的感觉,能体会到针下沉紧、涩滞或针体颤动等反应。若针刺后未得气,患者无任何特殊感觉或反应,医者刺手亦感觉到针下空松、虚滑。正如窦汉卿在《标幽赋》中所说:"轻滑慢而未来,沉涩紧而已至……气之至也,如鱼吞钩饵之浮沉;气未至也,如闲处幽堂之深邃。"这可以说是对得气与否所作的最形象的描述。

(二)得气的临床意义

得气与否及气至的迟速,不仅关系到针刺的治疗效果,而且可以借此窥测疾病的预后。《灵枢·九针十二原》曰:"刺之要,气至而有效。"充分说明了得气的重要意义。临床上一般是得气迅速时疗效较好,得气较慢时效果较差,不得气时可能就没有治疗效果。《金针赋》也说:"气速效速,气迟效迟。"临床上刺之不得气时,就要分析经气不至的原因或因取穴定位不准确,手法运用不当或为针刺角度有误,深浅失度;对此就应重新调整腧穴的针刺部位、角度、深度,运用必要的针刺手法,这样再次行针时,一般即可得气。

(三)催气、候气与守气

1.催气

针刺后若不得气,可以均匀地进行提插、捻转或轻轻摇动针柄,亦可用弹、循、刮等方法,以激发经气,促其气至,这就是催气。

2.候气

候气是将针留置于所刺腧穴之内,安静地、较长时间地留针,亦可间歇地运针,施以提插、捻转等催气手法,直待气至。《针灸大成》说:"用针之法,以候气为先。"说明了候气法在针法中的重要性。《素问·离合真邪论》指出:"静以久留,以气至为故,如待所贵,不知日暮。"这就提示当针刺不得气时,应耐心候气,以气至为度,表明候气之法是得气的方法之一。

3.守气

得气是临床取得疗效的关键,一旦得气就必须谨慎地守护,防止其散失,这就是守气。《素问·宝命全形论》说:"经气已至,慎守勿失。"此外,应针对患者的体质、病情虚实状态,施以相应的针刺补泻手法。

六、针刺补泻

针刺补泻是通过针刺腧穴,采用适当的手法激发经气以补益正气、疏泄邪气,调节人体的脏腑经络功能,促使阴阳平衡而恢复健康的方法。《灵枢·九针十二原》说:"虚实之要,九针最妙,补泻之时,以针为之。"《备急千金要方·用针略例》指出:"凡用针之法,以补泻为先。"可见针刺补泻是针刺治病的一个重要环节,也是毫针刺法的核心内容。

补法,泛指能鼓舞正气,使低下的功能恢复正常的针刺方法;泻法,泛指能疏泄邪气,使亢进的功能恢复正常的针刺方法。补泻手法贯穿从进针到出针的整个针刺过程。同时,针刺补泻手法效应还受患者功能状态和体质等影响,故临床上应临证综合思考应用。

(一)单式补泻手法

1. 捻转补泻

是指以捻转时用力的方向或捻转的角度、频率、力度、时间分补泻的手法。针下得气后,以拇指左转时用力重、速度快,捻转角度小、频率慢,操作时间短者为补法。反之,以拇指右转时用力重、速度快,捻转角度大、频率快,操作时间长者为泻法。

2. 提插补泻

以针下得气后,先浅后深,重插轻提,提插幅度小、频率慢,操作时间短者谓之补;先深后浅,轻插重提,提插幅度大、频率快,操作时间长者谓之泻。

3. 疾徐补泻

是指以掌握进针、出针及行针快慢分补泻的手法。进针时徐徐刺入,少捻转,疾速出针者为补法;进针时疾速刺入,多捻转,徐徐出针者为泻法。

4. 迎随补泻

是指以针刺方向与经脉循行方向是否一致分补泻的手法。针尖迎着经脉循行方向刺入者为泻法,针尖随着经脉循行方向刺入者为补法。

5. 呼吸补泻

是指将针刺手法与患者呼吸相结合施以补泻的手法。患者呼气时进针,吸气时出针为补法;患者吸气时进针,呼气时出针为泻法。

6. 开阖补泻

指以出针时是否按压针孔分补泻的手法。出针后迅速按闭针孔为补法,出针时摇大针孔而不按为泻法。

7. 平补平泻

是指进针得气后均匀地提插、捻转后即可出针。

(二)复式补泻手法

1.烧山火

将针刺入腧穴应刺深度的上 1/3(天部),得气后行捻转补法或紧按慢提九数;再将针刺入中 1/3(人部),得气后行捻转补法或紧按慢提九数;然后将针刺入下 1/3(地部),得气后行捻转补法或紧按慢提九数;继之将针退至浅层,称为一度。如此反复操作数度,使针下产生热感。在操作过程中,可配合呼吸补泻法中的补法。多用于治疗冷痹顽麻、虚寒性疾病等。

2.透天凉

将针刺入腧穴应刺深度的下 1/3(地部),得气后行捻转泻法或紧提慢按六数;再将针紧提至中 1/3(人部),得气后行捻转泻法或紧提慢按六数;然后将针紧提至上 1/3(天部),得气后行捻转泻法或紧提慢按六数,称为一度。如此反复操作数度,使针下产生凉感。在操作过程中,可配合呼吸补泻法中的泻法。多用于治疗热痹、急性痈肿等实热性疾病。

(三)影响针刺补泻效应的因素

1.机体所处的机能状态

在不同的病理状态下,针刺可以产生不同的调节作用(即补泻效果)。当机体处于虚惫状态而呈虚证时,针刺可以起到扶正补虚的作用;若机体处于虚脱状态时,针刺可以起到回阳固脱的作用;当机体处于邪盛状态而呈实热、邪闭的实证时,针刺可以起到清热启闭、祛邪泻实的作用。例如,胃肠功能亢进而痉挛疼痛时,针刺可解痉止痛;胃肠功能抑制而蠕动缓慢、腹胀纳呆时,针刺可加强胃肠蠕动,提高消化功能,消除腹胀,增进食欲。大量的临床实践和实验研究表明,针刺当时机体的功能状态是产生针刺补泻效果的主要因素。

2.腧穴作用的相对特异性

腧穴的主治功用不仅具有普遍性,而且具有相对特异性。人体不少腧穴,如关元、气海、命门、膏肓、五脏背俞穴等,都能鼓舞人体正气,促使功能旺盛,具有强壮作用,适宜于补虚益损。此外,很多腧穴,如人中、委中、十二井、十宣等,都能疏泄病邪,抑制人体功能亢进,具有祛邪作用,适宜于祛邪泻实。当施行针刺补泻时,必须结合腧穴作用的相对特异性,才能产生针刺补泻的效果。

3.针具及手法轻重因素

影响针刺补泻的因素与使用针具的粗细、长短,刺入的角度、深度,行针时的幅度、频率等有直接关系。一般来说,粗毫针用的指力较重,刺激量大;细毫针用的指力较轻,刺激量就小。毫针刺入腧穴的角度、深度不同,其刺激的轻重程度也不同,一般直刺、深刺的量大些,平刺、浅刺的量小些。行针时的幅度、频率不同,与针刺手法轻重密切相关:提插幅度大、捻转角度大、频率快者,其刺激量就大;反之,其刺激量就小。

七、留针

将针刺入腧穴施术后,使针留置腧穴内称为留针。留针的目的是加强针刺的作用和便于继续行针施术,方法有静留针和动留针2种。静留针是指在留针过程中不再行针,动留针是指在留针过程中作间歇性行针。一般病证只要针下得气而施以适当的补泻手法后,即可出针或留针10～20min。但对于一些特殊病证,如急性腹痛,破伤风,角弓反张,寒性、顽固性疼痛或痉挛性病证,可适当延长留针时间,有时留针可达数小时,以便在留针过程中作间歇性行针,以增强、巩固疗效。在临床上留针与否或留针时间的长短,不可一概而论,应根据患者具体病情而定。

八、出针

出针,又称起针、退针,指将针拔出的方法。在施行针刺手法或留针达到预定针刺目的和治疗要求后,即可出针。

出针的方法,一般以左手拇、食指两指持消毒干棉球轻轻按压于针刺部位,右手持针做轻微的小幅度捻转,并随势将针缓慢提至皮下(不可单手用力过猛),静留片刻,然后出针。出针时,依补泻的不同要求,分别采取"疾出"或"徐出"及"疾按针孔"或"摇大针孔"的方法出针。当针退出后,要仔细查看针孔是否出血,询问患者针刺部位有无不适感,检查核对针数有否遗漏,还应注意有无晕针延迟反应现象。

九、针刺异常情况的处理与预防

(一)晕针

晕针是指针刺过程中发生的晕厥现象。

1.原因

患者精神紧张或素体虚弱或饥饿、劳累、大汗后、大吐后、大泻后、大出血后或体位不当或医生手法过重等,多见于初针患者。晕针的直接原因是脑部暂时缺血。

2.表现

轻度晕针表现为头晕目眩,精神疲倦,恶心欲吐;重度晕针表现为面色苍白,心慌气短,冷汗,脉细弱,甚则突然晕厥,不省人事,血压下降,四肢厥冷,唇甲青紫,脉微欲绝等。

3.处理

中止针刺,迅速出针,使者平卧,头部稍低,注意保暖。轻者静卧片刻,给饮温开水或糖水,即可恢复。如未能缓解或晕厥者,可用手指掐或针刺人中、素髎、涌泉、内关、足三里等,灸百会、气海、关元、神阙等,必要时应配用西医急救措施。

4.预防

对初次接受针刺者,要做好解释工作,以防其精神紧张,采取卧位;对体质虚弱或老年患者,取穴宜精,手法宜轻,宜少留针;对过累、过饥、过渴者,应令其休息、进食、饮水后,再予针刺。医生在针刺时,要密切观察,及时发现,及时处理。

(二)滞针

滞针是指在行针时针下滞涩,捻转、提插、出针均感困难。

1.原因

患者精神紧张,当针刺入腧穴后,局部肌肉强烈收缩或医生单向捻转太过,肌纤维缠绕针身,引起滞针。

2.现象

针在体内捻转不动,提插、出针均感困难,勉强捻转、提插时则疼痛较剧。

3.处理

根据引起滞针的不同原因,分别处理。因精神紧张,肌肉痉挛者,可嘱其放松或按摩局部肌肉,或延长留针时间或在其他处另刺一针;因单向捻转而肌纤维缠绕针身者,可向相反方向捻转。切忌强力硬拔。

4.预防

对精神紧张者,应先做好解释工作,消除患者的紧张情绪。注意行针的操作手法,避免单向捻转,防止肌纤维缠绕针身。

(三)弯针

弯针是指针身在体内形成弯曲。

1.原因

医生进针手法不熟练,用力过猛、过速,以致针尖碰到坚硬组织或患者在针刺或留针时移动体位,或针柄受到某种外力压迫、碰击等,均可造成弯针。

2.现象

针柄改变了原来的方向和角度,并且提插、捻转和出针均感困难,局部有疼痛感。

3.处理

如针身轻微弯曲,应慢慢将针起出;如针身弯曲较甚,应顺着弯曲方向将针起出;如因患者移动体位所致,应嘱咐患者恢复原来的体位,放松局部肌肉,将针缓缓起出。弯针时切忌猛拔,以防断针。

4.预防

医生进针手法应熟练,指力应均匀,并避免进针过速、过猛。选择适当体位,在留针过程中,嘱患者不要随意更动体位。注意保护针刺部位,防止针柄受到碰撞和压迫。

(四)断针

断针是指针体折断在体内,又称折针。

1. 原因

针具质量欠佳,针身或针根有损伤剥蚀,进针前疏于检查或针刺时将针身全部刺入腧穴或行针时强力提插、捻转,肌肉猛烈收缩或留针时患者随意变更体位,或弯针和滞针未能及时处理等,均可造成断针。

2. 现象

残端部分针身尚露于皮肤外或残端全部没入皮肤之下。

3. 处理

发现断针后,医生要冷静,嘱患者切勿更动体位,以防针身残端向肌肉深部陷入。若残端部分露于皮肤外时,可用手指或镊子将针起出;若残端与皮肤相平或稍凹陷于皮肤时,可用左手拇、食二指垂直向下挤压针孔两旁,使残端暴露于体外,右手持镊子将针取出;若残端完全深入皮下或肌肉深层时,应在X线下定位,手术取出;若残端全部深入四肢皮下时,可试用一针从针孔刺入,将残端顶出对侧皮肤。

4. 预防

应认真仔细地检查针具,剔除不符合质量要求的针具。避免过猛、过强的行针。嘱咐患者不要随意更换体位。不宜将针身全部刺入腧穴,应留部分针身在体外,以便于针身断折时取针。正确处理滞针、弯针,不可强行硬拔。

(五)血肿

血肿是指针刺部位出现皮下出血而引起的肿痛。

1. 原因

针尖带钩,使皮肉受损或刺伤血管或出针时没有及时按压针孔所致。

2. 现象

出针后,针刺部位肿胀疼痛,继则皮肤呈青紫色。

3. 处理

若微量出血,局部皮肤小块青紫时,一般不必处理,可自行消退;若青紫面积较大,肿胀疼痛较剧时,可先冷敷止血,再作热敷,促使局部瘀血消散、吸收。

4. 预防

针前应仔细检查针具,熟悉腧穴的解剖,避开血管针刺。注意手法不宜过重,切忌强力捣针,出针时应立即用消毒干棉球按压针孔。

(六)刺伤重要器官

1.针刺性气胸

(1)原因:针刺胸背部腧穴时,针刺过深或方向不当,刺破肺组织,使气体进入胸腔内所致。

(2)症状:轻者胸痛、气闷、妨碍呼吸;重者伴有呼吸困难、口唇发绀、出汗、心率加速、血压下降等,甚则休克。患侧胸部叩诊时呈过度反响,听诊呼吸音明显减弱或消失,严重者气管向健侧移位,X线检查可以确诊。

(3)处理:一旦发生气胸,立即采取半卧位休息,要求患者平静,切勿反转体位。一般漏气量少者,可自然吸收。要密切观察,随时对症处理,如给予镇咳、消炎药物。对严重者应组织抢救,如胸腔排气、少量慢速输氧等。

(4)预防:凡针刺背部第10胸椎以上、侧胸部第8肋骨以上、前胸部第6肋骨以上、锁骨上窝部的腧穴时,必须思想集中,选择适当体位,严格掌握进针深度。提插幅度不宜过大,胸背部腧穴可采用斜刺或横刺。对于肺气肿患者,针刺胸背时更应特别谨慎。

2.刺伤重要内脏

(1)原因:医生缺乏解剖学、腧穴学的知识,对腧穴和脏器的部位不熟悉,加之针刺过深或提插幅度过大,造成相应内脏损伤。

(2)症状:刺伤肝、脾时,可引起内出血,肝区或脾区疼痛,有的可向背部放射,如出血不止,腹腔聚血过多,出现腹痛、腹肌紧张,并有压痛及反跳痛等急腹症症状;刺伤心脏时,轻者可出现强烈刺痛,重者出现剧烈撕裂痛,可引起心外射血,导致休克等危重情况;刺伤肾脏时,可出现腰痛、肾区叩击痛、血尿,严重时血压下降、休克等;刺伤胆囊、膀胱、胃、肠等空腔脏器时,可引起疼痛、腹膜刺激征或急腹症等症状。

(3)处理:损伤轻者,卧床休息一段时间后,一般即可自愈;如损伤较重或继续有出血倾向者,应加用止血药或局部作冷敷止血处理,并加强观察,注意患者病情及血压变化。若损伤严重,出血较多,出现休克时,则必须迅速进行输血等急救措施。

(4)预防:医者要熟悉躯干部腧穴内的脏器组织。针刺胸腹、腰背部的腧穴时,应控制针刺深度和行针幅度。

3.刺伤脑髓和脊髓

(1)原因:脑、脊髓是中枢神经统帅周身各种机体组织的总枢纽、总通道,而它的表层分布有督脉和华佗夹脊等一些重要腧穴,如风府、哑门、大椎、风池,以及背部正中线第1腰椎以上棘突间腧穴。若针刺过深或针刺方向、角度不当,均可伤及,造成严重后果。

(2)症状:如误伤延髓时,可出现头痛、恶心、呕吐、呼吸困难、休克和神志昏迷等;如误伤脊髓时,可出现触电样感觉向肢端放射,甚至引起暂时性肢体瘫痪,有时可危及生命。

(3)处理:应及时出针。轻者安静休息,经过一段时间后,可自行恢复;重者则应结合有关科室如神经外科等,进行及时抢救。

(4)预防:如针刺风府、哑门穴,针尖方向不可上斜,不可过深;如针刺悬枢穴以上的督脉腧穴及华佗夹脊穴,均不可深刺。上述腧穴在行针时多行捻转,少行提插,禁用捣刺。

第二节 灸法

灸法是将以艾绒为主要材料制成的艾炷或艾条点燃以后,在体表腧穴熏灼,借温热性刺激防治疾病的一种疗法。艾叶气味芳香,辛温味苦,具有温通经络、行气活血、祛湿逐寒、消肿散结、回阳救逆的作用,为施灸佳料。选用干燥的艾叶,捣制后除去杂质,制成纯净细软的艾绒,晒干贮藏,以备应用。

一、常用灸法

灸法种类很多,常用灸法如下:

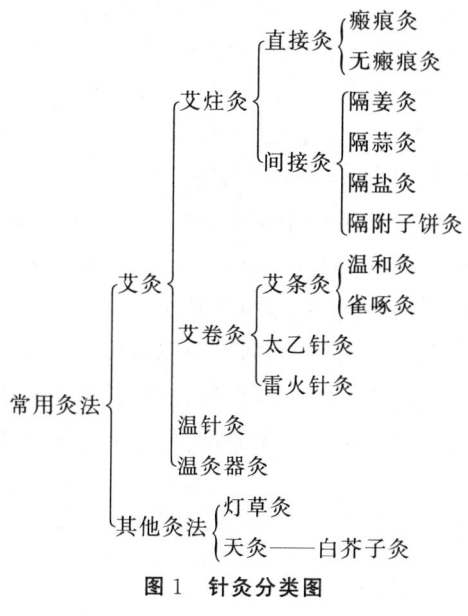

图1 针灸分类图

(一)艾炷灸

将纯净的艾绒放在平板上,用手指搓捏成圆锥形状,称为艾炷。大艾炷如蚕豆大,中艾炷如黄豆大,小艾炷如麦粒大。每燃烧一个艾炷称为1壮。

1. 直接灸

直接灸是将大小适宜的艾炷,直接放在皮肤上施灸的方法。直接灸可分为瘢痕灸和无瘢痕灸。

(1) 瘢痕灸:又称化脓灸。施灸前在所灸腧穴部位涂少量大蒜汁,放置艾炷施灸。每炷必须燃尽方可继续加炷施灸,待规定壮数灸完为止。施灸时疼痛较剧,此时可用手在施灸腧穴周围轻轻拍打,以缓解灼痛。在正常情况下,灸后1周左右,施术部位化脓形成灸疮;5~6周后,灸疮自行痊愈,结痂脱落,留下瘢痕。因此,灸前必须征得患者的同意。临床上常用此法治疗哮喘、肺痨和瘰疬等慢性顽疾。

(2) 无瘢痕灸:施灸时先在所灸腧穴部位涂以少量的凡士林,以使艾炷便于黏附,然后将大小适宜的(约如苍耳子大)艾炷,置于腧穴上点燃施灸,当艾炷燃剩2/5或1/4且患者感到微有灼痛时,可易炷再灸,待规定壮数灸完为止。一般应灸至局部皮肤出现红晕而不起泡为度。因其皮肤无灼伤,故灸后不化脓,不留瘢痕。一般虚寒性疾患可采用此法。

2. 间接灸

间接灸是指用药物或其他材料将艾炷与施灸腧穴部位的皮肤隔开进行施灸的方法。间接灸所用间隔药物或材料很多,常用的有以下几种:

(1) 隔姜灸:将鲜姜切成薄片,中间以针刺数孔。将其置于应灸的腧穴部位,在姜片上放置艾炷,点燃施灸。当艾炷燃尽,再易炷施灸。常用于因寒而致的呕吐、腹痛及风寒痹痛等,有温胃止呕、散寒止痛的作用。

(2) 隔蒜灸:将鲜大蒜切成薄片,中间以针刺数孔,置于应灸腧穴或患处,然后将艾炷放在蒜上,点燃施灸。待艾炷燃尽,易炷再灸,直至灸完规定的壮数。此法多用于治疗瘰疬、肺痨及初起的肿疡等病证。

(3) 隔盐灸:用干燥的食盐填敷于脐部或于盐上再置一薄姜片,上置大艾炷施灸。多用于治疗伤寒阴证或吐泻并作、中风脱证等。有回阳、救逆和固脱之力。但须连续施灸,不拘壮数,以期脉起、肢温和证候改善。

(4) 隔附子饼灸:将附子研成粉末,用酒调和做成直径约3cm、厚约0.8cm的附子饼,中间以针刺数孔,放在应灸腧穴或患处,上面再放艾炷施灸,直至灸完所规定壮数为止。多用于治疗命门火衰而致的阳痿、早泄或疮疡久溃不敛等,有温补肾阳等作用。

(二)艾卷灸

艾卷灸包括艾条灸、太乙针灸、雷火针灸。

1. 艾条灸

取艾绒 24g,平铺在长 26cm、宽 20cm,质地柔软疏松而又坚韧的桑皮纸上,将其卷成直径约 1.5cm 的圆柱形封口而成。也有在艾绒中掺入肉桂、干姜、丁香、独活、细辛、白芷、雄黄、苍术、没药、乳香和川椒等药物粉末的,称药条。艾条灸分温和灸和雀啄灸两类。

(1)温和灸:施灸时将艾条的一端点燃,对准应灸的腧穴部位或患处,距皮肤 2～3cm 进行熏烤,使患者局部有温热感而无灼痛为宜,一般每处灸 10～15min,至皮肤出现红晕为度。对于昏厥、局部知觉迟钝的患者,医者可将中、食二指分张,置于施灸部位的两侧,这样可以通过医者手指的感觉来测知患者局部的受热程度,以便随时调节施灸的距离、防止烫伤。

(2)雀啄灸:施灸时,将艾条点燃的一端与施灸部位的皮肤不固定在一定距离,而是像鸟雀啄食一样,上下移动或均匀地向左右方向移动或反复旋转施灸。

以上两法一般应灸的病证均可采用,温和灸多用于灸治慢性病,雀啄灸多用于灸治急性病。

2. 太乙针灸

将人参、穿山甲和麝香等药物按一定剂量研末掺入艾绒内卷成爆竹状,鸡蛋清封固,阴干备用。施灸时,将太乙针的一端点燃,用布 7 层包裹其烧着的一端,立即紧按于应灸的腧穴或患处,进行灸熨,针冷则再燃再熨。如此反复灸熨 7～10 次为度。此法治疗风寒湿痹、肢体顽麻、痿弱无力和半身不遂等均有效。

3. 雷火针灸

其制作方法和施灸方法与太乙针灸相同,唯药物处方不同。《针灸大成·雷火针法》载:"治闪挫诸骨间痛,及寒湿气痛而畏刺者。"临床上除治上证外,大体与太乙针灸主治相同。

(三)温针灸

温针灸是针刺与艾灸结合使用的一种方法,适用于既需要留针又必须施灸的疾病。操作方法为针刺得气后,将毫针留在适当深度,再将艾绒捏在针柄上点燃到燃完为止,或在针柄上穿置一段长 1～2cm 的艾条施灸,使热力通过针身传入体内,达到治疗目的。

(四)温灸器灸

温灸器是一种专门施灸的器具,用温灸器施灸的方法称温灸器灸。施灸时,将艾绒装入温灸器的小筒点燃,将温灸器盖好,置于腧穴部位熨灸,以所灸部位皮肤红润为度。有调和气血、温中散寒的作用。一般需要灸治者均可采用,对小儿、妇女及畏惧灸治者最为适宜。

二、其他灸法

(一)灯草灸

它是用灯心草1根,以麻油浸之,燃着后于应灸的腧穴上爆之。具有疏风解表、行气化痰和清神止搐等作用,多用于治疗小儿脐风和胃痛、腹痛和痧胀等病证。

(二)白芥子灸

又称"发泡灸",是将白芥子研成细末,用水调和,敷贴于腧穴或患处,利用其较强的刺激作用,敷贴后促使发泡,借以达到治疗目的。一般可用于治疗关节痹痛、口眼㖞斜或配合其他药物治疗哮喘等证。

三、灸法的注意事项

(一)施灸的先后顺序

临床上,一般是先灸上部、后灸下部、先灸阳部,后灸阴部,壮数是先少而后多,艾炷是先小而后大。但在特殊情况下,则可酌情而施。

(二)施灸的补泻方法

艾灸的补泻,在临床上可根据患者的具体情况,结合腧穴性能酌情运用。

(三)施灸的禁忌

(1)对实热证、阴虚发热者,一般不适宜施灸。
(2)对颜面、五官和有大血管的部位及关节活动部位,不宜采用瘢痕灸。
(3)孕妇的腹部和腰骶部也不宜施灸。

四、灸后的处理

施灸后,局部皮肤出现微红灼热,属于正常现象,无须处理;如因施灸过量,时间过长,局部出现小水疱,注意不要擦破,可任其自然吸收。如水疱较大,可用消毒的毫针刺破水疱,放出水液或用注射针抽出水液,涂以烫伤药,用纱布包敷。如用化脓灸者,在灸疮化脓期间,要注意适当休息,加强营养,保持局部清洁,并可用敷料保护灸疮,以防污染,待其自然愈合。如处理不当,灸疮脓液呈黄绿色或有渗血现象,可用消炎药膏涂敷。

此外,施灸时应防止艾火烧伤皮肤或衣物。用过的艾条、太乙针等,应装入小口玻璃瓶或铁筒内,防止艾条复燃。

第三节 三棱针法、皮肤针法、电针法、穴位注射法

一、三棱针法

三棱针法是用三棱针刺破血络或腧穴,放出适量血液或挤出少量液体,或挑断皮下纤维组织,以治疗疾病的方法。三棱针古称"锋针",为九针之一,是"泻热出血"的常用工具。《灵枢·九针十二原》明确提出了"宛陈则除之,去血脉也"的原则。《灵枢·官针》称之为"络刺""赞刺""豹纹刺"等,现代又称之为"刺血疗法"。

三棱针多由不锈钢材料制成,针长约6cm,针柄稍粗呈圆柱体,针身呈三棱状,尖端三面有刃,针尖锋利。针具多采用高压蒸汽灭菌法消毒备用或选用一次性针具。

(一)操作方法

1.持针方法

一般医者以右手持针,用拇、食二指捏住针柄,中指指腹紧靠针身下端,针尖露出3~5mm。

2.刺法

三棱针的针刺方法一般分为点刺法、散刺法、刺络法、挑刺法4种。

(1)点刺法:点刺腧穴放出少量血液或挤出少量液体以治疗疾病的方法。此法多用于四肢末端及肌肉浅薄的部位,如十宣、十二井穴和耳尖及头面部的太阳、印堂、委中等穴。

操作时,医者先在点刺穴位的上下用手指向点刺处推挤、揉按,使血液积聚于点刺部位,继而常规消毒,再用左手固定点刺部位,右手持针对准已消毒的部位迅速刺入1~2mm,轻轻挤压针孔周围,使出血少许,然后用消毒干棉球按压针孔止血。

(2)散刺法:又称豹纹刺,是在病变局部及其周围进行连续点刺放出适量血液以治疗疾病的方法。此法多用于治疗局部劳损、麻木不仁,局部瘀血、血肿或水肿,顽癣等病证。

操作时,根据病变部位大小的不同,可以由病变外缘呈环形向中心点刺10~20针,并可配合挤压或拔罐等方法,促使瘀血或水肿消除,达到祛瘀生新、通经活络的目的。

(3)刺络法:即刺入浅表血络或静脉放出适量血液以治疗疾病的方法。此法多用于曲泽、委中等肘膝关节附近有较明显浅表血络或静脉的部位,治疗急性吐泻、

中暑、发热等病证。

操作时,先用胶皮止血带在针刺部位上端(近心端)结扎,常规消毒放血部位,再以左手拇指按压在针刺部位下端,右手持三棱针对准针刺部位的静脉,斜向上刺入脉中2～3mm后迅速出针,放出一定量的血液,待出血停止后,用消毒干棉球按压针孔止血。出血时,也可轻轻按压静脉上端,以助瘀血排出、毒邪得泻。

(4)挑刺法:即用三棱针挑断穴位皮下纤维样组织以治疗疾病的方法。此法常用于身体比较平坦的利于挑提牵拉的部位,如背俞穴,治疗肩周炎、胃病、颈椎病、失眠、支气管哮喘、血管神经性头痛等顽固性、反复发作性疾病。

操作时,医者先消毒好针刺部位,再用左手按压施术部位两侧或捏起皮肤,使皮肤固定,右手持针迅速刺入皮肤1～2mm,随即将针身倾斜挑破表皮,再刺入5mm左右深,将针身倾斜并使针尖轻轻挑起,挑断皮下白色纤维样组织。尽量将施术部位的纤维样组织挑尽,然后出针,覆盖消毒敷料。由于挑提牵拉伴有一定的疼痛感,可预先进行局部表浅麻醉。

3.出血量及疗程

每日或隔日治疗1次,1～3次为1个疗程。出血量多者,每星期1～2次。一般出血量以每次数滴至3～5mL为宜。

(二)适用范围

三棱针放血疗法具有通经活络、开窍泻热、调和气血、消肿止痛等作用。临床上应用范围广泛,多用于治疗实证、热证、瘀血、疼痛等,如高热、中暑、中风闭证、咽喉肿痛、目赤肿痛、顽癣、痈疖初起、扭挫伤、疳证、痔疮、顽痹、头痛、丹毒、指(趾)麻木等(表2)。

表2 三棱针针刺泻血穴位及其主治

穴位	刺法	主治
十宣	点刺	发热、昏厥、肢端麻木等
十二井穴(手)	点刺	发热、昏厥、咽喉肿痛等
四缝	点刺	疳积、消化不良、百日咳
鱼际	点刺	发热、咽喉肿痛、喉蛾等
尺泽	点刺	中暑、急性吐泻
曲泽	点刺	中暑、胸闷、心烦
委中	点刺	中暑、急性腰扭伤、腓肠肌痉挛
肩部阿是穴	挑刺	肩周炎
八髎	挑刺	前列腺炎、痔疮等

续表

穴位	刺法	主治
印堂、上星	点刺	头痛、眩晕、目赤痛、鼻炎
太阳、耳尖	点刺、散刺	头痛、目赤痛
百会、太阳	点刺	头痛、眩晕、昏迷、高血压
耳尖	点刺	发热、喉蛾、目赤痛、高血压
金津、玉液	点刺	舌强语謇

(三)注意事项

(1)严格消毒,防止感染。

(2)点刺时手法宜轻、稳、准、快,不可用力过猛,防止刺入过深,创伤过大,损害其他组织。

(3)一般出血量不宜过多,针对血络的放血方法应避免伤及动脉。

(4)三棱针刺激较强,治疗过程中需注意患者体位要舒适,以免其晕针。

(5)体质虚弱者、孕妇、产后及有自发性出血倾向者,不宜使用本法。

二、皮肤针法

皮肤针法是用多支不锈钢短针集成一束,叩刺人体体表一定部位,以防治疾病的方法。

(一)针具

皮肤针外形似小锤,针柄有硬柄和软柄2种。软柄有弹性,一般用牛角做成,长度为15~19cm,一端附有莲蓬状的针盘,下边散嵌着不锈钢短针,根据针数多少、式样不同,分别称为梅花针(五支针)、七星针(七支针)和罗汉针(十八支针)。针尖要求不可太锐,应呈松针形。

(二)操作方法

1.持针式

硬柄皮肤针是以右手握针柄的后部,食指压在针柄上面,使用手腕之力进行叩刺;软柄皮肤针是将针柄末端固定在掌心,拇指在上、食指在下,其余手指呈握拳状握住针柄。

2.叩刺方法

皮肤常规消毒后,针尖对准叩刺部位,使用手腕之力,将针尖垂直叩打在皮肤上,并立刻弹起,反复进行。频率不宜过快或过慢,一般每分钟叩打70~90次。

3.刺激强度

(1)弱刺激:腕力轻,针尖接触皮肤时间较短,局部皮肤略见潮红,患者无疼痛感觉。适用于老年人、久病体弱者、孕妇、儿童,以及头面五官肌肉浅薄处。

(2)强刺激:腕力重,针尖接触皮肤时间稍长,局部皮肤可见隐隐出血,患者有疼痛感。适用于年壮体强者,以及肩、背、腰、臀、四肢等肌肉丰厚处。

(3)中刺激:腕力介于弱、强刺激之间,局部皮肤潮红,但无渗血,患者稍觉疼痛。适用于多数患者,除头面五官等肌肉浅薄处外,其余部位均可选用。

(三)叩刺部位

1.局部叩刺

即在病变部位叩刺。如治疗顽癣、扭伤等。

2.穴位叩刺

根据辨证,选取腧穴进行叩刺。一般在穴位表面0.5~2cm直径范围内作圆形均匀密刺,每个穴位开始时20次,随后可增至40~50次。临床较常用的多为各种特定穴、华佗夹脊穴、阿是穴等。

3.循经叩刺

循病变经络进行叩刺。最常用的是项、背、腰、骶部的督脉和膀胱经循行所过的部位,其次是四肢肘膝关节以下的经络。一般每隔1cm左右叩刺一下,可循经叩刺8~16次。

(四)适用范围

皮肤针刺法的适用范围较广,其主要的适应病证及选穴如下:

头痛用弱至中刺激,叩刺头项部、侧头部、有关循行经脉;失眠用弱至中刺激,叩刺头项部、夹脊、印堂、太阳、百会;口眼㖞斜用中刺激,叩刺患侧颜面部、手阳明大肠经;眩晕用中刺激,叩刺头项部、夹脊、印堂、太阳;胃痛、呕吐用中刺激,叩刺上腹部、背俞穴、足阳明胃经;阳痿、遗精、遗尿、痛经用中刺激,叩刺下腹部、腰骶部、足三阴经脉;肩周炎用中至强刺激,先叩刺肩部,再拔火罐;痿证、痹证用中至强刺激,叩刺相关的局部和经脉;急性腰扭伤用强刺激,先叩刺脊柱两侧、阿是穴,再拔火罐;肌肤麻木、银屑病用中至强刺激,局部叩刺后加用悬灸;斑秃用中刺激,用皮肤针叩刺局部、背俞穴。

(五)注意事项

(1)施术前检查针具,如有钩曲、不齐、缺损等,应及时修理或更换。

(2)针刺前皮肤必须消毒。重刺后皮肤出血,须用消毒干棉球擦拭干净,保持清洁,以防感染。

(3)操作时针尖须垂直上下,用力均匀,避免斜刺或钩挑。

(4)局部皮肤有创伤、溃疡或瘢痕等,不宜使用本法。

三、电针法

电针法是用电针器输出脉冲电流,通过毫针作用于人体经络穴位以治疗疾病的方法。电针法不仅是毫针的刺激与电的生理效应的结合,而且在电针的针刺部位上,除沿用针灸传统穴位外,还着重提出了按神经在躯体上的分布,沿其行走路线予以刺激或按神经节段选取有神经干通过的穴位及肌肉神经运动点予以刺激的方法,使针刺穴位与神经解剖学建立了密切联系。本法提高了针灸对某些疾病的治疗效果,扩大了针灸的治疗范围。

(一)电针仪器

目前我国普遍使用的电针仪器都是属于脉冲发生器的类型。其作用原理是在极短时间内出现电压和电流的突然变化,即电量的突然变化构成了电的脉冲,由于脉冲电对机体产生电的生理效应,因而显示出各种不同的治疗作用。这种治疗仪可以精确选择脉冲电波型和刺激强度,维持较长时间的针感。

电针机的种类较多,晶体管脉冲式电针机以其体积小、重量轻、耗电少、输出功能多、使用寿命长、安全可靠、携带方便等优点,基本上取代了老型号的电针机。它将基本脉冲波形的频率和强度加以调制后,可以输出连续波、疏密波、疏波、密波、断续波、起伏波等几种不同的波形,用以治疗不同的疾病,是目前临床应用最广泛、效果最理想的电针机。

(二)选择刺激部位

电针刺激部位的选择,一般以循经选穴为主,也可结合神经分布或按神经节段选取有神经干通过的穴位及肌肉神经运动点。例如:

(1)头面部:听会、翳风(面神经),下关、阳白、四白、夹承浆(三叉神经)。

(2)上肢部:颈夹脊6～7、天鼎(臂丛神经),青灵、小海(尺神经),手五里、曲池(桡神经),曲泽、郄门、内关(正中神经)。

(3)下肢部:环跳、殷门(坐骨神经),委中(胫神经),阳陵泉(腓总神经),冲门(股神经)。

(4)腰骶部:气海俞(腰神经),八髎(骶神经)。

穴位的选择可配对,如属于神经功能受损,可按照神经分布特点选穴。如面神经麻痹,可取听会、翳风为主,皱额变浅配阳白、鱼腰,鼻唇沟变浅配人中,口角歪斜配地仓、颊车;坐骨神经痛取环跳、大肠俞为主,配殷门、委中、阳陵泉等穴。

(三)操作方法

针刺穴位得气后,把电针机上的输出电位器调至"0"值,将一对输出导线分别连在身体同侧的2根针的针柄上(在胸、背部的穴位上使用电针时,切不可将2个电极跨接在身体两侧,避免电流回路通过心脏),然后拨开电源开关,选择所需的波形和频率,逐渐调高输出电流至所需的电流量,使患者出现能耐受的酸麻感。电针治疗过程中,人体经过多次刺激后会产生适应性,此时应加大刺激量或改变频率,以保持恒定的刺激作用。每次通电时间一般为10～20min。治疗完毕,把电针机调到"0"值,关闭电源,撤去输出导线,取出毫针。一般5～10d为1个疗程,每日或隔日治疗1次,2个疗程中间可以间隔3～5d。

单穴进行电针时,可选取有主要神经干通过的穴位,将针刺入后,接在电针机的一个电极上,另一个则接在湿纱布上,作为无关电极,固定在同侧经络的皮肤上。

相邻相近的一对穴位进行电针时,毫针间要以干棉球相隔,以免短路,影响疗效,损坏机器。

(四)选择刺激参数

1.波形

常见的有方形波、尖峰波、三角波和锯齿波,单个脉冲波以不同方式组合而形成连续波、疏密波、断续波和锯齿波等。

2.波幅

电针的刺激强度主要取决于波幅的高低,波幅的计量单位是伏(V)。治疗时通常不超过20V。若以电流表示,一般不超过2mA,多在1mA以下。刺激强度因人而异,一般以中等强度、患者能耐受为宜。

3.波宽

宽度越宽,对患者的刺激量越大。电针机一般采用适合人体的输出脉冲宽度约为0.4ms。

4.频率

频率由每分钟几十次至每秒钟几百次不等。频率快的叫密波,一般为50～100次/s;频率慢的叫疏波,一般为2～5次/s。密波和疏波都属于连续波。还有疏密波、断续波、锯齿波等,临床使用时应根据不同病情选择适当波形。

密波能降低神经应激功能,常用于止痛、镇静、缓解肌肉和血管痉挛,也用于针刺麻醉等;疏波刺激作用较强,能引起肌肉收缩,提高肌肉韧带张力,常用于治疗痿证和各种肌肉、关节、韧带的损伤;疏密波是疏波和密波交替出现的波形,疏密交替持续的时间各约1.5s,该波能克服单一波形易产生适应性的特点,并能促进代谢、血液循环,改善组织营养,消除炎性水肿等,常用于扭伤、关节炎、痛证、面瘫、肌肉无力、冻伤等;断续波是有节律地时断时续自动出现的疏波,不易产生适应性,作用较强,能提高肌肉组织的兴奋性,对横纹肌有良好的刺激收缩作用。常用于治疗痿证、瘫痪；锯齿波是脉冲波幅按锯齿形自动改变的起伏波,接近人体呼吸频率,故可用于刺激膈神经,进行人工电动呼吸,配合抢救呼吸衰竭。

(五)适用范围

电针法的适用范围和毫针法基本相同,可广泛应用于内、外、妇、儿、五官,骨伤等多种疾病,并可用于针刺麻醉,尤其常用于各类痛证、痹证、痿证、骨关节病变、肢体瘫痪、脏腑疾患、神经官能症、预防保健等。

(六)注意事项

(1)使用电针机前必须检查其性能是否良好、输出是否正常。

(2)应仔细调节电流量,开机时应逐渐从小到大,切勿突然增大,以免发生意外。

(3)在靠近延髓、脊髓等部位使用电针时,电流量宜小,不可过强刺激。

(4)用温针法使用过的毫针,针柄表面往往氧化而不导电,应用时须将输出线夹在毫针的针体上。

(5)孕妇慎用电针。年老、体弱、醉酒、饥饿、过饱、过劳等者,亦不宜用电针。

四、穴位注射法

穴位注射法,是将适宜的中西药注射液注入相关穴位、压痛点或其他阳性反应点,通过针刺与药物对穴位的双重治疗作用防治疾病的方法,又称"水针"。穴位注射法具有操作简便、用药量小、适应证广、作用迅速等特点。

(一)操作方法

1.针具

建议使用一次性注射器与针头。可根据使用药物、剂量大小及针刺部位的深浅而选用不同规格的注射器,以 1~20mL 为常用,肌肉肥厚部位可使用 10~20mL 注射器；针头可选用 5~7 号普通注射针头,牙科用 5 号长针头及肌内封闭用的长针头等。

2.选穴原则

同毫针法。穴位注射选穴宜少而精,以 1~3 个穴位为宜。尽量选取阳性反应点进行注射,以获得更佳疗效。

3.注射剂量

穴位注射的剂量主要取决于药物性质、浓度及注射部位。

(1)以药物性质及浓度确定注射剂量:5%~10%葡萄糖溶液、0.9%生理盐水等刺激性较小的药物,每次可注射 10~20mL；乙醇、抗生素、阿托品等刺激性较大的药物及特殊药物,注射剂量宜小,每次用量多为常规剂量的1/10~3/10;中药注射液的常用量为每次2~4mL。

(2)以注射部位确定注射剂量:耳穴注射,0.1m/穴;头面部注射,0.3~0.5mL/穴;四肢部注射,1~2mL/穴;胸背部注射,0.5~1m/穴;腰臀部注射,2~5mL/穴。

4.操作步骤

(1)患者取舒适体位,医者选择适宜的注射器和针头,抽取适量的药液,在穴位局部消毒后,对准穴位或阳性反应点,将针快速刺入皮下,并缓慢推进至一定深度,进行和缓提插手法使之得气。针刺角度、深度,主要根据穴位所在、肌肉厚薄、治疗需要等情况综合确定,如头面、四肢远端等肌肉浅薄部位宜浅,腰腹、四肢肌肉丰厚处可稍深。

(2)得气后,回抽针管,若无回血,即可将药液缓缓注入。也可根据体质的强弱、病情的缓急,决定注射速度的快慢。如果注射药液量较多,可边推入药液边退针,或边推入药液边调整针刺方向。

5.疗程

常规治疗每日1次,急性病证每日1~2次,慢性病证可每日或隔日1次,10d为1个疗程,疗程间隔3~5d。治疗后反应强烈的患者,可间隔2~3d注射1次,所选腧穴交替使用。

(二)常用药物

一般而言,凡可用于肌内注射的中西药液,均可用于穴位注射,常用的有以下3类。

1.中草药制剂

如复方当归注射液、丹参注射液、生脉注射液、柴胡注射液、清开灵注射液等。

2.维生素类制剂

如维生素B_1注射液、维生素B_{12}注射液、维生素C注射液、注射用腺苷钴胺等。

3.其他西药制剂

如青霉素、5%~10%葡萄糖溶液、0.9%生理盐水、神经生长因子等。

(三)适用范围

穴位注射的适用范围很广,与毫针刺法基本相同,可广泛应用于内、外、妇、儿、五官、骨伤等科,运动系统、神经系统、呼吸系统、循环系统、五官皮肤等病症的治疗均可采用本法。

(四)注意事项

(1)严格遵循无菌原则,防止感染。

(2)注意注射药物的性能、剂量、配伍禁忌、不良反应及有效期、有无沉淀变质等情况,凡能引起过敏反应的药物,如青霉素、链霉素等,必须先做皮试。

(3)一般注射药物不宜注入关节腔、脊髓腔和血管内。还应注意避开神经干,以免损伤神经。

(4)治疗时,向患者交代治疗的特点和注射后的正常反应,如穴位注射后局部通常有较明显的酸胀感,随后局部或更大范围有轻度不适,一般1d后消失。

(5)孕妇下腹部、腰骶部和三阴交、合谷穴等不宜采用穴位注射法,以免引起流产。

(6)小儿、老人、体弱和敏感者,应酌情减少药液剂量。

第四节　头针法

头针又称头皮针,是指在头皮部特定的穴线进行针刺防治疾病的方法。

头针是在传统针灸理论的基础上结合西医学知识发展起来的,目前广泛应用于临床,已成为一些国家临床医生常用的治疗方法之一。为了适应国际上头针疗法的推广和交流,促进其进一步发展,中国针灸学会采用分区定经、经上选穴,并结合古代透刺穴位的方法,拟定了《头皮针穴名标准化国际方案》,并于1984年在日本召开的世界卫生组织西太区会议上正式通过。

一、标准头穴线的定位和主治

标准头穴线均位于头皮部位,按颅骨的解剖名称分为额区、顶区、颞区和枕区4个区及14条标准线(左侧、右侧、中央共25条)。各区定位及主治如下:

(一)额区

1.额中线

(1)部位:在头前部,从督脉经神庭穴向前引一直线,长1寸。

(2)主治:癫痫,精神失常,鼻病等。

2.额旁1线

(1)部位:在头前部,从膀胱经眉冲穴向前引一直线,长1寸。

(2)主治:冠心病,支气管哮喘,支气管炎,失眠及鼻病等。

3.额旁2线

(1)部位:在头前部,从胆经头临泣穴向前引一直线,长1寸。

(2)主治:急、慢性胃炎,胃及十二指肠溃疡,肝胆疾病等。

4.额旁3线

(1)部位:在头前部,从胃经头维穴内侧0.75寸处起向下引一直线,长1寸。

(2)主治:功能性子宫出血,阳痿,遗精,子宫脱垂,尿频,尿急等。

(二)顶区

1.顶中线

(1)部位:在头顶部,督脉百会穴至前顶穴之间的连线。

(2)主治:腰腿足病,如瘫痪、麻木、疼痛,以及皮层性多尿,脱肛,小儿夜尿,高血压,头顶痛等。

2.顶旁1线

(1)部位:在头顶部,督脉旁开1.5寸,从膀胱经通天穴向后引一直线,长1.5寸。

(2)主治:腰部病证,如瘫痪、麻木、疼痛等。

3.顶旁2线

(1)部位:在头顶部,督脉旁开2.25寸,从胆经正营穴向后引一直线到承灵穴,长1.5寸。

(2)主治:肩、臂、手等病证,如瘫痪、麻木、疼痛等。

(三)颞区(包括顶颞区)

1.顶颞前斜线

(1)部位:在头顶部、头侧部,头部经外奇穴前神聪(百会前1寸)与颞部胆经悬厘穴之间的连线。

(2)主治:全线分为5等份,上1/5治疗对侧下肢和躯干瘫痪,中2/5治疗对侧上肢瘫痪,下2/5治疗中枢性面瘫、运动性失语、流涎、脑动脉粥样硬化等。

2.顶颞后斜线

(1)部位:在头顶部、头侧部,顶颞前斜线之后1寸与其平行的线,即督脉百会穴与颞部胆经曲鬓穴之间的连线。

(2)主治:全线分为5等份,上1/5治疗对侧下肢和躯干感觉异常,中2/5治疗对侧上肢感觉异常,下2/5治疗头面部感觉异常。

3.颞前线

(1)部位:在头的颞部,胆经颔厌穴与悬厘穴之间的连线。

(2)主治:偏头痛,运动性失语,周围性面神经麻痹和口腔疾病。

4.颞后线

(1)部位:在头的颞部,胆经率谷穴与曲鬓穴之间的连线。

(2)主治:偏头痛,耳鸣,耳聋,眩晕等。

(四)枕区

1.枕上正中线

(1)部位:在后头部,即督脉强间穴至脑户穴之间的连线,长1.5寸。

(2)主治：眼病、足癣等。

2.枕上旁线

(1)部位：在后头部，由督脉脑户穴旁开0.5寸起，向上引一条长1.5寸的平行于枕上正中线的直线。

(2)主治：皮层性视力障碍，白内障，近视等。

3.枕下旁线

(1)部位：在后头部，从膀胱经玉枕穴向下引一条长2寸的直线。

(2)主治：小脑疾病引起的平衡障碍、后头痛等。

二、操作方法

患者一般取坐位，特殊情况时也可取卧位。

头皮局部常规消毒后，针尖与头皮呈30°左右夹角，快速将针刺入，当针尖达帽状腱膜下层时，指下感觉阻力减小，应将针与头皮平行，沿刺激线刺入0.5~1.5寸。若进针角度不当，使针尖抵达颅骨或仅达皮下层，患者有痛感且医者手下有抵抗感，此时应改变进针角度，重新刺入。

头针的行针十分重要。医者肩、肘、腕关节、拇指固定，食指半屈曲状，用拇指第1节的掌侧面与食指桡侧面夹持针柄，以食指的掌指关节快速连续屈伸，使针体左右旋转，旋转速度每分钟200次左右。捻转持续2~3min，然后静留针5~10min再捻转，反复操作2~3次，即可起针。偏瘫患者留针或捻转时嘱其活动肢体，重症患者可做被动活动，加强患肢功能锻炼，有助于提高疗效。

起针时用消毒干棉球按压针孔片刻，防止出血。一般每日针刺1次或隔日1次，10次为1个疗程，休息3d后，再行下一疗程。

三、适应范围

头针主要治疗脑源性疾患，如中风偏瘫、皮层性视力障碍、小脑性平衡障碍、皮层性多尿、遗尿、帕金森病、舞蹈病等。此外，对某些非脑源性疾患也可起到治疗、缓解作用，如腰腿痛、神经痛、哮喘、呃逆、耳源性眩晕、耳鸣、听力障碍、胃脘痛、子宫脱垂等。

四、注意事项

(1)严格消毒，防止感染。

(2)头皮血管丰富，容易出血，出针时应按压针孔。若出现皮下血肿，可轻轻揉按，促其消散。

（3）局部有瘢痕、水肿、感染等，不宜使用本法。

（4）高热、心力衰竭、病情危重、血压过高及婴幼儿囟门未闭合者，不宜使用本法。

第五节　耳针法

一、耳穴的分布特点

耳穴在耳郭的分布有一定的规律，其分布状态近似于母体中倒置胎儿的形状。一般而言，与头面相应的耳穴多分布在耳垂、对耳屏，与上肢相应的耳穴多分布在耳舟，与躯干、下肢相应的耳穴多分布在对耳轮体部和对耳轮上、下脚，与盆腔脏器相应的耳穴多分布在三角窝，与腹腔脏器相应的耳穴多分布在耳甲艇，与胸腔脏器相应的耳穴多分布在耳甲腔，与消化道相应的耳穴多分布在耳轮脚周围。

二、耳郭标志线、标志点的确定

（一）耳郭基本标志线的划定

1.耳轮内缘

即耳轮与耳郭其他部分的分界线，是指耳轮与耳舟，对耳轮上、下脚，三角窝及耳甲等部的折线。

2.耳甲折线

是指耳甲内平坦部与隆起部之间的折线。

3.对耳轮脊线

是指对耳轮体及其上、下脚最突起处之连线。

4.耳舟凹沟线

是指沿耳舟最凹陷处所做的连线。

5.对耳轮耳舟缘

即对耳轮与耳舟的分界线，是指对耳轮（含对耳轮上脚）脊与耳舟凹沟之间的中线。

6.三角窝凹陷处后缘

是指三角窝内较低平的三角形区域的后缘。

7.对耳轮三角窝缘

即对耳轮上、下脚与三角窝的分界线，是指对耳轮上、下脚脊与三角窝凹陷处后缘之间的中线。

8.对耳轮耳甲缘

即对耳轮与耳甲的分界线,是指对耳轮(含对耳轮下脚)脊与耳甲折线之间的中线。

9.对耳轮上脚下缘

即对耳轮上脚与对耳轮体的分界线,是指从对耳轮上、下脚分叉处向对耳轮耳舟缘所做的垂线。

10.对耳轮下脚后缘

即对耳轮下脚与对耳轮体的分界线,是指从对耳轮上、下脚分叉处向对耳轮耳甲缘所做的垂线。

11.耳垂上线

亦作为对耳屏耳垂缘和耳屏耳垂缘,即耳垂与耳郭其他部分的分界线,是指过屏间切迹与轮垂切迹所做的直线。

12.对耳屏耳甲缘

即对耳轮与耳甲的分界线,是指对耳屏内侧面与耳甲的折线。

13.耳屏前缘

即耳屏外侧面与面部的分界线,是指沿耳屏前沟所做的直线。

14.耳轮前缘

即耳轮与面部的分界,是指沿耳轮前沟所做的直线。

15.耳垂前缘

即耳垂与面颊的分界线,是指沿耳垂前沟所做的直线。

(二)耳郭标志点、线的设定

(1)在耳轮内缘上,设耳轮脚切迹至对耳轮下脚间中、上 1/3 交界处为 A 点。

(2)在耳甲内,由耳轮脚消失处向后做一水平线与对耳轮耳甲缘相交,设交点为 D 点。

(3)设耳轮脚消失处至 D 点连线的中、后 1/3 交界处为 B 点。

(4)设外耳道口后缘上 1/4 与下 3/4 交界处为 C 点。

(5)从 A 点向 B 点做一条与对耳轮耳甲艇缘弧度大体相仿的曲线为 AB 线。

(6)从 B 点向 C 点做一条与耳轮脚下缘弧度大体相仿的曲线为 BC 线。

三、常用耳穴的定位和主治

(一)耳轮脚及耳轮部

1.耳中

部位:在耳轮脚上。

主治:呃逆,荨麻疹,皮肤瘙痒症,小儿遗尿,咯血。

2.直肠

部位:耳轮起始部,近屏上切迹的耳轮处,与大肠穴同水平。

主治:便秘,腹泻,脱肛,痔疮。

3.尿道

部位:直肠穴上方,与膀胱穴同水平的耳轮处。

主治:尿频,尿急,尿痛,尿潴留。

4.外生殖器

部位:尿道穴上方,与交感穴同水平的耳轮处。

主治:睾丸炎,附睾炎,外阴瘙痒症。

5.肛门

部位:与对耳轮上脚前缘相对的耳轮处。

主治:痔疮,肛裂。

6.耳尖

部位:耳轮顶端,与对耳轮上脚后缘相对的耳轮处。

主治:发热,高血压,急性结膜炎,睑腺炎。

7.肝阳

部位:耳轮结节处。

主治:头晕,头痛,高血压。

8.轮1～6

部位:在耳轮上,自耳轮结节下缘至耳垂下缘中点,划为5等份,共6个点,由上而下,依次为轮1、轮2、轮3、轮4、轮5、轮6。

主治:扁桃体炎,上呼吸道感染,发热。

(二)耳舟部

1.指

部位:耳舟的顶部。将耳舟分为5等份,自上而下,第1部分为指。

主治:甲沟炎,手指疼痛和麻木。

2.风溪

部位:在指、腕两穴之间。

主治:荨麻疹,皮肤瘙痒症,过敏性鼻炎。

3.腕

部位:耳舟5等份的第2部分。

主治:腕部扭伤、肿痛。

4.肘

部位:耳舟5等份的第3部分。

主治:肱骨外上髁炎,肘部疼痛。

5.肩

部位:耳舟5等份的第4部分。

主治:肩关节周围炎,肩部疼痛。

6.锁骨

部位:耳舟5等份的第5部分。

主治:肩关节周围炎。

(三)对耳轮上脚

1.趾

部位:对耳轮上脚的后上方,近耳尖部。

主治:甲沟炎,足趾疼痛、麻木。

2.跟

部位:对耳轮上脚的前上方,近三角窝上部。

主治:足跟痛。

3.踝

部位:跟穴与膝穴之间。

主治:踝关节扭伤。

4.膝

部位:对耳轮上脚的中1/3处。

主治:膝关节肿痛。

5.髋

部位:对耳轮上脚的下1/3处。

主治:髋关节疼痛,坐骨神经痛。

(四)对耳轮下脚

1.臀

部位:对耳轮下脚的后1/3处。

主治:坐骨神经痛。

2.坐骨神经

部位:对耳轮下脚的前2/3处。

主治:坐骨神经痛。

3.交感

部位:对耳轮下脚的末端,与耳轮交界处。

主治:胃肠痉挛,心绞痛,胆绞痛,输尿管结石,自主神经功能紊乱。

(五)对耳轮部

1.颈椎

部位:在对耳轮体部。将轮屏切迹至对耳轮上、下脚分叉处从上而下分为5等份,下1/5处为颈椎。

主治:落枕,颈椎综合征。

2.胸椎

部位:在对耳轮体部的中2/5处。

主治:胸部疼痛,经前乳房胀痛,乳腺炎,产后泌乳不足。

3.腰骶椎

部位:在对耳轮体部的上2/5处。

主治:腰骶部疼痛。

4.颈

部位:颈椎前侧耳腔缘。

主治:落枕,颈项肿痛。

5.胸

部位:胸椎前侧耳腔缘。

主治:胸胁疼痛,胸闷,乳腺炎。

6.腹

部位:腰骶椎前侧耳腔缘。

主治:腹痛,腹胀,腹泻,急性腰扭伤。

(六)三角窝部

1.神门

部位:在三角窝内,对耳轮上、下脚分叉处稍上方。

主治:失眠,多梦,痛证,戒断综合征。

2.盆腔

部位:在三角窝内,对耳轮上、下脚分叉处稍下方。

主治:盆腔炎。

3.角窝中

部位:三角窝中1/3处。

主治:哮喘。

4.内生殖器

部位:三角窝前1/3处。

主治:痛经,月经不调,白带过多,功能性子宫出血,遗精,早泄。

5.角窝上

部位:三角窝前上方。

主治:高血压。

(七)耳屏部

1.外耳

部位:屏上切迹前方,近耳轮部。

主治:外耳道炎,中耳炎,耳鸣。

2.外鼻

部位:耳屏外侧面正中稍前。

主治:鼻前庭炎,鼻炎。

3.屏尖

部位:耳屏上部隆起的尖端。

主治:发热,牙痛。

4.肾上腺

部位:耳屏下部隆起的尖端。

主治:低血压,风湿性关节炎,腮腺炎,间日疟,链霉素中毒性眩晕。

5.咽喉

部位:耳屏内侧面上1/2处。

主治:声音嘶哑,咽喉炎,扁桃体炎。

6.内鼻

部位:耳屏内侧面下1/2处。

主治:鼻炎,副鼻窦炎,鼻衄。

(八)对耳屏部

1.对屏尖

部位:对耳屏的尖端。

主治:哮喘,腮腺炎,皮肤瘙痒症,睾丸炎,附睾炎。

2.缘中

部位:对屏尖与轮屏切迹之间。

主治:遗尿,内耳眩晕症。

3.枕

部位:对耳屏外侧面的后上方。

主治:头晕,头痛,哮喘,癫痫,神经衰弱。

4.颞

部位:对耳屏外侧面的中部。

主治:偏头痛。

5.额

部位:对耳屏外侧面的前下方。

主治:头晕,头痛,失眠,多梦。

6.皮质下

部位:对耳屏内侧面。

主治:痛证,间日疟,神经衰弱,假性近视。

(九)耳甲腔部

1.心

部位:耳甲腔中央。

主治:心动过速,心律不齐,心绞痛,无脉症,神经衰弱,癔症,口舌生疮。

2.肺

部位:耳甲腔中央周围。

主治:咳喘,胸闷,声音嘶哑,痤疮,皮肤瘙痒症,荨麻疹,扁平疣,便秘,戒断综合征。

3.气管

部位:在耳甲腔内,外耳道口与心穴之间。

主治:咳喘。

4.脾

部位:耳甲腔的后上方。

主治:腹胀,腹泻,便秘,食欲缺乏,功能性子宫出血,白带过多,内耳眩晕症。

5.内分泌

部位:耳甲腔底部,屏间切迹内。

主治:痛经,月经不调,围绝经期综合征,痤疮,间日疟。

6.三焦

部位:耳甲腔底部,内分泌穴上方。

主治:便秘,腹胀,上肢外侧疼痛。

7.口

部位:耳轮脚下方前1/3处。

主治:面瘫,口腔炎,胆囊炎,胆结石,戒断综合征。

8.食道

部位:耳轮脚下方中1/3处。

主治:食道炎,食道痉挛,梅核气。

9.贲门

部位:耳轮脚下方后1/3处。

主治:贲门痉挛,神经性呕吐。

10.胃

部位:耳轮脚消失处。

主治:胃痉挛,胃炎,胃溃疡,失眠,牙痛,消化不良。

(十)耳甲艇部

1.十二指肠

部位:耳轮脚上方后部。

主治:十二指肠溃疡,胆囊炎,胆石症,幽门痉挛。

2.小肠

部位:耳轮脚上方中部。

主治:消化不良,腹痛,心动过速,心律不齐。

3.大肠

部位:耳轮脚上方前部。

主治:腹泻,便秘,咳嗽,痤疮。

4.阑尾

部位:大肠、小肠两穴之间。

主治:急性单纯性阑尾炎,腹泻。

5.肝

部位:耳甲艇的后下部。

主治:胁痛,眩晕,经前期紧张症,月经不调,围绝经期综合征,高血压,假性近视,单纯性青光眼。

6.胰胆

部位:肝、肾两穴之间。

主治:胆囊炎,胆石症,胆道蛔虫病,偏头痛,带状疱疹,中耳炎,耳鸣,听力减退,急性胰腺炎。

7.肾

部位:对耳轮上、下脚分叉处下方。

主治:腰痛,耳鸣,神经衰弱,肾盂肾炎,哮喘,遗尿,月经不调,遗精,早泄。

8.输尿管

部位:肾与膀胱两穴之间。

主治:输尿管结石绞痛。

9.膀胱

部位:肾与艇角两穴之间。

主治:膀胱炎,遗尿,尿潴留,腰痛,坐骨神经痛,后头痛。

10.艇角

部位:耳甲艇前上角。

主治:前列腺炎,尿道炎。

11.艇中

部位:耳甲艇中央。

主治:腹痛,腹胀,胆道蛔虫病,腮腺炎。

(十一)耳垂部

耳垂正面,从屏间切迹软骨下缘至耳垂下缘,划3条等距水平线,再在第2水平线上引2条垂直等分线,由前向后,由上向下,把耳垂分为1、2、3、4、5、6、7、8、9个区。

1.牙

部位:在耳垂1区。

主治:牙痛,牙周炎,低血压。

2.舌

部位:在耳垂2区。

主治:舌炎,口腔炎。

3.颌

部位:在耳垂3区。

主治:牙痛,颞颌关节功能紊乱。

4.垂前

部位:在耳垂4区。

主治:神经衰弱,牙痛。

5.眼

部位:在耳垂5区。

主治:急性结膜炎,电光性眼炎,睑腺炎,假性近视。

6.内耳

部位:在耳垂6区。

主治:内耳眩晕症,耳鸣,听力减退。

7.面颊

部位:在耳垂5区、6区交界线周围。

主治:周围性面瘫,三叉神经痛,痤疮,扁平疣。

8.扁桃体

部位:在耳垂8区。

主治:扁桃体炎,咽炎。

9.目

(1)目1

部位:耳垂正面,屏间切迹前下方。

主治:假性近视。

(2)目2

部位:耳垂正面,屏间切迹后下方。

主治:假性近视。

(十二)耳背部

1.上耳根

部位:耳根最上缘。

主治:鼻衄,脊髓侧索硬化症。

2.耳迷根

部位:在耳背与乳突交界的根部,耳轮脚对应处。

主治:胆囊炎,胆石症,胆道蛔虫病,鼻塞,心动过速,腹痛,腹泻。

3.下耳根

部位:耳根最下缘。

主治:低血压,下肢瘫痪,小儿麻痹后遗症。

4.耳背沟

部位:对耳轮上、下脚及对耳轮体在耳背面呈"Y"形的凹沟部。

主治:高血压,皮肤瘙痒症。

5.耳背心

部位:耳背上部。

主治:心悸,失眠,多梦。

6.耳背脾

部位:耳轮脚消失处的耳背部。

主治:胃痛,消化不良,食欲缺乏。

7.耳背肝

部位:在耳背脾穴的耳轮侧。

主治:胆囊炎,胆石症,胁痛。

8.耳背肺

部位:在耳背脾穴的耳根侧。

主治:咳喘,皮肤瘙痒症。

9.耳背肾

部位:在耳背的下部。

主治:头晕,头痛,神经衰弱。

四、耳针的临床应用

(一)辅助诊断作用

人体发生疾病时,会在耳郭的相应部位出现不同的反应,这种病理上的反应又称阳性反应,诸如皮肤色泽及形态改变,耳穴电阻下降、痛阈降低等,可以通过耳穴探查方法加以判定,结合临床症状和体征,起到辅助诊断的作用。

(二)治疗作用

1.各种疼痛性疾病

如对头痛、偏头痛、三叉神经痛、肋间神经痛、坐骨神经痛等神经性疼痛,扭伤、挫伤等外伤性疼痛,各种术后伤口痛、麻醉后的头痛等手术后遗痛及腰痛、落枕等,均有较好的止痛功效。

2.各种炎症性疾病

如对急慢性结肠炎、中耳炎、牙周炎、咽喉炎、扁桃体炎、气管炎、胃肠炎、胆囊炎、阑尾炎、盆腔炎、附件炎、风湿性关节炎、面神经炎、末梢神经炎等,有一定的消炎止痛作用。

3.功能紊乱性疾病

如对眩晕症、心律不齐、多汗症、高血压、胃肠功能紊乱、月经不调、功能性子宫出血、内分泌紊乱、遗尿、性功能障碍、神经衰弱等,具有良性调整作用,可促进病症的缓解和痊愈。

4.过敏性与变态反应性疾病

如对荨麻疹、药物疹、风湿热、过敏性鼻炎、哮喘、过敏性结肠炎等,具有消炎、脱敏、改善免疫功能的作用。

5.内分泌代谢性疾病

如对单纯性甲状腺肿、甲状腺功能亢进、肥胖症、糖尿病、垂体瘤、围绝经期综合征等,有改善症状、减少药量等辅助治疗作用。

6.部分传染性疾病

如对流行性感冒、腮腺炎、百日咳、猩红热、菌痢等,可恢复和提高机体的免疫防御功能,以促进疾病的痊愈。

7.各种慢性病证

如对腰腿痛、颈椎及腰椎等退行性病变、近视、肩周炎、消化不良、慢性胃炎、消化性溃疡、迁延性肝炎、脑外伤后遗症、肢体麻木等,有改善症状、减轻痛苦的作用。

8.其他

还可用于针刺麻醉、催产、催乳、美容、戒烟、戒毒、解酒,以及输液反应、晕车、晕船等的预防和保健。

(三)选穴原则

耳针处方选穴具有一定的原则,如按相应部位选穴、按脏腑经络辨证选穴、按西医学理论选穴和按临床经验选穴等,可以单独使用,也可综合运用。

1.按相应部位选穴

当机体患病时,在耳郭的相应部位上有一定的敏感点,它便是该病的首选穴位,如胃痛取"胃"穴,眼病取"眼"穴,腰痛取"腰"穴等。

2.按脏腑经络辨证选穴

根据脏腑学说的理论,按各脏腑的生理功能和病理反应进行辨证选穴,如皮肤病选"肺"穴,因"肺主皮毛";耳鸣选"肾"穴,因"肾开窍于耳"等;根据十二经脉循行和其病候选穴,如坐骨神经痛取"膀胱"或"胰胆"穴,牙痛取"大肠"穴等。

3.按西医学理论选穴

耳穴中的一些穴名是根据西医学理论命名的,如"交感""肾上腺""内分泌"等。这些穴位的功能基本上与西医学理论相一致,故在选穴时应考虑其功能,如炎性疾病取"肾上腺"穴,内脏痉挛取"交感"穴,月经不调取"内分泌"穴等。

4.按临床经验选穴

如"耳尖"穴对外感发热、血压偏高有较好的退热降压效果,而"神门"穴有较明显的止痛镇静作用。临床实践还发现,有些耳穴具有治疗本部位以外疾病的作用,如"外生殖器"穴可以治疗腰腿痛等。

(四)耳穴探查方法

由于人体发生疾病时,常会在相应耳穴上出现"阳性反应"点,如压痛、变形、变色、结节、丘疹、凹陷、脱屑、电阻降低等,因此这些"阳性反应"点是诊断和治疗疾病的重要部位。耳郭上的这些反应点通常需要仔细探查后确定,临床常用的耳穴探查方法有以下3种。

1.直接观察法

在未刺激耳郭之前,直接通过肉眼或借助放大镜在自然光线下,对耳郭由上而下、从内至外,分区观察,仔细查找有无变形、变色等征象,如脱屑、水泡、丘疹、充血、硬结、疣赘、软骨增生、色素沉着,以及血管的形状、颜色的变异等。

2. 压痛点探查法

这是目前临床上最为常用的探查方法。可用较圆钝的弹簧探棒、毫针柄或火柴棒等,在与疾病相应的耳郭部从周围逐渐向中心探压,以均匀的压力自上而下,自外而内对整个耳郭进行普查,耐心寻找压痛点。当探棒压迫痛点时,患者会出现皱眉、眨眼、呼痛或躲闪等反应。与患者配合,探找出压痛最敏感的部位作为耳穴刺激点。探查时,手法必须轻、慢、均匀。少数患者如一时测不到压痛点,可用手指按摩后再测该区域。

3. 电测定法

根据耳郭反应点电阻低、导电性高的原理而制成的各种小型晶体管良导电测定器,可测定耳穴皮肤电阻、电位、电容等变化。探测时,患者手握电极,医者手执探测头,在患者的耳郭上进行探查,当电棒触及电阻低的敏感点(良导点)时,可以通过指示信号、音响或仪表数据等反映出来。电测定法具有操作简便、准确性较高等优点。

(五)耳穴刺激方法

耳穴的刺激方法较多,目前临床上常用毫针法、压丸法、埋针法。此外,还可用艾灸、放血、穴位注射、皮肤针叩刺等。

1. 毫针法

是用毫针针刺耳穴以治疗疾病的一种较常用的方法。其操作程序如下:选定待刺耳穴后,用 2.5% 碘酒,再用 75% 乙醇脱碘进行严格消毒,待乙醇干后施术。针具选用 0.3～0.5 寸长的不锈钢针。进针时,医者以左手拇、食二指固定耳郭,中指托着针刺部的耳背,然后用右手拇、食二指持针,采用快速插入的速刺法或慢慢捻入的慢刺法进针均可。刺入深度应视患者耳郭局部的厚薄灵活掌握,一般以刺入皮肤 2～3 分,达软骨后毫针站立不摇晃为准。刺入耳穴后,如局部感应强烈,患者症状往往有即刻减轻感;如局部无针感,应调整针刺的方向、角度和深度,综合病情、体质、证型、耐受度等因素选择合适的刺激强度和手法。耳毫针的留针时间一般为 15～30min,慢性病、疼痛性疾病的留针时间可适当延长。出针时,医者以左手托住耳郭,右手迅速将毫针垂直拔出,再用消毒干棉球压迫针眼,以防出血。也可在针刺获得针感后,接上电针仪,采用耳电针法,通电时间一般以 10～20min 为宜。

2. 压丸法

在耳穴表面贴敷王不留行、油菜籽、小米、绿豆、白芥子及特制的磁珠等,并进行间歇揉按以治疗疾病的一种简易疗法。由于本法既能持续刺激穴位,又安全方便,是目前临床上最常用的耳穴刺激方法。应用最多的是王不留行压丸法,可先将王不留行籽贴附在0.6cm×0.6cm大小胶布中央,用镊子夹住,贴敷在所选耳穴上。每日自行按压3~5次,每次每穴按压30~60s,以局部微痛发热为度,3~7d更换1次,双耳交替。

3.埋针法

是将皮内针埋入耳穴以治疗疾病的方法,适用于慢性和疼痛性疾病,可起到持续刺激、巩固疗效和防止复发的作用。使用时,左手固定常规消毒后的耳部,右手用镊子夹住皮内针针柄,轻轻刺入所选耳穴,再用胶布封盖固定。一般埋患侧耳穴,必要时埋双耳,每日自行按压3次,每次留针3~5d,5次为1个疗程。

(六)注意事项

(1)严格消毒,防止感染。因耳郭表面凹凸不平,血管丰富,结构特殊,针刺前必须严格消毒,皮肤破损或炎症部位禁针。针刺后如针孔发红、肿胀,应及时涂2.5%碘酒,防止发生化脓性软骨膜炎。

(2)习惯性流产的孕妇禁用。

(3)患有严重器质性病变和伴有严重贫血者不宜针刺,对严重心脏病、高血压者不宜行强刺激法。

(4)耳针刺激较强,年老体弱、严重性疾患病人慎用。治疗时应注意防止发生晕针,一旦发生应及时处理。

(5)扭伤和运动障碍的患者,刺激耳穴时宜适当活动患部,以提高疗效。

第二章 推拿法

第一节 成人推拿法

一、摆动类手法

（一）一指禅推法

一指禅推法，亦可以拇指偏峰或拇指指间关节背侧部着力操作，名为一指禅偏峰推法和一指禅屈指推法，为一指禅推法的变化运用。一指禅偏峰推法，是以拇指偏峰部着力，拇指伸直并内收，余指掌指部伸直，腕关节微屈，前臂主动运动，带动腕关节做轻度摆动或旋动，使力作用于拇指偏峰部；一指禅屈指推法，又称跪推法，是将拇指屈曲，指端顶于食指桡侧缘或以螺纹面压在食指的第2节指背上，余指握拳，以拇指指间关节桡侧或背侧着力于施术部位或穴位上，其运动过程同一指禅推法。

1.动作要领

拇指自然伸直，余指的掌指关节和指间关节自然屈曲，以拇指端或螺纹面着力于体表施术部位或穴位上。沉肩、垂肘、悬腕，前臂主动运动，带动腕关节有节律地摆动，使所产生的力通过指端或螺纹面轻重交替，持续不断地作用于施术部位或穴位上。手法频率每分钟120～160次。

以拇指端或螺纹面着力，通过腕部的往返摆动，使所产生的功力通过拇指持续不断地作用于施术部位或穴位上，称为一指禅推法。禅，佛学术语，原名禅那，静虑意，此指内功、内劲。一指禅推法为一指禅推拿流派的代表手法，其特点是手法操作缠绵，讲究内功、内劲，故初学时易形似，难以神似，须刻苦、经久习练才能掌握。

2.适用范围

多用于头痛、失眠、面瘫、近视、颈椎病、冠心病、胃脘痛、月经不调、关节炎等病证。

一指禅推法接触面小，刺激偏弱或中等，非以力取胜，而是讲究内功、内劲，故初习者难以治疗应用。即使是长期从事推拿医疗工作的医师，如对其认识不足，临床应用较少或不结合练功,亦难以运用自如。一指禅推法如以指端操作,其接触面最小,易于施力,刺激相对较强,而如以螺纹面操作,则接触面相对较大,刺激亦相对较平和,两者多用于躯干部及四肢部的经络俞穴。由一指禅推法演变而来的一指禅偏峰推法和跪推法,前者接触面小而窄,以其"少商劲"的轻快柔和,多用于颜面部;后者接触面亦小,刺激却刚劲有力,一般多用于颈项及四肢关节部。

3.注意事项

(1)宜姿势端正,心和神宁。姿势端正,有助于一指禅推法的正确把握;心和神宁,则有利于手法操作功贯拇指。

(2)操作时要沉肩、垂肘、悬腕、掌虚指实、紧推慢移。沉肩,指肩关节放松,肩胛骨自然下沉,以腋下空松,能容纳一拳为宜;垂肘,指肘部下垂,一般体位下肘部宜低于腕部;悬腕,指腕关节悬屈,弓背向上,有如悬吊一般,在腕关节放松的基础上,应尽可能屈曲90°;掌虚指实,指手法操作时,除拇指外其余手指及手掌部均要放松,虚不受力,而拇指则要蓄满功力,以自然压力进行操作;紧推慢移,指手法操作时腕部的摆动频率较快,每分钟120~160次,但拇指端或螺纹面在施术部位上的移动却较慢。

(3)宜掌握好拇指指间关节屈伸与不屈伸2种术式的运用。若术者拇指指间关节较僵硬,活动范围较小或治疗时需要较柔和的刺激,宜选用屈伸拇指指间关节的术式操作;若术者拇指指间关节较灵活,活动范围较大或治疗时需要较强的刺激,宜选用不屈伸拇指指间关节的术式操作。

(4)操作时注意力不可分散,不要耸肩用力,肘部不可外翘,拇指端或螺纹面与施术部位不要形成摩擦移动或滑动。

(二)㨰法

以手背部在体表进行连续的滚动,称为㨰法。㨰法为㨰法推拿流派的代表手法,以其滚动之力作用于体表,刺激平和,安全舒适,易于被人接受,具有良好的调整作用。

1.动作要领

拇指自然伸直,余指屈曲,以小指、无名指的掌指关节屈曲为最,约90°,余指屈曲的角度则依次减小,如此则使手背沿掌横弓排列呈弧面,以绷紧手背,使之易于施力。以第5掌指关节背侧为吸点吸附于体表施术部位上,以肘关节为支点,前臂主动做推旋运动,带动腕关节做较大幅度的屈伸和一定的旋转活动,使手背偏尺侧部在施术部位上进行连续不断的滚动。手法频率为每分钟120~160次。

㨰法亦常用掌指关节背侧部和拳顶部为滚动着力面进行操作,名为掌指关节㨰法和拳㨰法,为㨰法的变化运用。掌指关节㨰法,其动作要领与㨰法基本相同,唯其滚动着力面由手背尺侧部变为小指、无名指、中指及食指的掌指关节背侧,操作时腕关节宜屈向尺侧,其屈伸活动较㨰法明显减小;拳㨰法,其手法准备形态与运动过程较㨰法明显不同,其滚动着力面为食指、中指、无名指和小指的第1节指背、掌指关节背侧及近侧指间关节背侧部,前臂主动施力,在无前臂旋肌参与运动的情况下,单纯进行推拉摆动,带动腕关节做尺、桡侧偏移及旋转的屈伸活动,使之形成滚动。为进一步加强刺激,亦可仅以食指、中指、无名指及小指的近侧指间关节背侧部为滚动着力面,此时腕关节的屈伸幅度明显减小。

2.适用范围

用于颈椎病、肩关节周围炎、腰椎间盘突出症、各种运动损伤、运动后疲劳、偏瘫、截瘫、高血压、糖尿病、痛经、月经不调等多种病证,也是常用的保健推拿手法之一。

㨰法接触面广,刺激平和舒适,非补非泻,重在调整,故既可用于实证,又能用于虚证,所取治疗部位无论肌肉丰厚或薄弱均可,多用于项、背、腰臀及四肢部;由㨰法演变而来的掌指关节㨰法和拳㨰法,其接触面积较小,刺激较强,一般多用于背部、腰臀部及下肢后侧肌肉丰厚处。

3.注意事项

(1)肩关节宜放松下垂,屈肘成140°,上臂中段距胸壁约一拳远,松腕,食、中、无名和小指的掌指关节屈曲幅度逐渐增加,其中无名指与小指应达到90°。

(2)操作过程中,腕关节屈伸幅度应达到120°,即前滚至极限时屈腕约80°、回滚至极限时伸腕约40°,使手背部1/2面积(尺侧)依次接触治疗部位。

(3)㨰法对体表应产生轻重交替的滚动刺激,前滚和回滚时着力轻重之比为3∶1,即"滚三回一"。

(4)操作时不宜拖动、碾动、跳动和摆动。拖动是由于吸点不牢而形成拖擦;碾动是由于吸点位置错后,将滚动的中心点移到了小鱼际处,且手法操作频率过慢而形成碾压;跳动是由于前滚时推旋力过大、回滚时回旋力过小而形成跳弹;摆动则是腕关节屈伸幅度过小所致。

(5)㨰法在移动操作时,移动的速度不宜过快。即在滚动频率不变的情况下,于所施部位上缓慢移动。

(三)揉法

以指、掌或肢体其他部分在体表施术部位上轻柔灵活地上下、左右或环旋揉动,称为揉法。揉法是常用手法之一,根据肢体操作部分的不同而分为掌揉法、指揉法等。其中,掌揉法又分为大鱼际揉法、掌根揉法等,指揉法分为拇指揉法、中指揉法等多种揉法。

1.动作要领

(1)大鱼际揉法:以手掌大鱼际部着力于施术部位上。沉肩,屈肘成120°～140°,肘部外翘,腕关节放松,呈微屈或水平状,以肘关节为支点,前臂做主动运动,带动腕关节左右摆动,使大鱼际在治疗部位上进行轻柔灵活的揉动,手法频率为每分钟120～160次。

(2)掌根揉法:肘关节微屈,腕关节放松并略背伸,手指自然弯曲,以掌根部附着于施术部位上。以肘关节为支点,前臂做主动运动,带动腕掌做小幅度的回旋运动,使掌根部在施术部位上进行柔和的连续不断的旋转揉动,手法频率为每分钟120～160次。

掌揉法中,除以上2种揉法外,还可以手掌的全掌及小鱼际部为着力面进行操作,前者称全掌揉法,后者称小鱼际揉法。全掌揉法的动作要领与掌根揉法基本相同,而小鱼际揉法则差异较大。小鱼际揉法的发力部位仍在前臂,以小鱼际部着力,唯其腕部不可放松,要伸直挺劲,其运动形式可以是环转,亦可以是上下或左右方向揉动。

(3)拇指揉法:以拇指螺纹面置于施术部位上,余四指置于其相对或合适的位置以助力,腕关节微屈或伸直。以腕关节为支点,拇指主动做环转运动,余指配合拇指做助力运动,使拇指螺纹面在施术部位上做连续不断的旋转揉动,手法频率为每分钟120～160次。

(4)中指揉法:中指指间关节伸直,掌指关节微屈,以中指螺纹面着力于施术部位或穴位上。以肘关节为支点,前臂做主动运动,通过腕关节使中指螺纹面在施术部位上做轻柔灵活的小幅度的环旋或上下、左右揉动,手法频率为每分钟120～160次。为加强揉动的力量,可以食指螺纹面搭于中指远侧指间关节背侧进行操作。

指揉法还可以食指或食指、中指、无名指并拢进行操作,前者称食指揉法,后者称三指揉法,其动作要领均同中指揉法。

揉法中,除掌揉法和指揉法外,还可以用拳、前臂、肘和足部进行操作,名为拳揉法、臂揉法、肘揉法和足揉法。拳揉法是以拳顶或拳的食、中、无名和小指的近侧指间关节背侧部为着力面,以肘关节为支点,前臂为动力源,余同掌根揉法;臂揉法是以前臂中段的内侧部或尺侧部为着力面,以肩关节为支点,上臂为动力源进行操作;肘揉法是以肘部的尺骨上段背侧或肘尖的尺骨鹰嘴部为着力面,余同臂揉法;足揉法是以足掌前部或足跟部为着力面,以膝关节和髋关节为支点,以下肢的股部及小腿为动力源进行操作。

2.适用范围

用于胃脘痛、便秘、泄泻、癃闭、头痛、软组织扭挫伤、颈椎病、骨折术后康复、小儿斜颈、小儿遗尿、近视等多种病证。

揉法接触面可大可小,刺激平和舒适,具有较好的化瘀作用。指揉法接触面小,力弱,适于头面部腧穴;大鱼际揉法属揉法中特例,因其腕部的旋动、摆动,而使大鱼际部产生揉压动作,适用于腹部、面部、颈项部及四肢部;掌根揉法面积较大,力沉稳适中,多用于背、腰、臀、躯干部;拳揉法力较刚猛,多用于背部;前臂揉法力可刚可柔,多用于背腰、四肢及胸腹部;肘揉法力最重,多用于背、腰、臀及股后部;足揉法属"脚法"中的一种,经久练才能掌握,其力可刚可柔,多用于背腰及四肢部。

3.注意事项

(1)所施压力要适中,以受术者感到舒适为度。揉动时带动皮下组织一起运动,动作要灵活而有节律性。

(2)要掌握好揉动频率。揉法的揉动频率一般情况下是每分钟120~160次,但亦有特例情况,比如指揉法在面部操作时可以先缓慢地揉动3次,然后按1下,形成"揉三按一"的连续操作。

(3)大鱼际揉法前臂有推旋动作,腕部宜放松,而指揉法腕关节要保持一定的紧张度,掌根揉法则腕关节略有背伸,松紧适度。

(4)不可在体表形成摩擦运动。

二、摩擦类手法

摩擦类手法是指在平面上移动过程中产生滑动摩擦的一类手法,主要包括摩法、擦法、推法、抹法、搓法。

(一)摩法

用掌(五指指面、大小鱼际、掌根)或四指(食、中、无名、小指)指面在机体表皮做环旋运动而产生摩擦的一类手法,称为摩法。

1.操作技巧及注意事项

(1)肩关节自然下沉,肘关节微屈40°~60°,腕关节自然放松微屈。

(2)腕部自然主动回旋,且在操作过程中掌或四指始终不能离开受术面。

(3)频率一般为每分钟120次。一般顺时针方向回旋为补,用于虚证;逆时针方向回旋为泻,用于实证。

2.用法

摩法柔和、刺激量小,是古代生活保健中最常应用的推拿手法之一。具有散结消肿、和胃理气、化滞消食的作用,主要用于颜面部、胸胁、脘腹部,如胃脘痛、泄泻、便秘、消化不良、胸胁屏伤等病证。

（二）擦法

以大鱼际、小鱼际、全掌着力，通过肩关节运动，带动前臂在受术部位做往返直线摩擦运动，使之产生热量的一种手法，称为擦法。

1.操作技巧及注意事项

（1）用力要稳实、均匀且不可中断。

（2）操作时要呼吸自然，不可屏住呼吸。

（3）操作路线要尽量拉长，且与操作者前臂正中线成一直线。往返直线可直行、横行、斜行，但不可同时交叉出现。

（4）擦时与皮肤直接接触，常要借助红花油等介质。

（5）擦时速度要由慢渐快；不宜长时间操作，以免擦破皮肤，以局部深层透热即可。

2.用法

擦法为可产生温热效应的手法，有祛风散寒、温经通络、温中止痛、祛瘀散结的作用，可用于全身各部位。单位时间所产生热量以小鱼际擦法为最多，大鱼际擦法次之，掌根擦法最少，所以小鱼际擦法多用于腰骶部，大鱼际擦法多用于四肢部，掌根擦法多用于胸腹部、腰骶部。主要用于外感风寒、寒湿痹阻、脾肾阳虚所致腰痛、月经不调、肢体麻木及伤筋日久等病证。

（三）推法

以肢体（指、掌、拳、肘等）着力于一定部位进行单方向直线推动的手法，称为推法。

1.操作技巧及注意事项

（1）推动时肢体要紧贴受术部位，不可左右滑动。

（2）推动时不可忽快忽慢，不可停顿；一般速度较慢，为30～50次/min。

（3）操作时常要使用凡士林、滑石粉等介质。

2.用法

可用于全身各部，具有疏理经脉、行气活血、促进血液循环等作用。指推法作用面小，常用于头面、胸腹、四肢及特定穴；掌推法较柔和，作用面大，主要用于肩背及腰骶部；拳推法以拳面近指间关节为着力部，力量较大，主要用于头颈、肩背腰骶及四肢部；肘推法多用于肌肉丰厚部位，如背、腰臀及大腿后部。多用于外感发热、外感头痛、失眠、腰背痛、筋伤、脘腹痛、痛经、肢体关节软组织损伤等病证的治疗与保健。

（四）抹法

抹法是以指腹、手掌掌面、大鱼际等作用于受术部位做弧形运动以产生摩擦刺激的一种手法,比较随意。

1. 操作技巧及注意事项

(1)力量要适中、均匀,只在皮肤层操作。

(2)可单手或双手操作。在同一部位操作时方向可由外至内,也可由内至外。

(3)抹的路线要尽量拉长。

2. 用法

抹法是一种轻柔手法,具有醒神开窍、安神明目、通络止痛等作用,头面部、胸胁部多用。常用于头痛、面瘫、失眠、胸闷等病证。

(五)搓法

搓法是指术者用双手手掌等夹住受术者肢体,由近心端至远心端进行快速搓动的一种手法。

1. 操作技巧及注意事项

(1)两手做反方向运动,用力要均匀适中;搓动频率要快,手法在肢体上移动要慢。

(2)受术者肢体宜放松,自然下垂。

2. 用法

搓法由擦、揉、摩等多种动作形态组成,具有滑利关节、疏通经络等作用,多用于四肢部、腰背部,特别是上肢部。常用于肢体酸痛、关节屈伸不利、肌肉萎缩等病证的治疗与保健。

三、振动类手法

(一)抖法

以双手或单手握住受术者肢体远端,做小幅度的连续抖动,称为抖法。抖法常与牵引法结合应用而成牵抖复合手法。

1. 动作要领

以双手握住受术者上肢或下肢的远端,即上肢的腕部或下肢的足踝部,将被抖动的肢体抬高一定的角度(上肢坐位情况下向前外抬高约60°,下肢在仰卧位情况下抬离床面约30°)。两前臂同时施力,做连续的上下抖动,使抖动所产生的抖动波似波浪般地由肢体的远端传递到近端,被抖动的肢体、关节产生舒服感。

2. 适用范围

用于肩周炎、颈椎病、髋部伤筋及疲劳性四肢酸痛等病证。

3. 注意事项

(1)被抖动的肢体要自然伸直,并应使其肌肉处于最佳松弛状态。

(2)抖动的幅度要小、频率要快。一般上肢抖动幅度应控制在 2～3cm,频率为每分钟 250 次左右;下肢的抖动幅度可稍大,频率宜稍慢,每分钟为 100 次左右。

(3)抖动时所产生的抖动波应由肢体远端传向近端。如传递不到位,是施力有误。

(4)操作时不可屏气。有习惯性肩、肘、腕关节脱位者禁用。

(二)振法

以掌或指在体表施以振动的方法,称为振法,也称振颤法。分为掌振法与指振法 2 种。

1.动作要领

以掌面或食、中指螺纹面着力于施术部位或穴位上,注意力集中于掌部或指部。掌、指及前臂部静止性用力,产生较快速的振动波,使受术部位或穴位有被振动感或有时有温热感。

2.适用范围

用于胃下垂、胃脘痛、头痛、失眠、咳嗽、气喘、形寒肢冷、腰痛、痛经、月经不调等病证。

3.注意事项

(1)掌指部与前臂部须静止性用力。以指掌部自然压力为度,不施加额外压力。所谓静止性用力,是将手部与前臂肌肉绷紧,但不做主动运动。但有的振法操作,在手部和前臂肌肉绷紧的基础上,手臂做主动运动,可以使作用时间持久。

(2)注意力要高度集中在掌指部。古有"意到气到""意气相随""以意领气"之说。

(3)应有较高的振动频率。以掌指部做振动源,由于手臂部的静止性用力,容易使其产生不自主的、极细微的振动运动,这种振动频率较高、波幅较小。如做主动运动操作,则振动频率就会相对较低、波幅较大,但操作时间可以延长。

(4)操作后术者易感到身体倦怠,疲乏无力,要注意掌握好操作时间,不可过久运用,平时应坚持练功或运动,以增强身心素质。

(三)颤法

以指或掌在施术部位做颤动的方法,称为颤法。颤法同振法易于混淆,有的甚至混称为"振颤法",应加以区别。颤法可分为指颤法和掌颤法 2 种。

1.动作要领

以食指、中指二指或食指、中指、无名指三指螺纹面或掌面置于施术部位,手部和臂部肌肉绷紧,主动施力,使手臂部产生有规律的颤动,受术部位连同操作者手臂一起颤动。

2.适用范围

主要用于腹胀、消化不良等病证。

3.注意事项

(1)前臂和手部要主动颤动。振法是手臂部的肌肉静止性用力,而不做其他的主动运动;颤法除手臂部的肌肉需要绷紧外,要进行主动的运动,形成外在可见的颤动波。

(2)要有一定的颤动频率。颤法的运动频率一般认为在每分钟200~300次。

(3)要有一定的压力。操作时对施术部位要施加合适的压力,既不可过重,又不能过轻,以适合手臂的颤动传递为宜。

(4)颤法对操作者体能的消耗较振法少,但亦应注意自体保护,不可过久施为。

四、挤压类手法

用指、掌或肢体其他部位挤压患者体表或穴位,使之产生挤压感觉的一类手法,称为挤压类手法。本类手法包括按法、点法、捏法、拿法、踩跷法等。

(一)按法

以指或掌按压体表一定部位或穴位,逐渐用力,按而留之,称按法。

1.操作方法

(1)指按法:以拇指螺纹面着力于受术部位,余四指张开,置于相应部位以支撑助力,腕关节屈曲40°~60°。拇指主动用力,垂直向下按压。当按压力达到所需的力度后,要稍停片刻,即所谓的"按而留之",然后松劲撤力,再重复按压,使按压动作平稳而有节奏。

(2)掌按法:以单手或双手掌面置于施术部位。以肩关节为支点,利用身体上半部的重量,通过上臂、前臂至手掌部,垂直向下按压,用力原则同指按法。

2.注意事项

(1)按压部位要准确,着力部紧贴体表。指按法接触面积小。刺激较强,常在按后施以揉法,有"按一揉三"之说。

(2)不可突施暴力。不论指按法还是掌按法,其用力原则均是由轻而重,再由重而轻,按压到一定深度后,需在受术部位停留一定时间,结束时指、掌、肘应慢慢放松。

3.临床应用

指按法适用于全身各部,尤以经络、穴位常用;掌按法适用于背、腰、下肢后侧及胸、腹部。本法具有活血止痛、疏通经络、调节脏腑、开通闭塞、解痉散结、矫正畸形等作用,临床常用于头痛、腰背痛、下肢痛等各种痛证及软组织损伤等病证的治疗。

(二)点法

用指端或屈曲的指间关节部着力于施术部位,持续地进行点压,称为点法。

1.操作方法

(1)拇指端点法:手握空拳,拇指伸直并紧靠于食指中节,以拇指端着力于施术部位或穴位上。前臂与拇指主动静止发力,进行持续点压。

(2)屈食指点法:屈食指,其他手指相握,以食指第1指间关节突起部着力于施术部位或穴位上,拇指尺侧缘紧压食指指甲部以助力。前臂与食指主动静止发力,进行持续点压。

2.注意事项

(1)点法操作时,用力方向宜与受力面垂直,点取部位、穴位要准确,用力平稳,由轻到重,以"得气"或患者能耐受为度,不可久点。点后宜加揉,以免造成局部软组织损伤。

(2)点法操作时,术者要呼吸自然,不可屏气发力。

(3)对年老体弱、久病虚衰的患者要慎用点法,心功能较弱者忌用。

3.临床应用

本法从按法演变而来,较之按法作用面小、刺激量大、感应强,适用于全身各部穴位。具有解痉止痛、开通闭塞、舒筋活络、补泻经气、调整脏腑功能等作用,临床主要应用于各种痛证的治疗。

(三)捏法

用拇指和其余手指在施术部位做对称性的挤压,称为捏法。

1.操作方法

用拇指和食、中指指面或用拇指和其余四指指面夹住肢体或肌肤,相对用力挤压,随即放松,再用力挤压、放松。重复以上挤压、放松动作,并循序移动。

2.注意事项

(1)捏法操作时,拇指与其余手指用力要对称,且要均匀而柔和,动作要连贯而有节奏性。

(2)尽量以拇指指腹接触被治疗部位,以增强柔和感。

(3)挤捏时沿肌纤维方向移动,一般由近端到远端。

3.临床应用

本法主要适用于头、颈项、四肢部。具有舒筋通络、行气活血等作用,临床常用于疲劳性四肢酸痛、颈椎病等病证的治疗。

(四)拿法

用拇指和其余手指相对用力,有节律性地提捏或揉捏肌肤,称为拿法。

1.操作方法

以拇指与其余手指的指面相对用力,在腕关节与掌指关节的协调活动下,捏住施术部位肌肤并逐渐收紧挤压、提起,以拇指和其余手指的对合力进行轻重交替、连续不断、有节奏的提捏,并施以揉动。以拇指与食、中指指面为着力部的称三指拿法,以拇指与食、中、无名指指面为着力部的称四指拿法,以拇指与其余四指为着力部的称五指拿法。

2.注意事项

(1)捏拿软组织宜多,捏提中宜含有揉动之力。拿法实为复合手法,含有捏、提、揉3种手法。

(2)腕关节要放松,动作柔和而灵活,连绵不断,富有节奏性。用力要由轻渐重,不可突然用力。

3.临床应用

本法主要用于颈、肩、四肢及头部。具有舒筋通络、行气活血等作用,临床常用于颈椎病、四肢酸痛等病证的治疗。拿肩井也常作为推拿的结束手法。

(五)踩跷法

用足前掌踩踏施术部位,称踩跷法。

1.操作方法

患者俯卧位,胸部及大腿部各垫软枕3~4只,使其腹悬空,离床面10cm左右。术者双手攀住预先固定好的扶手,以调节踩跷的力量,然后双足前掌顺脊柱踩踏于受术者腰骶部,可做适当弹压动作,从而对治疗部位产生较重的压力刺激。常用的有腰部弹压踩跷法及外八字踩跷法。

2.注意事项

(1)弹压时,动作应连贯均匀,幅度由小到大,力量由轻到重,且足尖不得离开腰部形成弹跳。

(2)要控制好踩跷力量,凡体弱,有心、肝、肾疾患,骨质疏松及其他骨病者禁用。

(3)患者应随踩跷压力张口呼吸,以免引起损伤。

3.临床应用

本法压力大、刺激强,主要适用于肩胛、背、腰骶及下肢后侧肌肉丰厚处。具有舒筋通络、行气活血、解痉止痛、理筋整复、松解粘连等作用,临床常用于腰肌劳损、强直性脊柱炎、腰椎间盘突出症等病证的治疗。

五、叩击类手法

叩击类手法是指用手指、手掌、拳背或特制的器械有节奏地叩击拍打体表。叩击类手法种类较多,代表手法有拍法、击法和叩法。本类手法操作简单,技巧性强,要做到拍击有力,收放自如,刚柔相济。

(一)拍法

以五指并拢,掌指关节微屈,手心凹陷呈虚掌拍打体表,上下挥臂,动作连贯,称为拍法。拍法可单手操作,亦可双手同时操作。

1.动作要领

五指并拢,掌指关节微屈,使掌心空虚。腕关节放松,前臂主动运动,上下挥臂,平稳而有节奏地用虚掌拍击受术部位。用双掌拍打时,宜双掌交替操作。拍击时动作要平稳,要使整个掌、指周边同时接触体表,声音清脆而无疼痛。腕部要放松,直接接触皮肤拍打时,以皮肤轻度充血发红为度。

2.适用范围

拍法常用于肩背部、腰骶部和下肢后侧。用于腰背筋膜劳损、腰椎间盘突出症及坐骨神经痛等病证,具有舒筋通络、行气活血的作用。

3.注意事项

(1)拍击时力量不可有所偏移,否则易因拍击皮肤而疼痛。

(2)要掌握好适应证,对结核、肿瘤、冠心病等患者禁用拍法。

(二)击法

以拳背、掌根、掌侧小鱼际、指尖或用桑枝棒叩击体表的手法,称为击法。

1.动作要领

(1)拳击法:手握空拳,腕部放松,借助腕力,用拳背叩击体表。击打的力量要适中,应因人、因病而异。

(2)掌击法:手指自然伸直散开,腕部放松,借助腕力,用整掌部拍击体表。

(3)侧击法:又称小鱼际击法。手指自然伸直,腕关节放松,腕部侧向用力,用单手或双手小鱼际部击打体表。

(4)指尖击法:将四指或五指端放平齐,轻轻击打体表(指甲要剪平),如雨点下落。

(5)棒击法:手握桑枝棒一端,前臂主动运动,用棒体沿肌肉纹理方向,有节律性地击打受术部位。

2.适用范围

拳击法常用于腰背部,掌击法常用于头顶、腰臀及四肢部,侧击法常用于腰背及四肢,指尖击法常用于头面部、胸腹部,棒击法常用于腰背及下肢后部。主治风湿、局部感觉迟钝、肌肉痉挛或头痛等症,具有舒筋活络、行气活血、提神解疲的作用。

3.注意事项

(1)应避免暴力、蛮力击打,以受术者适应为度。年老体弱慎用,儿童禁用。

(2)击法用劲要快速而短暂,垂直叩击体表,不能有拖抽动作,速度要均匀而有节奏。

(3)快速击打时,不可使用蛮力,着力要小,轻重适度,动作要协调。

(三)叩法

以手指的小指侧或五指指端或空拳的拳心及空拳小鱼际侧叩击体表一定部位,称为叩法。叩法刺激程度较击法为轻,有"轻击为叩"之说。实则叩法属击法范畴。

1.动作要领

手指自然分开,腕关节放松略背伸,前臂部主动运动,用小指侧有节律性地叩击受术部位;或五指端自然散开水平,腕关节放松,借助前臂主动运动,五指端有节奏地叩击受术部位;或空拳拳心叩击受术部位或空拳小鱼际侧叩击受术部位。叩击时节奏感要强,施力要适中。一般两手要同时操作,左右交替,如击鼓状发出"嗒嗒"之声。

2.适用范围

叩法常用于肩背、腰及四肢部。用于治疗颈椎病、局部酸痛、倦怠疲劳等病证,具有行气活血、舒筋通脉、松肌活血、消除疲劳的作用。

3.注意事项

(1)不要施重力,力度比拍法和击法都轻。一般施用叩法后,受术者有轻松舒适的感觉。

(2)不要追求响声、使用蛮力,叩法力度应柔和、有节奏感。

六、运动关节类手法

活动关节类手法是指使受术关节在正常功能活动范围内被动进行旋转、屈伸、外展内收等运动的一类手法,主要包括摇法、拔伸法和扳法。

(一)摇法

以一手扶被摇关节近端的肢体,另一手握住关节远端的肢体,使关节在功能活动范围内做被动缓和环转的一种手法,称为摇法。受术部位主要有颈项、肩、肘、腰、髋、膝、踝。

1.操作技巧及注意事项

(1)摇动的幅度必须在生理功能许可的范围内,幅度由小到大。

(2)速度由慢到快,力量由轻到重,做到因势利导,受术者感觉舒适,切忌暴力。

(3)可顺时针方向摇动,也可逆时针方向摇动,通常是顺、逆时针方向摇动次数对等。

(4)有习惯性关节脱位、骨折部位、椎动脉供血不足患者禁用摇法。

(5)各部位摇法各有其技巧。

颈项部摇法:患者取坐位,颈部放松,医者站于患者侧方或背后,以一手扶其头顶,另一手扶托下颌,双手以相反的方向施力,缓慢地使头部做左右、上下旋转动作。

肩部摇法:患者取坐位,肩关节放松,医者位于患者侧方,一手扶住患者肩关节上部,另一手握住腕部或托住肘关节,做顺时针或逆时针方向环旋摇动。常用的有握腕摇肩法(小幅度摇法)、托肘摇肩法(中等幅度摇法)、太极推手状摇肩法(大幅度摇肩法)3种方法。

2.用法

常用于四肢关节、颈项及腰部,具有活血通络、松解粘连、滑利关节的作用。是治疗肩周炎、颈椎病、腰椎间盘突出症、四肢关节扭挫伤等关节屈伸不利,活动功能障碍病证的有效手法。

(二)拔伸法

用两手分别握住肢体的远近端,做相反方向用力牵拉或利用肢体自身的重量做反向牵拉力,两手握住肢体远端,向上或向前牵拉的一种手法。拔伸部位通常有颈项部、腰椎部、肩关节、手指。

1.操作技巧及注意事项

(1)拔伸时要顺其自然,因势利导,两手配合默契;用力大小与拔伸强度要恰如其分,适可而止,切忌粗暴。

(2)拔伸力量和方向以患者的关节生理活动范围,体质的强弱,年龄的大小或耐受程度而定。

2.用法

拔伸法是牵引法的前身,具有舒筋活血、松解粘连、滑利关节的功能。常用于四肢关节、颈项及腰部,是治疗颈椎病、肩周炎、四肢关节扭挫伤等各种关节强硬、屈伸不利,运动功能障碍病证的有效治疗手法。

(三)扳法

医者用双手同时用力做相反方向或同一方向用力使关节做被动旋转、屈伸、外展内收等运动的一种手法,称为扳法。包括颈项部扳法、胸背部扳法、腰部扳法和四肢关节扳法。

1.操作技巧及注意事项

1)颈项部扳法

患者坐位或卧位,头部略前倾,医者立于其身后,一手按扶于头顶后部,一手托住对侧下颌部,当旋转至稍有阻力感时,双手同时协调用力做方向相反的小幅度快速扳动,后迅速松手。施术时可有"喀嗒"弹响声。

2)腰部扳法

(1)腰部斜扳法:患者取侧卧位,紧贴于床面下肢自然伸直,远离床面下肢屈膝曲髋,近床面上肢举手置于胸前,远离床面上肢置于身后。医生站在患者对面,一手置于患侧肩前,另一上肢的前臂尺侧置于患者臀后。医生两手协调用力使患者腰部旋转数次,且旋转幅度逐渐增大。旋转至最大幅度,即感觉有一定阻力时,瞬间用力,加大旋转的角度,听到"喀嗒"弹响即可。

(2)腰部后伸扳法:患者取俯卧位,医生立于患者一侧,一手握住其踝关节或置于膝关节稍上方,另一手按压患者腰骶部,患者下肢抬起至最大限度时,两手相对瞬间用力,加大后伸。

(3)腰椎旋转复位扳法:患者端坐位,术者站在其旁,一腿放置在其两腿之间,拦住其腿部,下蹲为马步,一手推其肩胛骨,另一手从腋后穿过抱住肩前,双手对称用力做腰部的旋转至最大限度时,瞬间用力,加大旋转的角度,听到"喀嗒"弹响即表明复位。

2.用法

扳法是正骨手法的基础手法之一,具有舒筋通络、理筋整复、滑利关节、松解粘连等作用。常应用于颈椎、胸椎、腰椎、骶髂关节,治疗关节错位、关节功能障碍、颈椎病、腰椎间盘突出、骶髂关节错位、胸腰椎小关节紊乱等疾病。

七、复合类手法

复合类手法是指由2种或2种以上手法有机结合到一起,而构成一种新的手法。其特点是手法构成成分比较复杂,有的是相结合到一起的2种手法成分均等;有的是以一种手法成分为主,另一种手法成分为辅;有的甚至是3种或多种手法的复合。

临床常用的复合类手法主要有按揉法、点揉法、搓揉法、揉捏法、推摩法、扫散法等。

(一)按揉法

按揉法是由按法与揉法复合而成,包括指按揉法和掌按揉法2种,临床应用频度较高。

1. 动作要领

1）指按揉法

分为单拇指按揉法、双拇指按揉法和其他指按揉法。

（1）单拇指按揉法：以拇指螺纹面置于受术部位，其余四指置于其对侧或相应的位置上以助力。拇指主动施力，进行节律性按揉施力。

（2）双拇指按揉法：以双手拇指螺纹面并列或重叠置于受术部位，余指置于对侧或相应的位置以助单拇指按揉发力。双拇指和腕关节做主动用力，进行节律性按压揉动。

（3）其他指按揉法：以食指或中指或两指或三指螺纹面置于受术部位，以指和腕关节主动施力，进行节律性按揉施力。

2）掌按揉法

掌按揉法可分为单掌按揉法和双掌按揉法2种。

（1）单掌按揉法：以整掌或掌根部置于受术部位，余指自然伸直，以手掌和前臂做主动用力，进行节律性按压揉动。

（2）双掌按揉法：双掌重叠，置于受术部位，以整掌或掌根部着力，以手掌和前臂做主动用力，以肩关节为支点，身体上半部做小幅度节律性旋转运动。

2. 适用范围

指按揉法适于全身各部经络腧穴，尤以颈项部、头面部、背部、腰部、臀部、上肢部、下肢部为宜。单掌按揉法适于背部、下肢后侧和肩部，双掌按揉法适于背部、腰部、臀部、下肢后侧。应用于颈椎病、肩周炎、头痛、腰背筋膜劳损、腰肌劳损、腰椎间盘突出症等。

3. 注意事项

（1）指按揉法腕宜悬，指螺纹面和腕关节发力做出一个小的旋动。

（2）掌按揉法以掌和前臂为着力部位，以肘关节和肩关节为支点，压力不可过大，过大则手法易僵，应以柔和为主。

（3）按中含揉、揉中寓按，按揉法宜按揉并重。注意按揉法的节奏性，既不要过快，又不可过慢，将按法和揉法有机结合。

（二）点揉法

点揉法是由点法与揉法复合而成，包括拇指点揉法和指关节点揉法2种。

1. 动作要领

（1）拇指点揉法：以拇指端或双拇指端置于受术部位，余四指置于其对侧或相应的位置上以助力。拇指和腕关节主动施力，进行节律性按压揉动。

(2)指关节点揉法:以指关节置于受术部位,以指关节和腕关节主动施力,进行节律性按压揉动。

2.适用范围

拇指点揉或指关节点揉适用于全身各部腧穴,尤以颈项部、头面部、背部、腰部、臀部、上肢部、下肢部为宜。应用于胃脘痛、急慢性肠炎、痛经、颈椎病、头痛、腰背筋膜劳损、腰肌劳损、骨关节炎等病证。

3.注意事项

(1)指点揉法要求指甲要剪平,腕关节要放松,指端和腕关节发力做出旋动。

(2)指点揉法压力不可过大,过大则手法易僵,应以柔和为主。

(3)点中含揉、揉中寓点,点揉并重。注意点揉法的节奏性,既不要过快,又不可过慢,将点法和揉法有机结合。

(三)搓揉法

搓揉法由手掌搓法与揉法复合而成。

1.动作要领

双手夹持受术者上肢,以手掌和前臂主动施力,进行往返搓动。搓动时手掌要揉动,将搓法与揉法有机结合。

2.适用范围

搓揉法适用于上肢和下肢,临床用于肩周炎、上肢卒中后遗症、肱骨外上髁炎、膝骨关节炎、下肢卒中后遗症、下肢风湿关节炎等疾病。

3.注意事项

(1)搓揉法要求腕关节要放松,搓中有揉,搓动快,揉动慢,移动缓。

(2)搓揉法压力不可过大,过大则揉动僵硬,应以柔和为主。

(四)揉捏法

揉捏法由揉法和捏法复合组成,可单手操作,亦可双手操作。

1.动作要领

拇指自然外展,其余四指并拢,以拇指与其余四指指腹部或螺纹面对捏于受术部位,以指、掌和前臂部做主动运动,带动腕关节旋转运动,使拇指与其余四指对合施力,捏而揉之、揉而捏之,捏中含揉,揉中含捏,产生节律性的揉捏动作。在揉捏动作中,揉以拇指为主,余四指为辅,而捏则以拇指为辅,余四指为主。

2.适用范围

揉捏法适用于四肢部、颈项部、肩背部、胸部、腰部,主要用于治疗颈椎病、落枕、胸闷、胸痛、腰椎病、四肢偏瘫、四肢疲劳无力等病证。

3.注意事项

(1)要以拇指与其余四指指腹或螺纹面为着力面,不可用指端着力。

(2)指、掌、腕部为揉捏法的主要发力部位,前臂宜轻度发力。

(3)用力要适中,避免过度轻柔或使用重力。

(五)推摩法

推摩法是由一指禅偏峰推法与指摩法复合而成的手法,即在拇指做一指禅偏峰推法的同时其余四指做指摩法。

1.动作要领

将拇指桡侧偏峰着力于体表穴位或经络线路上,其余四指自然并拢,掌指部自然伸直,将食指、中指、无名指、小指的四指指面着力于相应的受术部位上。腕关节放松,前臂主动运动,带动腕关节做左右摆动,以带动拇指做一指禅偏峰推法,同时其余四指指面在受术部位上来回摩动。

2.适用范围

推摩法应用于胸腹部、胁肋部和项背部,可用于咳嗽、脘腹胀满、消化不良、月经不调等病证。

3.注意事项

(1)拇指要以桡侧偏峰着力,余四指指面要贴于受术部位皮肤,不可悬空。

(2)在前臂进行主动运动带动腕部运动时,腕部的活动一定要包含旋动和摆动2种运动形式。

(3)推摩的速度不宜过快,用力不宜过大,以自然下压力为度。

(4)推摩法较难操作,要注意动作的连贯性、协调性,宜经久练习,方可熟练运用。

(六)扫散法

扫散法是由拇指偏峰及其余四指指端在颞、枕部进行轻快的推动和擦动,实际上是拇指的推法和其余四指的擦法相结合的复合手法。

1.动作要领

手掌空握拳状,拇指螺纹面贴于食指桡侧,其余指自然并拢,以拇指桡侧面与其余四指指腹部或螺纹面作用于受术部位。以腕关节和前臂部做主动运动,带动腕关节来回运动,使拇指桡侧与其余四指指腹同时着力于受术部位,进行有节律性的扫散运动。

2.适用范围

扫散法主要应用于头部两侧少阳经,主要治疗头昏、头晕、头痛。

3.注意事项

(1)拇指桡侧与其余四指指面要贴于受术部位皮肤,来回扫动。

(2)扫散的速度不宜过快,轻而不滞,移动要慢。

(3)指甲要剪平磨光,不能划伤皮肤。

第二节 小儿推拿法

小儿推拿手法与成人推拿手法有所不同。由于小儿脏腑娇嫩,形气未充,肌肤柔弱,其手法特别强调轻快柔和,平稳着实,适达病所而止,不可蛮力攻伐,因此要很好地进行手法的练习。手法的练习方法较多,但小儿推拿手法练习以进行人体操作为主,部分手法可参考成人推拿手法的练习方法。

有不少小儿推拿手法和成人推拿手法相似,但有的手法虽然在名称上与成人手法一样,在具体操作要求上却完全不同,如推法、捏法等。有些手法只用于小儿,而不用于成人,如运法等。

小儿推拿手法通常与具体穴位结合在一起,例如补脾经、补肺经、清脾经、清肺经、揉一窝风和掐人中等。掐、捏等刺激较强的手法,一般应放在最后操作,以免因刺激过强,使患儿哭闹,影响之后的操作治疗。同时在手法操作时,常使用一些介质,如滑石粉、薄荷汁和冬青膏等。介质不仅有润滑作用,可防止擦破皮肤,还有助于提高疗效。

一、推法

推法包括直推法、旋推法、分推法和合推法4种。

(一)动作要领

1.直推法

以拇指桡侧缘或指面或食、中两指螺纹面在穴位上做单方向直线推动,称直推法。操作时宜做直线推动,不宜歪斜,同时配用适量介质;推动时要有节律,频率为200～300次/min;用力均匀,始终如一。

2.旋推法

以拇指指面在穴位上做顺时针或逆时针方向旋转推动,称旋推法。旋推法操作速度较运法快,用力较指揉法轻。主要用于手指螺纹面等部位的穴位,如旋推肺经、旋推一窝风等。频率为200～300次/min。

3.合推法

以两手拇指螺纹面自穴位两旁向穴中合拢推动,称合推法。操作时两腕关节与两拇指指间关节要放松,两肘关节放松,两前臂主动内收,做由外向内的直线推动,频率约为200次/min。

(二)适用范围

(1)直推法主要用于线状穴、面状穴等小儿推拿特定穴的操作,如推三关、推六腑、推大肠、推脾经、推肺经和推脊等,有和脏腑、理脾胃、清热解表等作用。在某些穴位上推动的方向与补泻有关,应根据不同部位和穴位而定。

(2)旋推法多用于手指螺纹面等部位的穴位,如旋推肺经等,有调理脏腑之作用。

(3)分推法多用于线状穴及面状穴的操作,如分推大横纹、分推腹阴阳、分推膻中、分推坎宫、分推肩胛骨等,具有调阴阳、和脾胃、宣肺止咳和解表祛邪等作用。

(4)合推法多用于线状穴,如合推大横纹等,有行痰散结之作用。

(三)注意事项

(1)运用直推法时,无论做上下或左右推动,必似线行,不得斜曲。

(2)操作时,应在患儿穴位的皮肤处配用适量的介质,手法自始至终要轻快柔和,勿用力过大而推破皮肤,以免加重病情或引起局部感染。

(3)如操作局部有皮肤病或皮肤损伤或骨折脱位时,不宜施术。

二、揉法

以中指或拇指指端或大鱼际或掌根吸定于一定部位或穴位上,做顺时针或逆时针方向旋转揉动,称揉法。亦可分别称之为指揉法、大鱼际揉法、掌根揉法。

(一)动作要领

操作时压力轻柔而均匀,手指不要离开接触的皮肤,以肘部为支点带动指掌运动,使该处的皮下组织随手指的揉动而滑动,频率大约为 200 次/min。

(二)适用范围

本法具有活血消肿止痛、祛风散热、调和气血和理气消积等作用。指揉法常用于点状穴,根据病情需要,可二指并揉或三指同揉,如揉二扇门以发汗解表,揉天枢以调理大肠;大鱼际揉法和掌根揉法适用于面状穴或体表阿是穴等。

(三)注意事项

(1)操作时压力要轻柔灵活,宜由轻渐重,勿用蛮力。

(2)本法不同于摩法和运法,不要在皮肤上摩擦,着力面用力较前两者宜大些。

三、按法

以拇指或中指或掌根在一定的穴位或部位上,逐渐向下用力按压,称按法。可分为指按法与掌按法。

(一)动作要领

(1)指按时,手握空拳,拇指或中指指端自然伸直,以指端着力于穴位上逐渐用力按压。

(2)掌按时,腕关节略背曲,蓄力于掌,以掌根着力于穴位或部位上逐渐用力按压。

(二)适用范围

本法具有通经活络、祛寒止痛等作用,适用于小儿各种痛证及寒证。指按法多用于点状穴,掌按法多用于面状穴。为了提高按法的治疗效果,临床上常与揉法并用,组成按揉法。在治疗急性痛证时,可于相应的脏腑背俞穴持续用按法按压2min以上。

(三)注意事项

本法用力必须缓和渐进,由轻渐重,切忌粗暴;按压部位或穴位不宜过久,以免损伤小儿肢体或加重病情。

四、摩法

以食、中、无名指三指指面或手掌面附着于一定部位或穴位上,以腕关节连同前臂做顺时针或逆时针方向环形移动摩擦,称摩法。可分为指摩法和掌摩法。

(一)动作要领

肩臂放松,肘关节微屈,以肘部为支点,指掌着力部分随腕关节环绕做环转摩擦运动。指、掌做环转抚摩时,不宜带动皮下组织。操作时速度应均匀协调,每分钟120~160次。

(二)适用范围

本法具有理气活血、消肿退热、消积导滞和温中健脾等作用。适用于头面部、胸腹部及胁肋部面状穴,如摩中脘、摩腹以治疗肠胃疾患,其摩腹的方向与补泻有关,一般而言,顺时针方向摩腹为泻法,逆时针方向摩腹为补法。对于急性扭挫伤,可用摩法消肿。

(三)注意事项

摩法在施术时宜轻而不浮,用力不宜过大。它与旋推法和运法动作相似,但较旋推法为轻、较运法为重,且接触面积较大,不要带动皮下组织。

五、掐法

用拇指指甲重刺穴位,称掐法。

(一)动作要领

施术时手握空拳,拇指伸直,拇指腹紧贴于食指桡侧。以拇指指甲对准穴位,垂直逐渐用力掐之,达深透为止。掐后轻揉局部,以缓解不适之感。每穴以掐3~5次为宜,若急救时则至掐醒为止。

(二)适用范围

本法具有定惊醒神、通关开窍之作用。适用于头面部、手足部点状穴位,以救治小儿急性惊证,如掐人中、掐老龙等。掐法是强刺激手法,可以指代针,操作时一般不用润滑剂,除治疗急惊风外,还常用于治疗慢脾风,如掐揉五指节等。临床上掐法常与揉法配合应用,组成掐揉法,如掐揉二扇门、掐揉二马等。

(三)注意事项

(1)施术本法急救时不要掐破皮肤,不要使用暴力,患者醒后即止。
(2)用于治疗慢脾风时,用力要轻柔灵活。

六、运法

以拇指或中指指端在一定穴位上由此往彼做弧形或环形推动,称运法。

(一)动作要领

运法宜轻不宜重、宜缓不宜急,应在体表旋绕摩擦推动,不要带动深层肌肉组织。频率一般以每分钟80~120次为宜。

(二)适用范围

本法具有理气和血、舒筋活络、调理脏腑功能的作用,是小儿推拿手法中最轻的一种。常用于面状穴、线状穴,如运内八卦、运水入土、运土入水、运板门、运内劳宫等。在某些穴位上,运法的方向与补泻有关,使用时应根据不同部位与穴位而定。

(三)注意事项

(1)本法施术时,需配用适量介质,如滑石粉、冬青膏和薄荷汁等。
(2)施术力要轻柔,切勿擦破皮肤。

七、捣法

用食指或中指指端或食、中指屈曲的指间关节,有节奏地叩击穴位的方法,称捣法。

(一)动作要领

操作时指间关节要自然放松,以腕关节屈伸为主动;捣击时位置要准确,用力要有弹性;捣击后腕与指端立即抬起,每穴捣击5~20次。

(二)适用范围

本法具有镇惊、安神和宁志等作用,适用于点状穴,如捣小天心等,常与清肝经、掐揉五指节和开天门等配合使用。

(三)注意事项

捣击时用力定位宜准确,不要使用蛮力。

八、刮法

以拇指桡侧缘或食指、中指螺纹面或食指第 2 指节背侧尺侧缘着力或手握汤匙、铜钱等器具,用其光滑的边缘着力,蘸清水、麻油、药水等液体润滑剂后,直接在患儿一定部位或穴位的皮肤上,适当用力做由上向下或由内向外的直线、单方向的快速刮动。

(一)动作要领

(1)着力部分要紧贴皮肤,压力要轻重适宜,宜使用介质。

(2)操作时,要以肘关节为支点,腕关节的活动要放松灵活,节奏要轻快,用力要均匀。

(3)以皮肤出现紫红色斑点为度。

(二)适用范围

本法适用于眉心、颈项、胸背和肘膝凹侧等部位。

(三)注意事项

(1)不可刮破皮肤,如使用器具必须注意是否整洁、光滑和圆钝。

(2)不可过度用力,要以患儿能忍受为度。

(3)皮肤损害处或有出血性疾病、急性传染性疾病等,不宜使用本法。

九、摇法

术者一手托握住患儿需摇动关节的肢体近端,另一手握住患儿需摇动关节的肢体远端,做缓和的、顺时针或逆时针方向的环形旋转运动,称摇法。

(一)动作要领

术者两手要协调配合,动作宜缓不宜急,宜轻不宜重,用力要稳。

(二)适用范围

本法适用于颈椎、肩、肘、腕、掌指关节及膝、踝关节等。

（三）注意事项

不宜使用暴力，摇动的速度不可过快，幅度要由小渐大，在关节的生理范围内进行，不宜突然用力，以免加重病情。

十、捏脊法

捏脊法是指用拇指桡侧缘抵住皮肤，食、中指前推按，三指同时用力提拿皮肤，双手交替捻动向前或食指屈曲，用食指中节桡侧抵住皮肤，拇指前按，两指同时用力提拿皮肤，双手交替捻动向前。

操作时捏起皮肤多少及提拿用力大小应适当。捏得太紧，不容易向前捻动推进，捏少了则不易提起皮肤。捻动向前时，需做直线前行，不可歪斜。

第四章 常见疾病针灸治疗

第一节 内科疾病针灸治疗

一、慢性支气管炎

(一)概述

慢性支气管炎(简称慢支)是一种严重危害人类健康的疾病,以咳嗽、咳痰或伴有喘息及反复发作的慢性过程为主要临床表现,即所谓"咳""痰""喘""炎"为特征。慢性支气管炎的病因极为复杂,主要与大气污染、吸烟、感染、过敏及气候变化等有关,但迄今为止,尚有许多因素还不清楚。目前尚无特效疗法。

慢性支气管炎,中医归属于咳喘,尤属痰饮、咳嗽范畴。

针灸治疗咳喘病,在《内经》中有多处记载。如《灵枢·五邪》云:"邪在肺……寒热,上气喘,汗出,咳动肩背。取之膺中外腧,背三椎之旁,以手疾按之,快然,乃刺之,取之缺盆中以越之。"至《针灸甲乙经》,进一步提到应针对不同症状取用不同穴位。《备急千金要方》还载述了一种艾熏之法治疗咳喘,方法是"以熟艾薄薄布纸上,纸广四寸,后以硫黄末薄布艾上,务令调匀,以荻一枚,如纸长,卷之作十枚。先以火烧缠下去荻。烟从孔出,口吸烟,咽之取吐,止"(《备急千金要方·卷十八》)。在后代的医著,如《针灸资生经》《医学纲目》及《神灸经纶》中等,都有大量记载。

从20世纪50年代起,针灸成为我国治疗慢性支气管炎的常用方法之一。在此之前,意大利的维内依教授等采用针刺之法,于30年代曾有效地治疗了多例喘息性支气管炎,并获良效。70年代,随着我国大规模防治慢性支气管炎工作的开展,针灸治疗本病获得了迅速的推广和发展。近30年来,本病的针灸防治工作更趋深入。总之,几乎所有的穴位刺激之法都被用于本病的治疗。

通过长期大量的观察发现,对于慢性支气管炎患者来说,无论是急性发作期的寒证、热证,还是慢性迁延期的肺虚咳痰、脾虚痰滞和肾虚喘促及缓解期,针灸都有一定疗效。有人曾统计针灸治疗的18400余例患者,其总有效率为70%~97%,部分患者获得临床治愈或临床控制,多数患者临床症状有所改善。表明针灸治疗本病的疗效是肯定的。

总之,针灸是治疗慢性支气管炎的主要疗法之一。

(二)治疗

1.古代针法(咳喘)

(1)取穴:天突、肺俞、身柱、风门、膻中、足三里、肾俞、太渊、列缺、直骨。

直骨穴位置:乳头直下一横指处。

(2)操作:每次取四五个穴。针刺天突穴时,取仰卧位,先与水平呈15°角平刺,入皮后缓缓送针,至针尖如觉抵触硬物,即为气管。略退0.1~0.2寸,改向下横刺,在胸骨柄后缘和气管前缘之间,慢慢进针,刺入1~1.5寸,以得气为度。肺俞、身柱,针后用呼吸补泻法,急性发作期用泻法,慢性迁延期用补法;膻中、肾俞用灸法。肺俞亦可针后加灸。直骨穴为古人治久嗽不愈之验穴,可用赤豆大艾炷灸3壮。四肢穴用针刺,平补平泻,留针15~30min。

(3)古方选辑:

《针灸甲乙经·卷之九》记载:"咳逆上气,唾喘短气不得息,口不能言,膻中主之。"

《备急千金要方·卷十八》记载:"上气咳逆,短气胸满,多唾,唾恶冷痰,灸肺俞五十壮。"

《丹溪心法·卷二》记载:"治嗽灸:天突穴、肺俞穴,大泻肺气。"

《医学纲目·卷之二十六》记载:"治咳嗽:身柱(三分,泻三吸)、至阳(三分,补三呼)。不已,再取后穴:肺俞(记载一分,沿皮向外一寸半,泻六吸。寒痰红痰,俱是虚补实泻)。又法:风门(一分,沿皮向外一寸半)。"

《针灸大成·卷九》记载:"久嗽不愈:肺俞、三里、膻中、乳根、风门、缺盆。"

《神灸经纶·卷三》记载:"咳嗽:丹田、膻中、身柱、列缺、天突、俞府、华盖、乳根、风门、肺俞、至阳。"

久嗽不愈:将本人乳下约离一指许,有低陷之处与乳直对不偏者,名直骨穴。如妇人,即按其乳头直向下,看其乳头所到之处,即是直骨穴位。灸艾三炷,艾炷如赤豆大。男灸左,女灸右,不可差错。

2.现代方法

1)电针

(1)取穴。主穴:大椎、陶道。

(2)治法:选用28号毫针,令患者取正坐位,头稍低下,针尖约呈45°角,斜向头部方向刺入,深度一般为1.8~2寸,以有酸胀等得气感为度,但不要求出现向躯体放射的针感。当接通电针仪后,患者须感到前胸部有电麻样感,如未达胸部,应适当调整针刺的角度与深度。电针频率为80次/min,电流强度为3~20mA,以患者能耐受为宜,用可调波。均留针20min,隔日1次,10次为1个疗程。间隔3~5d,继续下1个疗程。孕妇及有出血倾向者,忌用此法。

2)穴位敷贴之一

(1)取穴。

主穴:分2组。肺俞、心俞、膈俞、肝俞、脾俞、天突、神阙、膻中、命门、灵台。

配穴:喘息加大椎、定喘;脾虚加足三里、丰隆;肾虚加肾俞、膏肓。

(2)治法:敷药制备。参龙白芥散:白芥子、细辛、甘遂、吴茱萸、苍术、青木香、川芎、雄黄、丁香、肉桂、皂角各等量,红参为1/10量,每10g药用海龙1条。均研细末,密封保存。使用前加适量麝香、冰片,用时以鲜姜汁调成糊状,做成直径1cm的圆饼。白芥子、细辛、白芷、甘遂、轻粉各等份,研细末,用蜂蜜做成蚕豆大药饼。

治疗时,每次取1组穴位,2组穴位交替,据症加穴。药物亦选1组。第1组药,用参龙白芥散,应先令患者取适当位置,每穴拔罐5~10min(7岁以下只拔神阙,其他穴贴药)。然后贴上药饼,用胶布固定,20h后取下,个别痒甚者3h取下。于每年夏天入伏起,头伏的10d中任选1d贴穴,以后每隔10d贴1次,共3次;冬季入九起,头九的9d内任选1d治疗1次,以后每隔9d贴1次,共3次。1年连治6次为1个疗程,连治2个疗程以上。

第2组药,可于平时贴敷。每次选1穴(双侧),先拔罐5~10min,然后用生姜涂擦穴位,令热,置饼于其上,以胶布固定。每次贴24~48h,3~4d贴敷1次,10次为1个疗程。每疗程间隔7~10d。

3)穴位敷贴之二

(1)取穴。

主穴:风门、肺俞、膏肓。

配穴:定喘、心俞、肾俞、天突、膻中、足三里。

(2)治法:敷药制备。白芥子、细辛、甘遂、洋金花各等份,麝香按6‰兑入;白芥子2g,延胡索2g,生甘遂1g,生川乌1g,牙皂1g,桂枝1g,公丁香0.2g,焙干,研细末过筛。上述两药任选其一,使用时将药粉用生姜汁(或麻油)调成泥状。

在每年夏天初、中、末三伏的第1天贴敷。每次选2~4对穴位,治疗时取坐位,对选定的穴位常规消毒后,先用毫针直刺穴位,背俞穴向内斜刺,使局部产生酸、麻、胀感,不留针。然后用制备的药膏2~3g,置于橡皮膏中央,贴在穴位上。也可不经针刺直接贴敷,2h后局部有烧灼感或蚁走感时揭去药膏,以局部微红或微微起水为佳。若贴敷局部反应不明显,可适当延长贴敷时间,但一般不超过24h。

4)艾灸之一——化脓灸

(1)取穴。

主穴:分3组。肺俞、灵台、天突,风门、大椎、定喘,身柱、膻中。

配穴:膏肓。

(2)治法:于小暑至白露之间施灸,每年灸1组,连灸3年,第1年,灸双肺俞各7壮,灵台、天突各4壮;第2年,灸双风门各7壮,大椎4壮;第3年,灸双定喘各7壮,大椎、身柱各4壮。体弱者,第3年加灸双膏肓穴各4壮。将纯艾制成黄豆大圆锥形艾炷,灸前先以大蒜汁涂穴区以增加黏附性,然后置艾炷以灸之。灸时为了减轻患者疼痛,可在穴周用手掌轻轻拍击。一炷燃完再换一炷,据病情轻重及患者体质,壮数可按规定数增减。灸毕,以消毒敷料或棉球蘸生理盐水轻轻拭去穴区艾灰,然后贴上淡膏药或拔毒膏。7d左右可出现局部无菌性坏死,如未出现,则继续着肤灸,直到形成灸疮,再用生理盐水清创,覆盖消毒敷料,约30d愈合。

5)艾灸之二——隔姜灸

(1)取穴。

主穴:分4组。大椎、肺俞、天突,陶道、定喘、璇玑,身柱、华盖、风门、神道、厥阴俞、膻中。

配穴:尺泽、丰隆、足三里。

(2)治法:主穴采用隔姜灸法,每次取1组穴,4组穴轮换;配穴用艾条灸法,据症酌选。可先在主穴拔罐(天突不拔)5~10min,以鲜老生姜切1分厚薄片,上置麦粒大艾炷,点燃后放在穴位上。待艾火燃尽另换一炷,灸4~5壮。配穴,用艾条灸,每穴雀啄灸10~15min,至局部有红晕为度。隔2d灸治1次,4次1个疗程,间隔5~7d续灸。

6)艾灸之三——铺灸

(1)取穴:督脉(大椎至腰俞段)。

(2)治法:患者俯卧,充分暴露脊柱,取督脉自大椎至腰俞段经线。常规消毒经线及两侧皮肤,在经线上撒上薄薄一层督灸粉(肉桂、川芎等适量,研磨成粉)后,铺上一层桑皮纸,然后在上面放一条宽6cm、厚4cm搅碎的生姜泥,再于生姜泥上铺宽3cm、厚3cm的艾条施灸。以艾绒条燃完为1壮,以施灸3壮为1次,每次须灸2h。每个月灸治1次,3次为1个疗程。

7)穴位埋植。

(1)取穴。

主穴:膻中、肺俞、天突。

配穴:定喘、丰隆、足三里、身柱。

(2)治法:主穴每次取1~2个穴,配穴据病情酌配2~3个穴。可采取主穴埋藏家兔脑垂体,配穴注入肠线。方法如下:取体重 2kg 以上家兔的脑垂体(或小块脑组织),置于无菌液中。再将 0～1 号肠线剪成 1cm 左右长之小段,浸于 75% 酒精之中。嘱患者平卧,用 1% 普鲁卡因浸润麻醉,于主穴旁 1cm 处沿脊柱方向纵行切开皮肤约 1cm,深达肌层,分离组织。然后用刀柄或止血钳按摩深部,使患者有较明显的麻胀之感,再将备好之垂体或脑组织送入穴位深部,全层缝合,消毒切口后,外敷无菌敷料。一般埋植 3 次,第 1 次、第 2 次间隔 50d,第 2 次、第 3 次间隔 5 个月。辅穴可用带针芯之 12 号腰穿针,将肠线注入。

亦可全部采用埋线针埋植。每次 2～4 个穴,选定穴位,由助手常规消毒。术者戴消毒手套,将 0～2 号羊肠线放入腰穿针针套内(长度 1～2cm)或埋线针,消毒局麻后,右手持埋线针,左手固定穴位,以 90°角将针快速刺入皮下,然后向下慢慢进针,深度基本同针刺深度。得气后,将套管向外慢慢退出,同时针芯向下推动羊肠线至穴位内,针眼处放置无菌纱布块,用胶布固定即可。注意勿使线头露出,针眼用消毒敷料包扎。埋线针埋植,可 20d 左右 1 次,3 次为 1 个疗程。

8) 耳针

(1) 取穴。

主穴:咽喉、气管、肺、大肠、肾、内分泌、肾上腺。

配穴:急性发作加听宫透内鼻、咳重加迷根、缘中,喘重加对屏尖,痰多加脾。

(2) 治法:主穴每次取 4～5 个穴,配穴据症而取。除听宫透内鼻外,均以王不留行籽或磁珠(300～400Gs 磁场强度)贴敷压丸。取 0.7cm×0.7cm 之小方块胶布,中置王不留行籽或磁珠 1 粒,探索到敏感点后贴上,并按压至耳部发红发热。耳背部对称点如能加贴更佳,可加强刺激。每日令患者自行按压 2～3 次,每次每穴 3～5min(磁珠贴敷者,可不按压)。每次一侧耳,两耳交替。听宫透内鼻为针刺法,以 1 寸长毫针,从听宫进针。方法为:拇、食指提取耳屏并以食指尖压耳屏后部弧形沟之中央部,致耳根发痛、耳中发胀,有似鼓膜向外鼓胀的感觉。从此点进针 2～3 分后,转向斜下,刺入耳屏肾上腺穴下方之软骨膜上的内鼻内,使之产生持续针刺样疼痛,以患者可耐受为度,留针 10～15min。每次只针一侧。耳穴贴压及针刺,为每周 2～3 次,10 次为 1 个疗程。

9) 穴位注射

(1) 取穴。

主穴:风门、肺俞、大杼、膻中、中府。

配穴:大椎、内关、足三里。

(2) 治法:药液用当归注射液、鱼腥草注射液、核酪注射液、丙酸睾酮、混合注射液(系维生素 B_1 100mg/2mL、维生素 B_{12} 100ug/1mL 与 10% 葡萄糖注射液 5mL 三药混合而成。注射时,临时混合)。

鱼腥草注射液用于慢性支气管炎急性发作时,混合注射液用于慢性喘息性支气管炎。余药任选1种,用于各种类型慢性支气管炎。每次选主穴1~2个,酌加配穴。选用胸背部穴时,可先寻找阳性结节,以肺俞及中府附近多见,为结节状或条索状物。注射时,宜将针头刺中阳性物或压之有酸麻的阳性反应点,得气后注入药液。如为急性发作,推药速度可稍快,一般宜缓缓注药。用药量:当归注射液每穴2mL,核酪注射液每穴1mL,鱼腥草注射液每穴0.5~1mL,混合注射液每穴2mL。应用上药,均为隔日穴注1次,5~10次为1个疗程,疗程间隔3~5d。丙酸睾酮每次每穴12.5mg,仅用于膻中穴,每周注射1次,10次为1个疗程,冬季和夏季各注射1个疗程。

10)穴位敷贴加体针

(1)取穴。

主穴:肺俞、心俞、膈俞、璇玑、膻中。

配穴:肾俞。

(2)治法:敷药制备。1号方:白芥子、地龙、细辛各30g,延胡索、甘遂各20g,冰片、樟脑各10g,麝香1g,附子60g;2号方:上方加天竺黄60g,去附子。共研细末,同时用姜汁调成糊状备用。

主穴为主,每次选3~4对穴。年老体弱加肾俞。先针刺,得气后出针,然后将药糊2g用胶布贴于各穴。其中,属寒型,用1号方;属热型,用2号方;属混合型者,璇玑、膻中贴2号方,余穴贴1号方。24h后取下,如有疼痛或痒痛者可提前取下。每年入伏开始治疗,每伏贴1次,共3次,连贴3年。

二、支气管扩张

支气管扩张,简称"支扩",是临床较为常见的难治性慢性支气管化脓性疾病,大多继发于呼吸道感染和支气管阻塞。由于支气管壁被损坏而导致支气管不可逆地扩张与变形,故支扩也可以说是一个解剖学诊断。其临床主要表现为慢性咳嗽、大量脓痰和反复咯血,以儿童和青年多见。本病过去颇为多见,在呼吸系统疾病中,发病率仅次于肺结核,自从应用抗生素以来,其发病率或严重程度都已有所减少或减轻。支扩作为百日咳和流行性感冒的并发症,由于免疫方法的推进(如进行疫苗注射等)而有所减少。

该病在中医学大致属"内伤咳嗽""痰饮""肺痈""咯血"等病证范畴,是脏腑功能失调,内邪干肺,属邪实与正虚并见,病理因素为痰与火。肺脏自病或他脏有病及肺,均可引起本病发生。

支扩病因可分为外因和内因2个方面。外因是指外感风、湿、热、火之邪,内因多指肺体亏虚、饮食不当及七情内伤。临床上内因与外因互为因果，可致恶性循环。正气虚弱容易感受外邪；内有痰热，感受风寒又易热化，使痰热更盛。感受外邪之后，在邪正相争中正气消耗，使正气更虚，故使支气管扩张之病缠绵难愈。

（一）灸疗取穴

取肺俞、脾俞、肾俞、膏肓俞、关元、足三里。

（二）灸疗方法

1.温和灸

每次选 3~5 穴，每穴施灸 5~7min，每日 1 次或每 1~2d 1 次，10 次为 1 个疗程。主治寒证、虚寒证。

2.无瘢痕灸

用大艾炷施灸，每穴 3~5 壮。每日 1 次或每 1~2d 1 次，10 次为 1 个疗程。主治寒证、虚寒证。

3.药物灸

（1）取新鲜大蒜 1 个，捣烂如泥，加硫黄末、肉桂末、冰片适量，共研为细末混匀，于临睡前敷贴于双侧涌泉穴，每 2d 1 次。

（2）取鲜大蒜 1 个，捣烂如泥后敷贴于双侧涌泉穴，每日换药 1 次。主治支气管扩张引起的咯血。

（3）将施灸穴位分为 2 组，第 1 组取肺俞、天突、足三里、百劳，第 2 组取定喘、心俞、华盖、膏肓俞、丰隆。采用"消喘膏"（白芥子、延胡索各 21g，细辛 15g，甘遂 12g，共研为细末，用姜汁调成糊状），于每年夏季"三伏天"时贴在上述一组穴位，2 组穴位交替使用。贴药时间视患者耐受性而为 4~8h，皮肤感觉轻微灼热或有刺痛感时取下。每次敷灸间隔时间 10d 左右，每年夏季贴 3 次，连续贴用 3 年。

三、支气管哮喘

支气管哮喘，简称"哮喘"，为肺系常见疾病之一。哮与喘含义有所不同，哮是指喉中痰鸣有声，呼吸急促困难；喘则以呼吸困难，甚至张口抬肩，鼻翼扇动，无法平卧为特征性表现。由于哮必兼喘，且灸疗治疗时，两者的治疗部位基本相同，故一并讨论。哮证的发生，源于宿痰内伏于肺，复加外感、饮食、情志、劳倦等因素，以致痰阻气道，肺气上逆而致成。喘证的成因有外感、内伤两端，六淫外袭、饮食情志所伤及劳欲久伤等皆可导致喘证。哮与喘皆好发于冬、春二季。

（一）灸疗取穴

1.主穴

（1）发作期：大椎、定喘、风门、肺俞、膏肓、身柱。

(2)缓解期:大椎、肺俞、脾俞、肾俞、中脘、命门、气海、足三里。

2.配穴

胸闷加天突、膻中,痰多加丰隆、脾俞。

(二)灸疗方法

1.温和灸

(1)每穴施灸5~10min,每日或隔日1次,7~10次为1个疗程。

(2)主穴取大椎、关元、足三里、肺俞、列缺。配穴,脾虚型者,加脾俞;肾虚型者,加肾俞。持艾条距皮肤2~3cm处做温和悬灸,以皮肤出现红晕,同时患者感到热力徐徐深入体内而灼痛为度,每穴施灸10min。每周3次,6周为1个疗程。

(3)取大椎、肺俞、膏肓、定喘,每穴悬灸20min,每日1~2次。具有益肺、祛寒、定喘的功效。

(4)主穴取大椎、关元、足三里、肺俞、列缺。配穴,脾虚型者加脾俞,肾虚型者加肾俞。采用艾条温和灸,持艾条距皮肤2~3cm做悬灸,以皮肤出现红晕,同时患者感到热力徐徐深入体内而灼痛为度,每穴10min。每周3次,6周为1个疗程。

2.无瘢痕灸

取艾炷如花生米大,每穴施灸8~10壮,每日或隔日1次,7~10次为1个疗程。

3.瘢痕灸

(1)艾炷瘢痕灸:取艾炷如麦粒大,每穴施灸5~7壮,每隔7~10d 1次,6~10次为1个疗程。适用于缓解期。

(2)纯艾瘢痕灸:于夏季(7~9月)施灸,主用于哮喘缓解期。肺虚型者,灸大椎穴3~9壮,肺俞或风门穴7~9壮,膻中或天突穴3~5壮;脾虚型者,灸大椎穴3~9壮,肺俞或膏肓俞穴3~9壮,中脘穴3~9壮;肾虚型者,灸大椎穴3~9壮,肺俞或膏肓俞穴3~9壮,气海或关元穴3~9壮,肾俞穴3~9壮。每次取1~5穴施灸,每穴灸3~9壮,每年灸1次,连灸3年。若用于哮喘发作期,则可不拘施灸季节,每次选2~3穴,每次每穴灸6壮左右或根据病情灵活掌握运用。

施灸时必须注意:灸疮化脓期间不宜参加重体力劳动,若局部污染发炎,可用消炎膏药或"玉红膏"涂敷;对老年、婴幼儿或虚损之体,不耐上述灸法者,可选用上穴施以非瘢痕灸或线香灸法。同药艾瘢痕灸。

(3)药艾瘢痕灸:取陈艾绒500g,麻黄、桂枝、肉桂、独活、羌活、乳香、没药、细辛、干姜、丁香、木香、苍术、防风、半夏曲各15g,硫黄30g,苏子、牙皂、乌药、陈皮、甘草、川乌、石菖蒲、炮穿山甲(代)各9g,麝香1g,上药制成直径0.6~0.8cm、高1.0~1.2cm的圆锥形艾炷,穴位皮肤常规消毒后,每穴注入1%盐酸普鲁卡因注射液 0.5~1.0mL 做局部麻醉(过敏试验阴性者),再用大蒜汁涂布其上,然后按纯艾瘢痕灸法操作,施灸穴位与主治同上法。灸治时间以每年农历小暑至白露间最为适宜,其他时间亦可使用。

4.化脓灸

(1)取膏肓、气海,在夏季"三伏天"时施以化脓灸,每年1次,连续3年为1个疗程。

(2)每年灸1次或2年灸3次,一般共灸3次。灸治时间以农历小暑到白露期间最为适宜,穴位化脓时间以1个月为宜。对于15岁以下者,灸大椎、肺俞穴各9壮,一般只灸1次。成人第1次灸天突穴5壮,灵台、肺俞穴各9壮;第2次灸风门、大椎穴各9壮;第3次灸大杼穴9壮、膻中穴7壮。

(3)艾炷要求同药物灸,艾炷可适当加少许麝香,施灸时间在每年6~8月,取双侧肺俞、膏肓或定喘、膻中、足三里。治疗前,用1%利多卡因注射液做穴区皮肤局部麻醉,以减轻施灸时的疼痛。灸疗时,先用大蒜汁涂于所选穴位皮肤上,再将艾炷置于其上点燃,待所需壮数燃尽,用淡水膏或无菌敷料敷灸,每日更换1次,直至灸疮愈合。一般灸3壮。其艾炷大小,在躯干部如莲子大,在四肢部如枣粒大。

(4)取麻黄、桂枝、麝香等药物,按一定比例研成极细末,与陈年艾绒和匀后装瓶备用。施灸穴位分3组,第1组取肺俞、大杼、定喘、风门,第2组取至阳、膏肓、脾俞、肾俞,第3组取气海、天突、膻中、丰隆。上述3组穴位轮换交替使用,每隔10d取1组穴位,30d为1个疗程。操作前先将每穴用2%盐酸普鲁卡因注射液做局部皮下麻醉(过敏试验阴性者),将艾绒捏成圆锥状,每燃烧1炷即为1壮,每穴施灸5~9壮,灸后贴自制化脓灸药膏。

(5)取足太阳膀胱经之腧穴风门、肺俞、膏肓等穴,任脉经的天突、璇玑、膻中等穴,督脉经的大椎、陶道、身柱、灵台等穴。根据病情,本着少而精的原则每次选用2~3穴。一般患者每天只灸1穴,自愿者可每天灸完2~3穴。治疗时嘱患者取坐位姿势,先在穴位上进行皮肤常规消毒,而后涂少许大蒜汁以增加黏附和刺激作用,放置好艾炷用线香点燃,待燃近皮肤时患者可有灼痛样感觉,须在穴位周围用手拍打,以减轻痛感。实践证明患者都能耐受,因此免除用麻醉药物的不良反应。灸完1壮后用纱布轻轻抹净穴位上余烬焦底,再按前法续灸。一般灸7~9壮即可。待灸满壮数后,在灸穴上敷灸自制的淡膏药,可每天换贴1次,数天后灸穴逐渐出现无菌性化脓性反应,随着脓液的增多可勤换淡膏药。约经30d灸疮结痂脱落,局部可留下瘢痕,不需再贴淡膏药。在灸疮化脓期间,应保持局部清洁,防止污染,以免并发其他炎症。患者应增加营养,促使灸疮正常诱发,以利于提高疗效。

5.药物灸

(1)取麝香1.0~1.5g,大蒜30~60g。先将麝香研细末,均匀撒在第7颈椎棘突至第12胸椎棘突,宽0.8~1.0寸。再将大蒜捣成泥状,覆盖于麝香末上,灸治1~2h,将麝香与蒜泥取下。局部皮肤可见充血或有烧灼疼痛感。如有水疱,可清洁局部皮肤,待干后,涂以硼酸软膏,外覆纱布,胶布固定。10~15d灸治1次,连灸2次。大部分患者只需灸1次即效,连灸3年以巩固疗效。

(2)取麻黄、法半夏、白果各10g,白芥子、公丁香、肉桂各5g。上药共研细末,装瓶密闭备用。取天突、膻中、定喘穴,先用75%乙醇棉球擦净穴位处皮肤,用镊子夹取药末团(约蚕豆大小)分别敷灸于穴位上,再滴2~3滴麻油于药末团上,使药末湿润,然后用4cm×4cm大小的胶布固定,待24h后去除胶布与药末。夏季三伏天时,初伏、中伏、末伏各1次,每年灸3次,连续灸3年为1个疗程。

(3)取双侧肺俞、心俞、大椎,哮喘患者加敷天突、膻中。再取"白芥膏"(白芥子30g,麝香2g,延胡索30g,细辛15g,甘遂15g,杏仁15g,百部15g,上药共研为细末,与生姜汁调成稠膏状),敷灸前先用生姜片擦拭穴位,然后将"白芥膏"敷灸于上述穴位。一次敷灸24h,若自觉敷灸处有发痒、灼热感时可以取下。儿童用药量减半,敷灸时间8h。夏季每伏的第1天敷灸1次,连续在三伏内敷灸3次。

(4)取肺俞、定喘、膻中、大椎、脾俞、肾俞、神阙、关元、气海、足三里、膏肓俞等穴。将所选药物(白芥子、细辛、附子、甘遂、麻黄、肉桂、钻地风、苍术、小茴香、干姜等)研成细末后,以黄酒、姜汁或蜂蜜调和后,做成直径1.5~2.0cm,厚度为0.2~0.3cm的小药饼,以毫针在药饼上穿数十个针孔备用。再将精制艾绒做成底部直径为1cm的艾炷数枚。在所选穴位上平放预制好的药饼,把艾炷置于其正中,并以炷点燃,不拘壮数,以灸至皮肤潮红为度。该法亦常在每年的夏秋季节施用,每日1次,10次为1个疗程。

(5)取肺俞(双)、心俞(双)、膈俞(双)共6穴。将白芥子30g,延胡索30g,细辛20g,甘遂20g,共研为细末,用鲜生姜捣烂取汁,另加蜂蜜调成稠膏状,分别制成1.5cm×1.5cm大小的药饼,用3cm×3cm大小的"麝香风湿膏"胶布将药饼固定于穴位上。于每年夏季初、中、末三伏中的某日(2次间相隔10d)接受治疗,每次贴药4~8h,儿童减半。共贴3次。如患者局部感觉灼热疼痛,可提前将药物除去;如贴后局部有发痒、发热舒适感,可多贴几小时待干燥后再揭下。

(6)取肺俞、心俞、哮喘新穴(位于掌面第4、第5掌指关节间)。用生白芥子12g,炒白芥子18g,细辛30g,延胡索15g,甘遂15g,松香10g,将以上药物搅匀后,共研为细末,调以老姜母汁搅拌成膏,捏成直径2.5cm、厚0.5cm的圆形药饼,每人每次另加麝香0.3g(或用麝香壳1g)于药膏上。使用时,先用鲜姜切片推擦背部穴位皮肤,以发红为度,加强药力渗透,后将药膏贴于既定俞穴上,留药时间少则2h,多可24h。药贴后有灼热感,一般以患者能忍受为度,后将药物取下。每年贴药时间,农历六月间三伏天(根据南京紫金山天文台推算),于每伏日11时前贴治为佳。

(7)主穴取定喘、天突、膻中、肺俞。配穴,寒喘加关元,热喘加曲池。寒喘药饼由炙麻黄、炙百部、制附子、干姜各5g,杏仁、蛤蚧、川贝各10g组成,研成极细粉末,加入适量酒做成直径2.5～3.5cm,厚约0.8cm的药饼,中间以针刺数个小孔;热喘药饼由炙麻黄、桑白皮、生甘草各5g,杏仁、黄芩各10g,生石膏、鱼腥草各15g组成,研成极细粉末,加入适量凉开水做成与寒喘药饼样大小与厚度,中间以针刺数个小孔。根据寒喘与热喘的不同,将相应药饼置于相应穴位,饼上再放置艾炷(如苍耳子大小),每穴施灸1～2壮。有感染者加用抗生素。主治小儿支气管哮喘。

(8)先将麻黄、法半夏、白果各10g,白芥子、公丁香、肉桂各5g,共研成极细粉末,装入瓶中密封备用。取天突、膻中、定喘。先用75%乙醇棉球擦净穴位处皮肤,用镊子夹取药末分别敷灸于上述4穴(变药末团约蚕豆样大小),滴2～3滴麻油于药末团上,使药末湿润,然后用4cm×4cm大小的医用胶布固定于穴位上,24h后摘除胶布及药末。夏季三伏天时,初伏、中伏、末伏各施灸1次,每年1次,连续3年为1个疗程。

6. 隔姜灸

(1)取神阙穴,连续灸3壮,以局部皮肤潮红为度。每日1次,15次为1个疗程。

(2)取八华穴(天突、膻中、中府、云门、大椎、定喘、肺俞、肾俞),将大于艾条的生姜切成3mm厚的姜片置于穴位上,再以艾条火直接烧在姜片上,以患者感到皮肤灼热为度或以能忍受热度为度,即把姜片和艾条火置于另一穴位上,每日1次。

(3)第1组取肺俞、灵台、膈俞,第2组取肾俞、命门、关元,第3组取膻中、天突、神阙。上述3组穴位,每日用1组,按序轮番使用。每日每穴灸5壮,以9d(即每组穴位轮灸3次)为1个疗程。该法疗效佳,尤适于儿童使用。

(4)取肾俞、肺俞、脾俞、膏肓俞,以枣核样大小艾炷做隔姜灸,每穴灸3～5壮,不起疱,以皮肤潮红为度。每日1次,15次为1个疗程(该法在夏季三伏天应用疗效较好,故又称"伏灸")。

7. 隔盐灸

主穴,取大椎、肺俞、涌泉。配穴,肾虚配肾俞,痰热配丰隆。主穴每次必取,配穴根据病情选取,采用隔盐灸法。每日1次,5～7次为1个疗程。

8. 艾炷灸

(1)取巨阙、中脘、下脘、梁门(双)。将艾绒捏成圆锥形艾炷(底径8mm,高10mm),分别置于上述5穴上,点燃后施灸,连续10～20壮。若哮喘发作严重,不能仰卧者,可先在鱼际、足三里、膻中穴针刺。待发作稳定后,再嘱患者取仰卧位,施以五穴灸。

(2)取大椎、风门、肺俞、膻中等穴,艾炷如麦粒大,每次每穴施灸3～5壮,10d

1次,3次为1个疗程。常在每年夏季三伏天施行。

9.悬灸或隔姜灸

取大椎、肺俞、肾俞、中府、天突、膻中、关元、足三里等穴,每次选3~5穴,各穴轮流交替使用。用艾条悬灸或艾炷隔姜灸法,每日1次,7次为1个疗程。具有温补肺、脾、肾三脏,大补宗气、元气的功效。对哮喘缓解期疗效较好。

10.热敏灸

按照热敏灸技术要点中"十六字技术要诀",对施灸部位与施灸剂量进行定位、定量规范操作。对穴位热敏高发部位大椎、至阳、命门、肺俞、神阙等穴区进行穴位热敏探查,并标记热敏穴位。

(1)大椎、至阳、命门穴进行循经往返灸和接力灸,以振奋督脉阳气,患者可感觉热感沿头项背腰部传导,灸至热敏灸感消失为止。

(2)肺俞穴进行双点温和灸,患者感觉热感透至胸腔或扩散至整个背部并向上传导,灸至热敏灸感消失为止。

(3)神阙穴进行单点温和灸,患者感觉热感透至腹腔,灸至热敏灸感消失为止。

每次取上述1~2组穴位,每日1次,10次为1个疗程,疗程间相隔2~5d,共治疗2~3个疗程。

11.灯火灸

(1)实证:治宜宣肺降气,定喘化痰。主穴取定喘、内关、膻中、肺俞、大椎。配穴,风寒加风门穴,痰热加丰隆穴,喘甚加天突穴。施以明灯爆灸术,每穴灸1壮,每日1次,连灸5~7次为1个疗程。

(2)虚证:治宜温补肺气,补肾纳气。主穴取肺俞、肾俞、气海、足三里、定喘。配穴,痰多加丰隆穴,喘久加太渊、太溪穴。施以阴灯灼灸术,每穴灸1~2壮,每日1次,必要时可多灸1~2次。

12.综合灸

(1)第1个疗程时儿童取大椎、肺俞,成人取天突、肺俞、灵台;第2个疗程均取风门、大椎;第3个疗程均取大杼、膻中。脾虚者配脾俞,肾虚者配肾俞。均每日灸1穴,连灸3d为1个疗程。穴位皮肤常规消毒后,涂以乌蟾液,局麻后涂以蒜汁,置艾炷连灸数壮,再次消毒后,贴以"定喘膏"。

(2)取膀胱经的风门、肺俞、膏肓,任脉的天突、璇玑、膻中,督脉的大椎、陶道、身柱、灵台等穴。根据病情不同,每次选2~3穴,于每年三伏天施以化脓灸,连续3年。亦可在每年的三伏天采用隔姜灸治疗,取双侧肺俞、膈俞、心俞,每穴灸3壮,每隔2d 1次,共治疗3次。灸后用白芥子、延胡索、细辛、甘遂、冰片等配成的小药饼敷灸于灸疗的穴位上,连续3年。

(3)隔姜灸关元3~5壮,艾条悬灸百会、涌泉各15~20min,每日1~2次。具有补肾纳气,温补任、督二脉之效,以回阳固脱救逆。

(4)主穴取列缺、丰隆、定喘、肺俞、膏肓、太渊、脾俞、足三里、肾俞、太溪、关元、命门。随症配穴,鼻流清涕者加巨髎,头痛、肩背酸痛者加温溜,畏寒发冷者加支正,出现虚脱倾向者加内关、神门、气海。

①温和灸:每次选3~5穴,每穴施灸5~10min,每1~2d施治1次,5次为1个疗程。

②非化脓灸:每次选2~4穴,每穴施灸3~5壮,每隔2d施治1次,5次为1个疗程。

③隔姜灸:每次选3~5穴,每穴施灸5~7壮,每隔1~2d施治1次,必要时也可每日2次,5~8次为1个疗程。

(5)主穴,发作期取大椎、定喘、风门、肺俞、膏肓、身柱,缓解期取大椎、肺俞、脾俞、肾俞、中脘、命门、气海、足三里。随症配穴,胸闷者加天突、膻中,痰多者加丰隆、脾俞。主穴每次任选3~4穴,配穴随症选取。

温和灸:每穴施灸5~10min,每隔1~2d施治1次,7~10次为1个疗程。

无瘢痕灸:艾炷如花生米大,每穴灸8~10壮,每隔1~2d施治1次,7~10次为1个疗程。

瘢痕灸:艾炷如麦粒大,每穴灸5~7壮,每隔7~10d施治1次,6~10次为1个疗程。适用于缓解期。

药物灸:以麝香1.0~1.5g,大蒜30~60g,先将麝香研为细末,均匀地撒在颈7至胸12棘突,宽0.8~1.0寸(2.4~3.0cm);继续将大蒜捣成泥状,覆盖于麝香上,灸60~120min,再将麝香和蒜泥取下。局部皮肤可见充血或有烧灼疼痛感。如有水疱,可清洁局部皮肤,待干,涂以"硼酸软膏",覆以纱布,胶布固定。每隔10~15d施灸1次,一般连灸2次。大部分只敷1次即效,连灸3年可巩固疗效。

13.综合疗法

敷灸配合中药口服。常用穴取肺俞、心俞、膈俞、膻中,根据其他兼症加取足三里、三阴交、内关、天突穴,每次选2~3穴;再取中药白芥子3500g,葶苈子、韭菜子、白芷、细辛各2000g,麻黄、甘遂各1500g,共混烘枯后,粉碎为末,桶装密封备用。临用时,取药末适量,以鲜姜汁调制成黏稠糊状。每次取黏稠糊状药物平摊于牛皮纸或塑料薄膜上,药物直径1.5cm左右,厚度0.4cm左右,敷灸于相应的穴位上,用胶布固定2~4h或待患者感觉到皮肤灼痛时去掉敷灸药物。每年初伏、中伏、末伏各敷灸1次。对少数病程长、病情重的患者,冬天加治1次,连续3年为1个疗程,共治疗2个疗程。对肺气虚者,配合四君子汤(人参、炙甘草、茯苓、白术)与生脉散(人参、麦冬、五味子)加减;脾肾阳虚者,服四神丸(炒补骨脂、吴茱萸、肉豆蔻、五味子、大枣、生姜)为主方;肺肾阴阳俱虚者,服肾气丸(干地黄、怀山药、山茱萸、泽泻、茯苓、牡丹皮、桂枝、炮附子),每日1剂,各型患者均服药30剂。

治疗时必须注意:初次灸可不选在三伏天,随发随灸,但在夏天一定要补灸1次,算第1次治疗;有明显过敏原的,要避开过敏原;注意与心源性哮喘相区别,心源性哮喘也可使用同种方法治疗,但疗效不如前者;小儿皮肤娇嫩,用于儿童时,可适当缩短敷灸时间,以免皮肤溃烂。

四、慢性阻塞性肺气肿

慢性阻塞性肺气肿常由慢性支气管炎及长期大量吸烟引起,临床表现为呼吸道阻塞,细支气管远端的管腔过度膨胀、充气,从而导致肺组织弹性减退、容积增大,呈桶状胸。

该病是一种潜在致命的肺部疾病,以肺弹性进行性丧失为特点。目前的医学水平尚无彻底治愈的希望,只能防止其继续恶化。其临床表现常有:反复咳嗽、咳痰、喘息、气促、气短、胸闷、乏力,甚至出现唇、甲发绀及肺动脉高压症状。该病晚期可发展为心功能不全(心力衰竭)、下肢水肿、肝脾大、腹水等。

该病在中医学属"肺胀""喘息"等病证范畴,因元气不足,肺肾虚损所致。

(一)灸疗取穴

详见"灸疗方法"。

(二)灸疗方法

1.艾炷灸

将施灸穴位分为2组,第1组取膻中、定喘,第2组取肺俞、丰隆。每年的三伏天,症状缓解时,上述2组穴位轮换交替施行麦粒大艾炷灸,每穴施灸5～7壮,每日1次。亦可采用隔姜灸或其他药饼灸。

2.激光灸

取膻中,采用低能量He-Ne激光仪,行血管内照射治疗,输出功率为2～3mV。每次照射1h,每日1次,10次为1个疗程。

3.综合疗法

电针、吸氧配合温和灸:取曲池、手三里、上廉、下廉、温溜、足三里、上巨虚、下巨虚、条口、丰隆,每次选一穴,双侧交替使用。针刺得气后,接上WQ576电针机,予以持续刺激,同时用鼻塞法输氧,氧气流量为每分钟3～5L,每次15～30min,每日2～3次。气短明显阳气偏虚者,取膻中,施以艾条温和灸。

五、急性胃肠炎

急性胃肠炎一般起病急骤,发作突然,常有恶心、呕吐、腹泻、腹痛或腹部不适感、肠鸣音亢进、大便稀薄等症状。本病多发于夏秋季节,其主要成因为外感时邪,内伤饮食,内外合邪,壅滞于中焦,引起脾胃功能紊乱,脾陷胃逆,升降失常,清浊相干,气机逆乱,故常吐泻交作。因吐泻严重,津液大量丧失,故在短时间内,即可出现面容憔悴、目眶下陷、筋脉挛急、手足厥冷等危重证候。若伴有突然腹中绞痛,欲吐不得吐,欲泻不得泻,烦躁闷乱,面色青惨,四肢厥冷者,中医称为"干霍乱"。

(一)灸疗取穴

1.主穴
神阙、足三里、中脘、胃俞。

2.配穴
天枢。

(二)灸疗方法

1.隔盐姜灸
先用75%乙醇棉球将患者神阙(脐孔)消毒,然后将食盐放入,以填平为度,上置0.3~0.4cm厚鲜姜片1片(姜片用三棱针扎数个小孔),再将枣核大艾炷置于姜片上点燃施灸,候艾炷徐徐燃至将尽时,另换1壮再灸。如感到灼痛可移至天枢穴施灸。一般灸3~8壮(具体视病情而定)。

2.药物灸
取鲜毛茛10g,清水洗净阴干,除去叶、柄,取根茎连须,切短,置于钵内,加入蜂蜜2g,捣烂如泥,备用。灸时取胶布2块,中间剪一直径约6mm小孔,分别贴于中脘、胃俞穴,以暴露穴位和保护皮肤,再将上药捏成约6mm的泥丸置于小孔中间,上面贴胶布固定即可。敷灸1~2h,待起疱或局部灼痛呈蚁行感时去掉药丸与胶布。一般弃药后即见水疱。如起疱,不必挑破,任其自行吸收;如水疱较大,可用消毒毫针刺破,放出水液或用注射器抽出水液,涂以1%甲紫药水防止感染,局部敷以消毒敷料保护创面。一般1次见效。

3.综合灸
患者仰卧位,暴露脐部,在双膝下放一枕头使膝微屈。取纯白干燥的食盐(以青盐为佳)填平脐孔,再取厚度约0.2cm、直径约大于脐孔、中间以针刺数孔的姜片置于盐上,最后取一大小适宜的艾炷置于姜片上施灸。若患者脐部突出,可用湿面条围脐如井口,再如法施灸。每次5~7壮,每日1次。再将艾条一端点燃,对准足三里穴,距0.5~1.0寸施以熏灸,使患者局部有温热感即可,待温热感消失后继续施灸。一般每侧穴灸10~15min,隔日1次,5d为1个疗程,一般需治疗1~2个疗程。

六、慢性胃炎

慢性胃炎是指多种病因引起的慢性胃黏膜炎性病变,可分为浅表性胃炎(也称非萎缩性胃炎)和萎缩性胃炎,后者又可分为自身免疫性胃炎和多灶萎缩性胃炎,主要与幽门螺杆菌感染有关。长期服用损伤胃黏膜的药物,口鼻咽部慢性感染灶,酗酒,长期饮用浓茶、咖啡等,以及深度 X 线照射也可导致本病的发生。我国胃炎多以胃部损伤为主,炎症持续可引起腺体萎缩和肠腺化生。慢性胃炎的发病常随年龄的增长而增加。胃体萎缩性胃炎常与自身免疫损害有关。

本病属中医的"胃脘痛""痞满""嗳气""嘈杂"等范畴,多与情志不畅、饮食不节、劳累、受寒等因素有关。胃为五脏六腑之大源,主受纳腐熟水谷,各种因素酿成胃之功能失调,气滞血瘀而致"不通则痛",或是胃失温煦或濡养致"不荣则痛"。

(一)辨病与辨证

1.辨病

1)临床表现

(1)症状无特异性,可有中上腹不适、饱胀、隐痛、烧灼痛。疼痛无节律性,一般食后为重,也常有食欲不振、嗳气、反酸、恶心等消化不良症状。有一部分患者可无临床症状。如有胃黏膜糜烂者,可出现少量或大量上消化道出血;胃体萎缩性胃炎合并恶性贫血者,可出现贫血貌、全身衰竭、乏力、精神淡漠,而消化道症状可以不明显。

(2)查体可有上腹部轻压痛,胃体胃炎有时伴有舌炎及贫血征象。

2)内窥镜检查和组织病检

慢性胃炎的诊断主要依据胃镜所见和胃黏膜组织病理检查。凡有上消化道症状者都应进行胃镜检查,以排除早期胃癌、胃溃疡等疾病。中年女性患者应做胆囊超声检查,排除胆囊结石的可能。

(1)分类:内镜下慢性胃炎分为浅表性胃炎和萎缩性胃炎,如同时存在平坦糜烂、隆起糜烂或胆汁反流,则诊断为非萎缩性或萎缩性胃炎伴糜烂或伴胆汁反流。

(2)病变的分布和范围:胃窦、胃体和全胃。

(3)诊断依据:非萎缩性胃炎表现为红斑(点、片状、条状),黏膜粗糙不平,出血点或斑;萎缩性胃炎表现为黏膜呈颗粒状,血管透露,色泽灰暗,皱襞细小。

(4)活检取材:取 2～3 块标本,胃窦小弯 1 块、大弯 1 块及胃体小弯 1 块。标本须分开装瓶,并向病理科提供取材部位、内镜所见和简要病史。

(5)组织学分级标准:有 5 种形态变量要分级(Hp、活动性、慢性炎症、萎缩和肠化),分为无、轻度、中度和重度 4 级(或 0、+、++、+++)。

Hp:观察胃黏膜液层、表面上皮、小凹上皮和腺管上皮表面的 Hp。

活动性:慢性炎症背景上有中性粒细胞浸润。

慢性炎症:根据慢性炎症细胞的密集程度和浸润深度分级。

萎缩:指胃的固有腺体减小。幽门腺萎缩是指幽门腺减少或由肠化腺体替代,胃底(体)腺萎缩是指胃底(体)腺假幽门腺化生、肠化或腺体本身减少。

肠化。

其他组织学特征:分为非特异性和特异性两类。前者包括淋巴滤泡、小凹上皮增生、肠腺化生和假幽门腺化生等;后者包括肉芽肿、集簇性嗜酸性粒细胞浸润、明显上皮内淋巴细胞浸润和特异性病原体等。

异型增生要分轻度、中度和重度 3 级。

(6)病理诊断报告:应包括部位特征和形态学变化程度,有病因可循的检验报告病因,结合内镜所见、取材部位及每块标本组织学变化做出诊断。胃窦和胃体均有炎症者称慢性胃炎。但当胃窦和胃体炎症程度相差两级或以上时,应加上"为主"修饰词,例如"慢性(活动性)胃炎,胃窦为主"。

(7)特殊类型慢性胃炎或胃病:如肉芽肿性胃炎、嗜酸性胃炎、疣状胃炎、慢性淋巴细胞性胃炎、巨大胃黏膜肥厚症等,应注意判断。

3)幽门螺杆菌检查

幽门螺杆菌检查有多种方法,如组织学、尿素酶、细菌培养、^{13}C 和 ^{14}C 尿素呼气试验或粪便 Hp 抗原检测。内镜观察下取黏膜组织做快速尿素酶试验比较方便。

4)测定胃酸分泌功能

常用五肽胃泌素刺激试验,测定基础胃酸分泌量(BAO)、最大胃酸分泌量(MAO)、高峰胃酸分泌量(PAO)和胃液 pH。明显低酸或无酸提示胃体萎缩性胃炎。

5)X 线钡餐检查

X 线钡餐检查主要用于排除消化性溃疡和胃癌等疾病。

6)其他检查

疑为胃体萎缩性胃炎时,可做血常规、胃酸分泌量测定、血清胃泌素浓度、血清维生素 B_{12} 浓度、维生素 B_{12} 吸收试验、血清壁细胞抗体、内因子抗体及骨髓穿刺涂片等检查。

2.辨证

(1)肝胃不和:胃脘胀满或胀痛,胁肋胀痛,嗳气,泛酸,胸闷,食少,大便不畅。舌苔薄白,脉弦。

(2)脾胃虚弱:胃脘胀满或隐痛,胃部喜按喜暖,大便稀溏,乏力食少,气短懒言,呕吐清水,口淡。舌质淡,边有齿痕,脉细弱。

(3)脾胃湿热:胃脘胀满或胀痛,胸闷,恶心呕吐,胃脘灼热,口臭,尿黄。舌质红,舌苔黄腻,脉滑数。

(4)胃阴不足:胃脘胀满或灼痛,胃中嘈杂,饥不思食,口干食少,干呕,大便干燥。舌红少津,苔少,脉细。

(5)胃络瘀血:胃脘胀满或刺痛,痛处拒按,病有痛处,面色暗滞,黑便。舌质暗红或有瘀点、瘀斑,脉弦涩。

(二)针灸治疗及选穴原则

1.治疗原则

本病以调理脾胃、和胃止痛为基本治疗原则。

2.选穴原则

在选穴上可根据肝主疏泄,脾主升、胃主降,脾主运化水湿等理论进行选用。选穴的基本原则如下。

(1)局部选穴:根据"腧穴所在,主治所在"的规律从局部选穴,腹部常用上脘、中脘、建里等。

(2)循经选穴:在阳明经和太阴经上选穴,常选足三里、太白、公孙。肝经"抵小腹,挟胃,属肝",可选期门、太冲、行间、曲泉等;心包经"下膈,历络三焦",可选内关等。

(3)辨证选穴:肝胃不和,选足三里、中脘、太冲、期门;脾胃虚弱,选脾俞、胃俞、神阙、中脘、公孙;脾胃湿热,选中极、阴陵泉、曲池、三阴交、内庭;胃阴不足,选取胃俞、足三里、血海、三阴交、太溪等;胃络瘀血,选胃俞、膈俞、中脘、血海、内关。嗳气甚者,加内关、天突、膻中。

(三)推荐针灸处方

1.推荐处方1

治法:健脾和胃,理气止痛。

主穴:中脘、内关、公孙、足三里。

配穴:肝胃不和,加胃俞、太冲、期门;脾胃虚弱,加脾俞、胃俞、神阙;脾胃湿热,加中极、阴陵泉、曲池、内庭;胃阴不足,加胃俞、三阴交、太溪;胃络瘀血,选胃俞、膈俞、血海。

操作:脾胃虚弱,中脘用隔姜灸。余穴常规操作。

2.推荐处方2

治法:和胃止痛。

主穴:中脘、内关、足三里。

配穴:寒邪客胃,加胃俞、神阙;饮食伤胃,加梁门、下脘;肝气犯胃,加期门、太冲;血瘀停胃,加膈俞、三阴交;脾胃虚寒,加气海、关元、脾俞、胃俞;胃阴亏耗,加胃俞、三阴交、太溪。急性胃痉挛痛甚者,加梁丘;胃神经症,加神门、百会。

操作:疼痛发作时,先选远端穴行较强刺激,每次持续1～3min,再选局部穴位。急性胃痛每日1～2次,慢性胃痛每日或隔日1次。脾胃虚寒及寒邪客胃者,加灸法,并可拔罐。

(四)针灸疗效及影响因素

浅表性胃炎的炎性细胞浸润局限于胃小弯和黏膜固有层的表层,腺体则完整无损,如果进一步发展,损伤腺体、出现萎缩等就会转化为萎缩性胃炎。一般而言,慢性胃炎的预后较为良好,绝大多数浅表性胃炎经过积极治疗多能痊愈,仅少数发展为萎缩性胃炎。目前对于慢性胃炎的发病机制并未完全阐明,主要有幽门螺杆菌感染、自身免疫和十二指肠液反流等各种观点,治疗上除幽门螺杆菌感染者针对病因治疗外,其他为对症治疗。

针灸疗法对慢性浅表性胃炎出现的消化不良、腹胀、胃隐痛、反酸、食欲不振等症状有很好的缓解作用,可促进胃的蠕动,抑制胃酸的过多分泌等,对本病的恢复起到一定的治疗作用。但仅用针灸治疗难以达到治愈的目的,而且对于幽门螺杆菌感染者的根治必须应用西药,以针灸为主配合中西药物疗法的综合治疗措施是符合临床实际的。萎缩性胃炎远比浅表性胃炎难治,慢性萎缩性胃炎伴有病理检查上的结肠型上皮化生或不典型增生者,属于癌前病变,如不积极治疗,容易诱变为胃癌。因此,针灸对于萎缩性胃炎只能缓解部分症状,如胃痛胃胀、消化不良等,只能作为一种辅助治疗手段。

从临床和文献看,针灸在改善慢性胃炎症状方面有较好的疗效,但近年来研究发现幽门螺杆菌是本病的重要致病原因,因此主张根治必须进行抗菌治疗。针灸尽管能缓解本病,但要根治是很难达到的,必要时应适当结合药物治疗。在治疗方法上有毫针、灸法、穴位注射、针药并有等,选穴以中脘、胃俞、足三里、内关等穴应用频次最高。

治疗期间患者要注意饮食规律,少食多餐,以软食为主;忌暴饮暴食;避免刺激性食物和药物;保持乐观情绪,注意劳逸结合,适当锻炼身体,有效提高和巩固针灸疗效。

(五)针灸治疗的环节和机制

慢性胃炎是多种病因引起的慢性胃黏膜炎性病变。针刺对胃黏膜损伤有较好的保护作用,其作用机理包括如下3个方面。

1.促进胃酸分泌

慢性胃炎患者胃腺多有不同程度的萎缩,其胃液分泌减少,因而胃蛋白酶的活性减退,针灸能有效预防总酸排出量明显减少、酸性降低和胃蛋白酶活性降低。

2. 保护修复胃黏膜

针刺可以增加胃底部血流量、减少渗出,借此保持胃黏膜的完整性,抑制 H^+ 的逆向弥散,减少 Na^+ 净流出量,对胃黏膜产生细胞保护作用,使其不受外来物理、化学等刺激的损伤。针灸可以改善胃黏膜血流,保护胃黏膜。针灸能抑制胃黏液减少,增强胃壁屏障。在各种应激状态下,内皮素(ET)和 NO 共同对胃黏膜血流进行平衡调节,进而影响胃黏膜的损伤和修复。研究发现,针刺对胃黏膜保护作用的主要效应分子是 NO。针刺可以抑制脂质过氧化对胃黏膜的损害,促进氧自由基的清除,起到保护胃黏膜的作用;还能抑制肾上腺素能神经对肾上腺素的释放,也抑制嗜铬细胞对 5-HT 的释放,使儿茶酚胺减低,有利于加强黏膜屏障机制。

3. 调节胃动力

针刺的传入冲动到达中枢脑干的孤束核等特定结构,激活肽能神经和神经递质,其传出冲动可激活外周肠神经系统 P 物质、胃泌素(GAS)、胃动素(MTL)等肽能神经元,启动胃肠收缩活动,增强胃黏膜细胞的保护作用。

(六)预后

一般大部分慢性浅表性胃炎和单纯轻度慢性萎缩性胃炎预后良好,但慢性萎缩性胃炎伴有病理检查上的结肠型上皮化生或不典型增生者,属于癌前病变,如不积极治疗,容易诱变为胃癌。因此,要动态观察,高度重视,定期做胃镜复查。一般的慢性萎缩性胃炎 3 年复查 1 次,有不完全性结肠型肠上皮化生伴轻度不典型增生者 1 年 1 次,伴中度不典型增生者 3 个月 1 次,伴重度不典型增生者(癌变率 10% 以上)应视为癌变,可予手术切除治疗。患者忌烟戒酒,少饮浓茶咖啡,少进食辛辣、过热和粗糙食物;胃酸过低和有胆汁反流者,宜多吃瘦肉、禽肉、鱼、奶类等高蛋白低脂肪饮食;避免服用对胃有刺激性的药物;缓解精神紧张,保持乐观情绪,提高免疫功能,增强抗病能力;注意劳逸结合,适当锻炼身体。目前已认识到慢性胃炎与幽门螺杆菌感染有关,必要时配合药物治疗。

七、原发性高血压

原发性高血压,又称高血压病,可分为原发性和继发性 2 种。继发性高血压是由其他疾病,如肾、内分泌、颅内病变等因素引起的一种症状,不是一种独立的疾病;原发性高血压以体循环动脉血压增高为主要临床特征,并伴有血管、心、脑、肾等组织器官病理性改变的全身性疾病。

按照世界卫生组织(WHO)建议使用的血压标准是:凡正常成年人收缩压应 $\leq$ 140mmHg(18.6kPa),舒张压 $\leq$ 90mmHg(12kPa)。如果成年人收缩压 $\geq$ 140mmHg,

舒张压≥90mmHg,则定为高血压;如血压值位于两者之间,亦即收缩压在130～139mmHg,舒张压在85～89mmHg,则属临界高血压。血压升高后,经排除继发性高血压,以及伴发的头痛、头晕、耳鸣、健忘、失眠、心悸等症状后,即可诊断为原发性高血压。

西医学认为,原发性高血压的发病与中枢神经系统及内分泌、体液调节紊乱等有关,还与年龄、职业、环境、肥胖、高血脂、嗜酒、吸烟等有关。

严重的高血压患者可出现眼底动脉变窄、视网膜出血、左心室肥大或心力衰竭、肾衰竭、脑出血等危重症状。

该病在中医学属"头痛""眩晕"等病证范畴,认为皆由内伤虚损、肝肾阴虚、肝阳上亢、肝风内扰、饮食不节、情志失调等所致。

(一)灸疗取穴

1. 主穴

涌泉、百会、曲池、足三里、悬钟。

2. 配穴

头痛眩晕加风池,失眠多梦加太冲、安眠,耳鸣眼花加肝俞、肾俞,心慌、心悸加内关。

(二)灸疗方法

1. 温和灸

(1)每穴施灸15～20min,每日1～2次,15次为1个疗程。

(2)施灸穴位分8组,第1组取中脘、足三里(双),第2组取环跳(双)、阳陵泉(双),第3组取风市(双)、申脉(双),第4组取肩髃(双)、曲池(双),第5组取风池(双)、绝骨(双),第6组取身柱、阳交、三阴交(双),第7组取委中(双)、照海(双),第8组取百会、哑门、列缺(双)。上述前7组穴位每日灸1组,循环灸5d后,加灸第8组穴位。

2. 隔姜灸

取艾炷如黄豆或枣核大,每穴施灸5～7壮,每日或隔日1次,10～15次为1个疗程。

3. 无瘢痕灸

取艾炷如麦粒大,每穴施灸3～5壮,每日或隔日1次,10次为1个疗程。

4. 瘢痕灸

取艾炷如麦粒大,灸至起小水疱为度。次日若灸疮未发,则在原来的穴位上重新施灸,直至发灸疮为止,待灸疱痊愈后再施灸。限灸足三里、悬钟。

5. 艾炷灸

(1)取足三里、绝骨,两足两穴交替使用(即左取足三里,右则取绝骨),用米粒样艾炷在上述两穴做直接施灸,待每穴施灸7壮后,用胶布封固,促进灸疮的形成。待灸疮形成后,每日更换1次胶布,灸疮周围用75%乙醇棉球消毒,灸疮处用干棉球吸干。每隔30d施灸1次,8次为1个疗程。第2个疗程分季节施灸,即在"二分、二至、四立"(春分、秋分、冬至、夏至、立春、立秋、立夏、立冬)期间施灸。主治原发性高血压。

(2)先灸足三里,后灸悬钟(绝骨)。每次取1穴(双侧),两穴轮换交替使用,每穴施灸1～3壮,1～7d施灸2次,10次为1个疗程,疗程间相隔1～2个月。主治原发性高血压。

(3)取涌泉、石门、足三里、绝骨、内关、丰隆、气海、肝俞、太溪、三阴交、太冲、阴陵泉。根据临床辨证结果,每次选3～5穴,每穴施灸3～5壮,每日1～2次,10d为1个疗程。主治高血压虚证。

(4)取足三里、绝骨等穴,每穴用艾炷施灸3～5壮。每日1次,7次为1个疗程。

6.雀啄灸

取百会,采用艾条雀啄灸法,从远处向百会接近,患者感觉发烫为1壮,然后将艾条提起,再从远端向百会接近,同样患者感觉发烫为1壮。如此反复10次为10壮,2壮之间间隔片刻,以免起疱。主治虚性2级、3级期原发性高血压,肝火上炎型禁用。

7.药物灸

(1)取吴茱萸15～30g,研细末,用食醋适量调成糊状,睡前敷灸于两侧涌泉,外用纱布包扎,胶布固定。每日换药1次,轻症1次即可,重症可连用3～5次。

(2)取丰隆、足三里、曲池、中脘、关元、肾俞、肝俞、膈俞,每次选2～4穴。再取甘遂、延胡索、细辛、黄芩、吴茱萸、蜈蚣、白芥子各适量(原方未注明剂量),共研细末,贮瓶备用。用时取药末少许,以生姜汁调制成糊状敷灸于所取的穴位上,每次敷灸4～24h,以局部皮肤有蚁行感或痒感、灼热感为度。部分患者穴位皮肤可起水疱,水疱小者让其自行消散,大者可用消毒纱布固定,以防感染。每日1次,30d为1个疗程。

(3)取吴茱萸、川芎各等份,研细末后,敷灸于神阙,外用麝香止痛膏固定,3d换药1次。

(4)取桃仁20g,杏仁24g,夏枯草20g,水蛭6g,栀子6g,白胡椒1g,上药共研细末,分成6包,每日用1包,用醋调成糊状,每晚临睡前敷灸于双侧涌泉,次晨取下。此后每晚复行上法操作。

(5)取吴茱萸(胆汁制)500g,龙胆草醇提取物6g,硫黄50g,白矾(醋制)100g,朱砂50g,环戊噻嗪17.5mg。上药共研细末,装瓶备用。用时,每取药末200mg左右,倒入神阙内,棉球覆盖,胶布固定。每周换药1次,至愈为度。具有降火、化痰、镇静、安神的功用,主治高血压头痛、头晕等症。

(6)取桃仁、杏仁各12g,栀子3g,胡椒7粒,糯米14粒,共捣烂,加鸡蛋清1枚调成糊状,分3次备用。每晚临睡前取药糊敷灸于两侧涌泉,外以纱布包扎固定,晨起除去不用。每夜1次,每次敷灸一足,两足交替敷灸,6次为1个疗程。3d测量1次血压。敷灸处出现青紫色无妨。具有降压止晕的功用,主治高血压。

(7)取蓖麻仁50g,吴茱萸、附子各20g。上药共研细末,加生姜150g,共捣如泥状,再加冰片10g和匀,调成膏状,备用。每晚取药膏敷灸于两侧涌泉,外以纱布包扎固定,每日换药1次,7次为1个疗程,连用3~4个疗程。敷药期间,停用其他降压药物。具有引火归原的功用,主治高血压。

(8)取肉桂、吴茱萸、磁石各等份,共研细末,密封备用。用时,取药末5g,用蜂蜜调匀,敷灸于两侧涌泉。阳亢者加太冲,阴阳不足者加足三里。每次用2穴,交替使用。外以胶布固定,并用艾条悬灸20min,每晚临睡前换药1次。具有引火归原,降压止晕的功用,主治高血压。

(9)取白花蛇3条,蜈蚣9条,蝉蜕、地龙各9g,土鳖虫、黄连、白芥子、延胡索各6g,葛根15g,甘遂、细辛、三七各3g,麝香1g,共研细末,装瓶备用。用时,取药末35g,以姜酊适量调成膏状,做成药饼7枚,其中心放少许麝香末,敷灸于双侧心俞、肝俞、肾俞、关元,外以塑料薄膜和纱布覆盖,胶布固定。每次敷灸8~12h,每日换药1次。具有搜风通络、降血压的功用。主治高血压。

(10)取吴茱萸(胆汁拌制)100g,龙胆草60g,土硫黄20g,朱砂15g,明矾30g,上药共研细末,用小蓟根汁适量调成糊状,备用。用时,取药糊10~15g,分别敷灸于神阙、涌泉(双),外以纱布覆盖,胶布固定,隔日换药1次。具有清热安神、导热下行的功用,主治高血压。

(11)取吴茱萸15g,川芎、桃仁各10g,山栀子6g,胡椒3g,共研细末,加生姜150g共捣烂如泥状,再加冰片10g同捣和匀,调成膏状,备用。用时,取药膏10g,敷灸于涌泉(两侧交替进行),外加包扎固定。每日换药1次,10次为1个疗程。具有活血化瘀、温肾降逆、导热下行的功用,主治高血压头痛、眩晕。治疗期间,可停用其他降压药物。

8.综合灸

(1)主穴取涌泉。配穴,阳亢者配太冲,阴阳俱虚者配足三里。每次贴2穴,各穴轮换交替使用。取肉桂、吴茱萸、磁石各等份,共研为细末,每次用药末5g,以蜂蜜调制成药饼敷灸。每晚临睡前换药1次,外用胶布固定,再取艾卷薰灸20min。主治各型原发性高血压。

(2)①肝阳上亢型,取风池、肝俞、行间、侠溪、太冲,每次选2~4穴,施以艾条温和灸或温针灸,每穴10～20min,每日1次或2d1次,5～10次为1个疗程。②肾精不足型,取百会、肾俞、三阴交、太溪、涌泉,每次选2～3穴,施以艾炷麦粒灸,每穴3～5壮,2d1次,3次为1个疗程;或采用艾条温和灸,每穴10min,每日1次或2d1次,10次为1个疗程。③痰浊阻逆型,取内关、丰隆、中脘、阴陵泉,每次选2～4穴,施以艾炷隔姜(或山楂片)灸,每穴5～7壮;或以艾条温和灸,每穴10min,每日1次或2d1次,5次为1个疗程。④各种类型高血压,取足三里、绝骨,施以艾炷瘢痕灸,用麦粒大艾炷灸3～7壮,以穴位起小疱为度。灸毕,贴小块胶布以促发灸疮,待灸疮痊愈后可再做灸治。

(3)①肝郁化火型,治宜疏肝解郁,平肝降火。施以泻法:艾炷非化脓灸百会穴4～7壮,肝俞或胆俞穴4～6壮,期门4～6壮,太冲4～8壮,阳陵泉5～8壮。施以蒜泥灸法:太冲灸5～10min,阳陵泉灸5～10min,外关灸10min。②痰湿内蕴型,治宜健脾化痰。施以补法:艾炷非化脓灸百会5～9壮,大椎3～5壮,中脘(或上脘)3～7壮,足三里(或丰隆)3～9壮,脾(胃)俞3～5壮。施以蒜泥灸法(敷灸法):公孙5～10min,内关10min,外关10min,大椎5～10min。③气血亏虚型,治宜健脾安神,益气养血。施以补法:艾炷非化脓灸百会5～9壮,足三里3～9壮,膈俞3～7壮,气海3～5壮,血海3～9壮。施以艾条温灸:足三里10min,膈俞5～10min,气海(或关元)5～10min,血海10min。④肝肾阴虚型,治宜滋肝补肾。肾俞3～5壮,肝俞3～5壮,太溪1～3壮。

(4)防治高血压,可采用:①艾炷瘢痕灸:取足三里、悬钟,采用中等艾炷,直接放在穴位上施灸,每穴2～3壮,灸后形成灸疮,产生无菌性化脓刺激,1个月左右灸疮结痂脱落后形成瘢痕。不仅有明显的降压作用,还可改善血液黏稠度,对大小血管有扩张作用。②艾炷麦粒灸:多用于气血虚弱型,取百会穴,采用"轻灸",即灸壮少的灸法。特别是初灸者,可仅灸3壮,待血压渐降后,再增加壮数以巩固疗效切不可加壮过多,如增加壮数而血压上升者,应予减少壮数,每日1次或2d1次。③艾条温和灸:取足三里、曲池,每穴施灸10～15min,每日1次,10次为1个疗程。该法适用面广,可用于各种证型。

(5)主穴取百会、风池、足三里、涌泉。辨证配穴,肝阳上亢型配太冲、肝俞,痰浊壅盛型配中脘、脾俞,阴虚阳亢型配三阴交、太溪,清阳不升、阴阳两虚型者配肾俞、关元。每次选2～3对穴位,采用艾条雀啄灸、回旋灸或其他灸具施灸,每次每穴施灸3～5min,每日1次,10次为1个疗程。也可单独取百会或涌泉。将点燃的艾条向百会或涌泉接近,当患者感觉发烫时提起,然后再将艾条从远处接近百会或涌泉,如此反复施灸20～30min,每日2次,10d为1个疗程。

(6)主穴取涌泉、百会、曲池、足三里、悬钟。配穴,头痛、头晕者加风池,失眠多梦者加太冲、安眠,耳鸣眼花者加肝俞、肾俞,心慌者加内关。①温和灸:每穴施灸

15~20min,每日1~2次,15次为1个疗程。②隔姜灸:取艾炷如黄豆或枣核样大,每穴施灸5~7壮,每日1次或2d 1次,10~15次为1个疗程。③无瘢痕灸:取艾炷如麦粒大,每穴施灸3~5壮,每日1次或2d 1次,10次为1个疗程。④瘢痕灸:取艾炷如麦粒大,灸至起一小水疱为度,次日若灸疱未发,则在原穴上再灸,至发灸疱为止,待灸疱痊愈后再施灸。适用于灸足三里、悬钟。⑤药物灸:取吴茱萸、食醋各适量,并将吴茱萸研为细末,取15~30g,用食醋适量调成糊状,睡前敷于两侧涌泉,用纱布包扎,胶布固定。每日换药1次。轻症者敷灸1次即可,重症者可连用3~5次。

(7)①取双侧足三里。采用化脓灸法,每3个月施灸1次,直至血压正常。②取氯氮䓬2.5mg、氢氯噻嗪(双氢克尿塞)5mg、地巴唑4mg、利血平0.06g、硫酸胍生1mg、淀粉25mg,混合后共研为细面,贮瓶备用。敷灸时,先将肚脐用温水洗净拭干,取药面100mg敷上,上盖以软纸片、棉球,按紧,用胶布固定。7d换药1次。

注意事项:①敷灸时,如遇皮肤过敏应停止使用;②灸疗对血压有一定的控制作用,但并不能完全控制,必要时需服用降压药物,防止高血压危象的出现;③原发性高血压患者应注意低钠饮食,少食油腻,多食蔬菜水果,适当进行体育锻炼,以改善高血压的症状。

9.综合疗法

艾灸配合耳穴贴压:采用艾条悬灸百会,以感觉烫热为1壮,每次灸10壮,每日1次。配合采用王不留行贴压耳穴心、神门、肝、肾、内分泌、额、枕等穴,每次取4~5穴,7d调换1次,5周为1个疗程。主治原发性高血压。

10.灯火灸

治宜平肝潜阳,健脾祛湿。主穴取曲池、太冲、足三里、风池。配穴,肝阳上亢加肝俞,阴虚阳亢加太溪、三阴交,痰湿壅盛加丰隆、阴陵泉,头痛加印堂、太阳,失眠加神门、三阴交,心悸或胸闷加内关。施以阴灯灼灸术,每穴1壮,每日1次,10次为1个疗程。

八、冠心病

冠心病是冠状动脉性心脏病的简称,包括冠状动脉粥样硬化性心脏病和冠状动脉功能性改变(痉挛),亦称缺血性心脏病。西医分为稳定型和不稳定型心绞痛两类,是在冠状动脉固定性严重狭窄的基础上,由于心肌负荷增加引起心肌急剧的、暂时的缺血与缺氧的临床综合征。本病患者男性多于女性,多数患者年龄在40岁以上。

本病属中医"胸痹""心痛"范畴,是以胸闷心痛,甚则心痛彻背、短气喘息不得卧等为主症的心脉疾病,以中老年发病者居多,主要与实邪内侵、饮食不当、情志失调、年迈气虚有关。发病机理有虚、实2个方面:实为寒凝、气滞、血瘀、痰阻等痹阻胸阳,阻滞心脉;虚为心脾肝肾亏虚,心胸失养。

(一)辨病与辨证

1. 辨病

1)临床表现

主要症状是心绞痛,即心前压榨性、烧灼性疼痛,可以向左上肢内侧、左颈部、下颚、上腹部等部位放射,持续时间一般为数分钟,很少超过 30min。常见的诱因为用力、激动、劳累等,去除诱因或服用药物治疗后疼痛往往突然缓解。不稳定型心绞痛的诱因不明。其他症状包括胸闷、乏力、心慌等。急性心肌梗死的疼痛往往十分剧烈,并持续较长时间。

2)临床分型

(1)心绞痛型:分为稳定型和不稳定型2类。稳定型心绞痛主要指劳力性心绞痛,其诱因明确,与用力、激动、劳累有关,病情相对稳定;不稳定型心绞痛包括初发性心绞痛、卧位性心绞痛、夜间心绞痛、变异性心绞痛、心肌梗死后心绞痛。

(2)心肌梗死型:根据累及心肌程度,分为穿壁性心肌梗死和心内膜下心肌梗死;根据病程,可以分为急性心肌梗死和陈旧性心肌梗死(发病后 3 个月)。

(3)无症状型(隐匿型):有明确心肌缺血的实验室表现和冠心病危险因素,但没有临床症状。

(4)心力衰竭和心律失常型。

(5)心源性猝死。

2. 辨证

(1)心血瘀阻:心胸阵痛,如刺如绞,固定不移,入夜为甚,伴有胸闷心悸,面色晦暗。舌质紫暗或有瘀斑,舌下络脉青紫,脉沉涩或结代。

(2)寒凝心脉:心胸痛如缩窄,遇寒而作,形寒肢冷,胸闷心悸,甚则喘息不得卧。舌质淡,苔白滑,脉沉细或弦紧。

(3)痰浊内阻:心胸窒闷或如物压,气短喘促,多形体肥胖,肢体沉重,脘痞,痰多口黏。舌苔浊腻,脉滑。痰浊化热则心痛如灼,心烦口干,痰多黄稠,大便秘结。舌红,苔黄腻,脉滑数。

(4)心气虚弱:心胸隐痛,反复发作,胸闷气短,动则喘息,心悸易汗,倦怠懒言,面色㿠白。舌淡暗或有齿痕,苔薄白,脉弱或结代。

(5)心肾阴虚:心胸隐痛,久发不愈,心悸盗汗,心烦少寐,腰酸膝软,耳鸣头晕,气短乏力。舌红,脉细数。

(6)心肾阳虚：胸闷气短，遇寒则痛，心痛彻背，形寒肢冷，动则气喘，心悸汗出，不能平卧，腰酸乏力，面浮足肿。舌淡胖，苔白，脉沉细或脉微欲绝。

(二)针灸治疗及选穴原则

1.治疗原则

本病以疏调心气、活血通络为基本治疗原则，应先治其标，后顾其本。祛邪治标常以活血化瘀、泻浊豁痰为主，扶正固本常用温阳补气、益气养阴、滋阴益肾为法。

2.选穴原则

在选穴上可根据心主血脉、心包代心受邪等理论和具体证型选穴。选穴原则如下。

(1)局部选穴：可在胸背部选取穴位，如心俞、厥阴俞、巨阙、膻中等。

(2)规律选穴：根据经脉所过，主治所及。心经"起于心中，出属心系"，可选神门、通里以活血通络止痛；心包经"起于胸中，出属心包络"，可选心包经郄穴郄门以缓急止痛，选络穴内关以通络止痛；肾经络心，注胸中，可选太溪以滋肾阴，使水火相济；脾经"注心中"，可选三阴交以益气补血。

(3)辨证取穴：心血瘀阻，加膈俞以祛瘀通络；寒凝心脉，加气海、关元以温阳散寒；痰浊内阻，加太渊、丰隆以蠲化痰浊；心气虚弱，加足三里、太溪以滋阴益气；心肾阴虚，加肾俞、太溪、三阴交以滋阴益肾；心肾阳虚，加关元、足三里、脾俞以益气温阳。

(三)推荐针灸处方

1.推荐处方1

治法：调理心气，活血通络。

主穴：膻中、心俞、内关、大陵。

配穴：血瘀，加膈俞、血海、地机；痰浊，加阴陵泉、丰隆；气虚，加气海；血虚、阴虚，加三阴交、足三里。

操作：内关穴行较强的捻转泻法，持续行针1～3min，余穴均常规操作。

2.推荐处方2

治法：活血化瘀，通络止痛。

主穴：心俞、巨阙、膈俞、膻中、阴郄、内关。

配穴：寒凝心脉，加厥阴俞；痰浊内阻，加中脘、丰隆；心气虚弱，加神门、气海；心肾阴虚，加三阴交、太溪；心肾阳虚，加肾俞、命门。舌紫暗，加中冲、少冲。

操作：均用泻法，常规操作。

(四)针灸疗效及影响因素

冠心病的类型比较复杂,一般而言,总体上可分为发作期和缓解期。不论在发作期还是缓解期,针灸都有一定的疗效,但从实际情况看,冠心病的针灸治疗难以作为主要的治疗方法,只能作为辅助治疗方法。从文献报道看,针灸对冠心病的胸闷、心悸等症状有明显的改善作用。

1. 病情

心肌缺血后不久,电镜下表现为心肌纤维肌浆水肿、轻度的线粒体肿胀和糖原减少,是可逆性损伤,此时针刺可改善心肌缺血,促进因缺氧而受到损伤的线粒体嵴结构恢复。另外,针刺对急性期心肌缺血引起的低排高阻等心脏血流动力学的紊乱有明显的调整作用,因此病情初期,病程短及在急性期进行针刺治疗者能取得较好疗效;病程长,心肌出现形态上的变化等,针灸只能起到部分的改善症状的作用,疗效较差。

2. 人格因素

有研究表明,不同人格类型的冠心病患者其针刺效应和疗效按照由好到差的顺序排列,依次为多血质、胆汁质、黏液质、抑郁质,说明针灸疗效与患者的人格因素密切相关。

(五)针灸治疗的环节和机制

1. 舒张冠状动脉

针刺通过舒张冠状动脉,增加冠脉的侧支循环,增加冠状动脉血流量,增加心肌供氧量,提高心肌组织对缺血损伤的代偿能力,能调整心律,增强心脏的泵功能,并扩张微动静脉,减轻血细胞聚集,使血流速度加快,降低心肌前后负荷,减少心肌耗氧量,对冠心病心绞痛的预防和治疗有一定的作用。研究认为,针刺具有调整 TXB_2、6-酮-前列腺素 $F_1\alpha$ 的作用,可缓解冠状动脉痉挛和闭塞,增加冠脉血流量,缓解冠心病心绞痛。

2. 中枢机制

研究证明,针刺内关穴可兴奋正中神经Ⅱ、Ⅲ类纤维,能明显抑制实验性心肌缺血反应,心电图 ST 段缺血性改变恢复良好。进一步的实验表明,内关穴的传入冲动可调整视前区-下丘脑前区、下丘脑后区、孤束核与杏仁核等处单位放电因急性心肌缺血所致的变化。

3. 调节心律

实验证明,电针内关、间使穴,可明显抑制肾上腺素能 β 受体激动剂异丙肾上腺素和胆碱能受体阻断剂阿托品诱发缺血性复灌注心律失常的发生。

4. 减轻氧自由基损伤

针刺可能通过迅速增高超氧化物歧化酶(SOD)、全血谷胱甘肽过氧化酶

(GSH-Px)的活力,增强内源性氧自由基清除系统的功能,从而减轻氧自由基的损伤作用。这可能是针刺治疗冠心病,改善心肌缺血、缺氧状态的疗效机制之一。

(六)预后

本病长期的预后取决于冠脉病变的数目,有无左心衰竭也是重要的决定因素。左室收缩功能通常用射血功能及左室收缩末期和舒张末期容量比表示。当左心衰同时伴有主要冠脉病变或多个冠脉的严重病变时,其预后不良。左主干病变5年的生存率大约是45%。因解剖分布的原因,左前降支病变是最重要的单支血管病变的信号,有此病变的患者长期预后比右冠状动脉或回旋支单支血管病变的患者差。冠心病患者往往因情绪波动和精神刺激而反复发作和加重,因此,避免精神刺激非常重要,患者应保持恬静乐观的心态。忌暴饮暴食,少食肥甘,禁食辛辣;适当多吃些蔬菜、水果,保持大便通畅;睡眠应充足,注意气候变化,劳逸适度。如出现心痛剧烈,汗出肢冷,脉沉细或结代,多见于急性心肌梗死等,应争分夺秒采取综合及时的抢救措施。

第二节 外科疾病针灸治疗

一、乳腺增生病

乳腺增生病又称乳腺结构紊乱,是乳腺导管和小叶在结构上的退行性和进行性病变,以乳房胀痛、肿块为主要特点。本病的发生机理是由于女性激素代谢障碍,尤其是雌、孕激素比例失调,使乳腺实质增生过度和复旧不全或部分乳腺实质成分中女性激素受体的质和量异常,使乳房各部分的增生程度参差不齐。发病年龄集中于20~50岁,45~50岁达高峰,50岁以后发病率急剧下降。本病从病理上可分为囊性增生和小叶实质增生。前者是乳腺间质的良性增生,可发生于腺管周围并伴有大小不等的囊肿形成,也可发生在腺管内表现为乳头样增生,伴乳管囊性扩张。

乳腺增生病属中医学"乳癖"范畴,认为多因情志内伤,冲任失调,痰瘀凝结而成。乳房为肝胃二经所司,足太阴脾经循其腋侧。情志不舒,肝失条达,气机阻滞,气血为之逆乱;肝郁抑脾,水湿失运,痰湿阻滞乳络而成肿块。冲任二脉,上为乳汁,下为月水,冲任二脉隶属肝肾,久病、多产、堕胎或房事不节,损及肝肾,冲任失调,则经络失养而成痼疾,下则经水逆乱,上则痰凝乳络,遂成乳癖。

(一)辨病与辨证

1.辨病

(1)临床表现为一侧或双侧乳房出现单个或多个肿块,伴有周期性或无规律间歇性乳腺胀痛、触痛,且多与情绪及月经周期有明显关系,一般月经来潮前 1 周左右症状加重,行经后肿块的疼痛明显减轻,连续 3 个月不能自行缓解。

(2)查体可触及乳腺内单个或多个颗粒样、条索状结节或区域性增厚,质韧,多位于外上方,结节与周围组织不粘连,可被推动,常有轻度触痛,腋下淋巴结不大。

(3)辅助检查:①近红外乳腺扫描,主要表现为乳腺有散在或片状灰影,血管边缘模糊不清;②B超内部有高低不等回声及结构、韧带变化;③钼靶 X 线摄片的主要改变是灰影、结构和钙化点的变化。

2.辨证

(1)肝郁气滞:乳房胀痛,肿块随喜怒消长,伴急躁易怒,胸闷胁胀,心烦口苦,善太息,经行不畅。舌淡,苔白,脉弦。

(2)痰湿阻络:乳房肿块坚实,胸闷不舒,伴恶心欲呕,头重身重。舌淡,苔白腻,脉滑。

(3)冲任失调:乳房肿块疼痛,月经前加重、经后缓减,伴神疲倦怠,腰酸乏力,经血量少、色淡。舌淡,苔白,脉沉细。

(二)针灸治疗及选穴原则

1.治疗原则

本病以疏肝理气、消瘀散结为基本治疗原则。

2.选穴原则

在选穴上,可根据乳房属肝,乳头属胃,以及冲任上为乳汁、下为月事等理论进行。具体选穴原则如下。

(1)局部选穴:可选膻中、屋翳、乳根、肩井等穴。

(2)根据基本病机选穴:本病属肝、胃经病,与冲任、脾经密切相关,因此,可选肝经期门、太冲,胃经足三里、内庭,脾经三阴交、血海,任脉关元、气海,冲脉可选与其相通的公孙。

(3)辨证选穴:肝郁痰凝,选肝俞、脾俞、期门、中脘、丰隆、阴陵泉等;冲任失调,选肾俞、肝俞、关元、公孙、三阴交、太溪。

3.耳针

耳针可选取内分泌、胸、乳腺、肝、胃,中度刺激或用王不留行籽贴压。

(三)治疗

1.古籍记载(乳核、肿痛)

(1)取穴:乳根、地五会、天牖、灵道、足三里、足临泣、少泽、阿是穴。

(2)操作:每次取2～4个穴,针刺得气后用泻法或平补平泻法,针15～20min或应用灸法,着肤无瘢痕灸,每穴14壮。阿是穴用隔木香饼灸。

(3)古方选辑:

《针灸资生经·卷七》记载:"乳根疗乳痛。……梁丘、地五会治乳肿。天牖:主乳肿。"

《普济方·卷四百二十四》记载:"治乳肿。穴足临泣。"

《外科理例·卷四》记载:"一妇久郁,右乳内结三核,年余不消,朝寒暮热,饮食不甘,此乳岩也……更以木香饼灸之。"

《类经图翼》记载:"乳痈、乳疽、乳岩、乳气、乳毒、侵囊(近膻中者是):肩髃、灵道(二七壮)、温溜(小人七壮、大人二七壮)、足三里、条口、下巨虚(各二七壮)。"

《神灸经纶·卷四》记载:"乳肿。少泽、临泣。"

2.现代方法

1)体针(之一)

(1)取穴。

主穴:阿是穴,可选屋翳、膻中、期门、合谷、天宗、肩井、肝俞、乳根。

配穴:肝郁气滞加太冲,冲任失调去合谷加太溪、肾俞,气血双虚去合谷加足三里、脾俞,胸闷胁胀加膻中,月经不调加三阴交,带下异常加带脉。

阿是穴:乳房肿块。

(2)治法。阿是穴,每次必取,每次加主穴1组,2组交替轮用;据症酌加配穴。操作:阿是穴,用围刺法。常规消毒穴区,取(0.25～0.30)mm×(25～40)mm之毫针5根,先在肿块中央刺1针,与皮肤垂直,以刺到中心为宜。其余4根针用围刺法与皮肤呈45°角向病灶中心斜刺。其围刺顺序为:将肿块视作圆形,分为12个点。第1次刺3、6、9、12四点,第2次刺2、5、8、11四点,第3次刺1、4、7、10四点,第4～6次与第1～3次相同。每次针刺时应稍避开上次针孔,针孔排列成圆形。针刺得气后,行平补平泻手法,留针。余穴针法:屋翳穴针刺呈25°角,向外刺入1.5寸,膻中穴向下平刺1.5寸,常规消毒穴区,取(0.25～0.30)mm×(25～40)mm之毫针5根,先在肿块中央刺1针,与皮肤垂直,以刺到中心为宜。其余4根针用围刺法与皮肤呈45°角向病灶中心斜刺。其围刺顺序为:将肿块视作圆形,分为12个点。肩井穴针尖向前平刺1寸,天宗穴针尖呈25°角向外下方刺入1.5寸,肾俞向脊柱方向斜刺1～1.5寸,均以得气为度。再行捻转补法或平补平泻法,频率为

120r/min,幅度为 180°。其他穴位按腧穴一般操作法。获得针感后,用提插结合小捻转手法,用泻法及平补平泻法。留针 20～30min,留针期间用同一手法行针 2次。每日或隔日 1 次,10～14 次为 1 个疗程,疗程间隔 3～5d。经期一般停针。

2)耳针

(1)取穴。

主穴:乳腺、内分泌、肝、肾。

配穴:神门、交感、皮质下、子宫。

乳腺穴位置:对耳轮部,与屏上切迹同一水平处(即胸穴)下方。

(2)治法。主穴皆取,配穴酌加。病变在单侧者,针一侧耳,两耳交替;病变在双侧者,两耳均取。耳穴探得敏感点后,即速刺入,待有胀痛等得气感后留针。留针时间 2～3h。亦可用耳穴贴压法:先将耳郭用 75% 的酒精棉球消毒,用探棒在所选穴位区域找敏感点,用 0.5cm×0.5cm 的胶布,将王不留行籽贴于敏感点上,嘱患者每日自行按压 3～4 次,每次 4～5min,至耳郭有胀痛发热的感觉为佳。每次一侧耳,二耳交替。针刺每日 1 次,10 次为 1 个疗程,疗程间隔 3～5d;耳压于月经前 15d 开始治疗,每隔 3～5d 换贴 1 次,连续 3 个月经周期为 1 个疗程。一般要 1～4 个疗程。

在治疗期间可配合服用下方:柴胡、青皮、海藻、白芍各 15g,香附、夏枯草各 20g,淫羊藿、山慈姑、当归、炮穿山甲各 10g,甘草、鹿角霜各 5g,水煎分早晚 2 次服,每日 1 剂。1 个月为 1 个疗程,经期停药,连用 3 个疗程。

平时要保持心情舒畅,避免精神刺激及过度劳累。

3)电针

(1)取穴。

主穴:分 2 组,分别为膻中、屋翳、乳根、气户、关元、期门、天枢,肩井、天宗、肺俞、膈俞、肝俞、脾俞、支沟。

配穴:太冲、太溪、足三里、气海、三阴交。

(2)治法。以主穴为主,2 组穴位交替选用;酌加配穴。针第 1 组穴,令患者仰卧,腘窝部垫毛毯,双肘放松置于床面,双手置于腹股沟部,使身体放松;针第 2 组穴时患者俯卧,上胸部和脚踝处各垫一毛毯使全身放松。针刺时,选取 0.30mm×(25～40)mm 的针灸针,胸部穴位顺着经脉循行方向平刺 2～2.5cm;腹部穴直刺达肌层有胀感后可稍退出。其中,屋翳穴针体呈 15°角向外平刺 1.5 寸或刺向乳房,膻中穴向下平刺 1 寸或向患侧乳房平刺,肩井穴从后向前平刺 1.5 寸,天宗穴向外下方平刺 1.5 寸,乳根穴向上平刺入乳房。其他穴位均按常规刺法进行。针刺得气后接通电针仪,电极分别连接于胸腹部的屋翳、乳根(或气户、天枢),背部的肩井、天宗。注意一组电极不可跨接在左右两侧穴位上,选连续波,频率 60 次/s 或用疏密波。电量以患者耐受为度,每次通电 20~30min。每日 1 次,24 次为 1 个疗程,疗程结束 2 周后开始第 2 个疗程。

4) 穴位埋植

(1) 取穴。

主穴:中、气海、气户、足三里、大椎、肺俞、期门、阳陵泉、肩井、肝俞、天枢、关元、丰隆、膈俞、脾俞、合谷、太冲、支沟、三阴交。

配穴:肝俞、膻中、阳陵泉、三阴交、足三里、丰隆。

(2) 治法。

器械:将 2/0、4/0 号胶原蛋白铬制医用羊肠线按无菌操作方法剪成 1~2cm 线段,分别浸泡在 75%乙醇中,1d 后可用;将直径 0.45mm、0.35mm 的针灸针剪去针尖作为针芯,分别穿入 9 号、7 号一次性注射针头的尾部做成简易埋线针。亦可用市售注线针具。

操作:一般仅用主穴,如效不佳,改用配穴。主穴注线,前 3 次每周 1 次,后 3 次隔周 1 次,依次取前 3 组穴,后 3 次间隔周即第 5、第 7 周时分别取后 2 组穴位。配穴,每次均取。

安尔碘常规消毒穴位,按穴位深浅及患者胖瘦选取不同长度肠线,前 3 组穴注入 2/0 肠线,后 2 组穴注入 4/0 肠线。用无菌眼科镊(一人一镊)将肠线装入埋线针前端。注线时要绷紧皮肤,快速刺入肌层行提插捻转,得气后用针芯将羊肠线推入穴位中。其中,胸部穴位顺着经脉循行方向平刺 2~2.5cm 后将肠线注入皮下,腹部穴位直刺达肌层注入肠线,背部穴位天宗直刺、肩井由后向前平刺、背俞穴针尖斜向脊柱方向刺入 2~2.5cm 后注入肠线,四肢穴位直刺 1.2cm 有酸胀重等针感后注入肠线,肠线不得露出皮肤,出针后用消毒干棉球压盖针孔,并用蝶形胶布固定。6h 后可去除干棉球淋浴,不影响日常生活。

主穴 1 个疗程共 8 次,配穴 1 个月治疗 1 次。3 次为 1 个疗程。疗程结束 2 周后开始第 2 个疗程。月经来潮时停止治疗,月经干净 1d 后按原定选穴次序继续治疗。

5) 穴位敷贴

(1) 取穴。

主穴:膻中、乳根、期门、阿是穴。

配穴:屋翳、天池、膏肓、膈俞、风门、肝俞。

阿是穴位置:病灶区。

(2) 治法:敷药制备。①乳增宁贴膏:主要成分为九香虫、白附子、延胡索、橘核、皂角刺、香附等 13 味中药的药渣,置于多功能提取罐内,水提、醇沉后,将药物均匀涂于胶布上晾干,制成 3cm×3cm 贴膏,每片贴膏含生药 5g。②贴膏方:炮穿山甲15g,姜黄50g,急性子50g,天葵子50g,乳香50g,朱砂莲50g,透骨草50g,金果榄50g,威灵仙50g,大蜈蚣20条,研细末备用。用蜂蜜调和药末呈泥状,放在小方块形胶布中央,贴敷穴位。

操作:上述二方任取其一。一般只贴敷主穴,效不显时加用或改用配穴,穴位宜交替轮用。可直接贴敷于穴区,每日1次,每次贴敷24h后换贴。也可在严格消毒穴区后,先用中粗火针烧至针尖红白后,在阿是穴(肿块)四周向肿块中央斜刺,然后在肿块中央直刺,每次点刺4~5针,4d1次。敷贴以1个月为1个疗程,治疗3个疗程。

6)艾灸

(1)取穴。

主穴:①中(患侧)、足三里,②膻中、屋翳、乳根、阿是穴。

配穴:太冲、气海、太溪。

(2)治法。以主穴为主,效不显时加配穴。第1组主穴和配穴用艾条灸,每次灸20~40min。肝郁气滞者,以患者感局部舒适为宜,灸时可略短;冲任不调者,火力要足,灸时要长,灸后患者感胸内发热及下肢有热困感为佳。主穴第2组用隔姜灸法,每穴灸3壮。每日灸治1次,10次为1个疗程。停灸3d,继续下1个疗程。

7)针灸

(1)取穴。

主穴:膻中、屋翳、乳根、少泽、足三里、肩井、天宗。

配穴:肝火上炎者配双侧行间、阳陵泉,肝肾阴虚者配双侧肝俞、肾俞、太溪,气血双亏者配气海和双侧脾俞、肾俞,冲任不固者配关元和双侧三阴交、合谷。

(2)治法:主穴为主,据症加用配穴。患者仰卧位,针刺穴位常规消毒。针具为0.25mm×40mm毫针,长度根据穴位而定。取膻中穴向脐方向平刺1.0寸,以有麻胀感为度;取患侧乳根穴向乳头方向斜刺1.0~1.2寸,以乳房有胀痛感为度;取屋翳穴向乳头方向斜刺1.0~1.2寸,以乳房有酸胀感为度。以上3穴针刺后均用太乙艾条雀啄灸10min。取少泽穴浅刺0.1寸,肩井穴从后向前平刺1.2寸,天宗穴向外下方平刺1.2寸。以上3穴均采用平补平泻法。配穴操作:针刺深度以常规为宜。行间、阳陵泉用泻法,肝俞、肾俞用平补平泻法,太溪用补法,关元、三阴交温针灸15~20min,合谷用平补平泻法,气海用温针灸15~20min,脾俞、肾俞用平补平泻法。每日1次,10d为1个疗程,疗程间休息5d,治疗2个疗程观察疗效,月经期停止针灸。

8)挑治

(1)取穴。

主穴:肩井。

配穴:至阳。

(2)治法:取患侧肩井穴,双侧病变取双侧。常规消毒后,先以0.5%利多卡因注射液局部浸润麻醉,在皮下注射形成直径约1cm的皮丘,然后用手术刀片纵向切开一长2～3mm、深2～3mm的切口,以消过毒的三棱针探入穴内,挑出白色的皮下纤维,用手术刀片一一划断,挑尽为止。创口出血,不必止血,任其自凝。若血色紫黑或流出黄白色液体,可于穴上加罐拔吸,至恶血流尽为止。术后不必缝合,以消毒纱布敷盖创口即可。约1/3患者至阳穴附近会出现红色反应点,可依上法同样处理。嘱患者3d内创口局部勿近水,少吃刺激性强的食物。每隔10d治疗1次,3次为1个疗程,一般需2个疗程以上。

9)圆利针

(1)取穴。

主穴:灵台透至阳、天宗、乳根。

配穴:三阴交。

(2)治法:主穴均取,配穴酌加。天宗和乳根取患侧,如双侧患病取双侧。令患者取俯卧位,局部皮肤常规消毒后,取0.8mm×40mm圆利针,从灵台穴进针,沿皮下透刺至阳,并做扇形摆动,继刺天宗穴,深至肩胛骨骨面,再采用"合谷刺"法,向不同方向进行鸡爪式透刺。刺乳根穴时,令患者转取仰卧位,医者左手上托患乳,右手持针,快速垂直进针至皮下浅筋膜层,一般进针3.0mm,继可将针体与皮肤呈15°～30°角推进入皮下至针身约2/3后,针尖朝向增生部位,做90°～180°扇形摆动2～3个回合,以医者手感空松、患者无酸麻胀痛等感觉为宜;三阴交直刺20mm,以得气为度。以上诸穴均不留针,7d 1次,3次为1个疗程。月经期间停止治疗。

(四)针灸疗效及影响因素

针灸对内分泌有良性调节作用,临床实践表明,本病大部分患者经过针灸治疗可获临床治愈。但本病有反复发作的情况,复发时针灸治疗依然有很好疗效。现代医学认为,本病的发生与卵巢功能失调有关,可能是黄体素与雌激素比例不平衡所致。中医学认为,多由于情志不遂导致肝气郁滞、痰凝气滞淤积乳房,胃络不通所致。针刺治疗原则是疏肝解郁,调理冲任,行气止痛,针灸可调节机体内分泌,促进纤维组织的新陈代谢,恢复正常的组织结构。从临床看,乳腺增生病在病理形态上可分为囊性增生和小叶增生。文献报道认为,针刺治疗小叶增生疗效优于囊性增生,是因为小叶增生是乳腺腺泡增生,而囊性增生是间质或腺管增生,腺泡增生的消退要易于腺管及间质的增生。如果乳腺增生患者乳痛发生与月经周期呈规律性消长,针灸疗效好;反之,针灸疗效较差。

关于本病的针灸治疗和研究以陕西中医学院郭诚杰教授领导的课题组工作最为突出，他们的治疗经验是将穴位分为2组，1组为胸组，包括乳根、屋翳、肩井、足三里；一组为背组，包括肝俞、胃俞，2组穴位交替使用。另外，根据著者体会，屋翳和乳根加用电针刺激是非常重要的因素，这与乳房针感差、不能很好做手法有关。电刺激对缓解乳房胀痛非常有效。

(五)针灸治疗的环节和机制

乳腺增生病的发生是由于下丘脑-垂体-卵巢性腺轴功能调节紊乱所致，其主要是由于卵巢分泌的雌激素，尤其是雌二醇异常增多，孕酮分泌不足或相对减少引起。有研究发现，垂体分泌过量的催乳素也是乳腺增生病发生的重要因素。一方面，催乳素可以与乳腺上皮细胞上的催乳素受体结合，直接刺激乳腺组织，促使腺泡增生，同时又可调控雌二醇和孕酮，抑制黄体期卵巢孕酮的分泌，促使雌二醇的合成；另一方面雌二醇又能促进催乳素的分泌，如此恶性循环，形成乳腺增生。根据以上发病机理，针刺治疗本病的环节和机制可概括为以下2个方面。

1.调节内分泌

针灸对下丘脑-垂体-性腺轴功能失调具有良性调节作用，可使体内分泌量较高的雌二醇恢复至正常水平，并提高孕酮和睾酮的分泌量，降低催乳素水平，减少对促卵泡成熟激素的拮抗作用，恢复卵巢功能，从而纠正内分泌紊乱，抑制增生细胞复制，使增生的乳腺组织恢复正常。

2.调节血液循环

有研究认为，针刺可以有效减少乳腺增生病病变区域的血流信号，加快病灶周围正常组织的血流速度，降低血流的阻力指数，改善正常乳腺组织的血液循环；也可减轻病灶区腺体组织的灰阶度和密度，改变乳腺组织的血管数目和形状，起到抑制乳腺增生的作用。

(六)预后

本病具有一定的自限性和反复性，可在结婚、生育、哺乳后症状明显改善或消失，绝经后能自愈。针灸对于乳腺增生病具有较好的治疗效果，通过治疗可使乳房的肿块缩小或消失，但本病有2%～3%的恶性变，因此须定期检查，尤其是单侧性、病变范围局限者更应引起重视，排除癌变。患者应注意日常生活的调护，要正确认识病情，消除紧张、烦躁及恐惧心理，劳逸结合，多参加体育运动，增强体质。

二、前列腺增生症

前列腺增生症又称前列腺肥大症，是一种老年男性的常见病，是引起中老年男性排尿障碍原因中最为常见的良性疾病。发病年龄大多在50岁以后，随着年龄增长,其发病率也在不断升高。前列腺增生症主要表现为组织学上的前列腺间质和腺体成分的增生,解剖学上的前列腺增大、下尿路症状为主的临床症状,以及尿流动力学上的膀胱出口梗阻。前列腺增生的发病必须具备年龄的增长及有功能的睾丸2个重要条件,但其发生的具体机制尚不明确,可能由于上皮、间质细胞的增殖和细胞凋亡的平衡性破坏引起,相关的因素包括雄激素及其与雌激素的相互作用、前列腺间质-腺上皮细胞的相互作用、生长因子、炎症细胞、神经递质及遗传因素等。前列腺增生的症状可以分为2类,一类是因增生前列腺阻塞尿路产生的梗阻性症状,如尿频、排尿无力、尿线变细或尿滴沥、血尿、尿潴留;另一类是因尿路梗阻引起的并发症。梗阻的并发症主要有感染、肾盂积水、尿毒症等。另外,由于前列腺增生致患者排尿困难,腹压增高,也可引起或加重痔疮、疝气等疾病。

前列腺增生属中医"精癃"范畴。中医学认为,本病是由各种原因导致精室肿大,膀胱气化失司所致。肾为先天之本,主生殖发育,司二便;膀胱气化,主排尿;本病的病机关键为肾元亏虚,精室气血不调,气血瘀阻,精室肿大,压迫尿道,产生癃闭。因此,肾与膀胱气化不利是导致本病的主要原因。另外,本病与三焦、肺、脾也有一定关系。

(一)辨病与辨证

1.辨病

50岁以上男性曾有尿频,尤其夜尿次数增多,渐有排尿困难,余尿不尽,严重时尿闭,需考虑前列腺增生。直肠指检多数患者可触到增大的前列腺,表面光滑,质韧,有弹性,边缘清楚,中间沟变浅或消失;经腹壁B超扫描可清晰显示前列腺体积大小,增生腺体是否突入膀胱,还可以测定膀胱残余尿量。一般认为,残余尿量超过60mL即提示逼尿肌已处于失代偿状态。前列腺特异性抗原(PSA)检查是鉴别前列腺癌的重要指标之一。尿流率测定是了解患者排尿情况最好的无创性检查,但它不能区分排尿异常的原因。

采用国际前列腺症状评分(IPSS)及生活质量评分(QOL)可定量描述患者下尿路症状(LUTS)的严重程度,并可作为选择治疗方式及疗效判断的参考。注意有无尿血、尿路感染、膀胱结石及肾功能损害等合并症存在,这些合并症的出现常提示病情较重,需积极治疗。

2.辨证

(1)肺热失宣:小便不畅或点滴不通。兼见咽干,口燥,胸闷,呼吸不利,咳嗽咳痰。舌质红,苔薄黄,脉滑数。

(2)湿热下注:尿少黄赤,尿频涩痛,点滴不畅,甚至尿闭,小腹胀满。口渴不欲饮,发热或大便秘结。舌质红,苔黄腻,脉数。

(3)中气下陷:小腹坠胀,小便欲解不爽,尿失禁或夜间遗尿。精神倦怠,少气懒言。古质淡,苔薄白,脉濡细。

(4)肾阴亏虚:小便频数不爽,淋漓不尽。伴有头晕目眩,腰酸膝软,失眠多梦,咽干。舌红,苔黄,脉细数。

(5)肾阳虚损:排尿无力,失禁或遗尿,点滴不尽。面色㿠白,神倦畏寒,腰膝酸软无力,手足不温。舌质淡,苔白,脉沉细。

(6)气滞血瘀:小便努则方出或点滴全无,会阴、小腹胀痛,偶有血尿或血精。舌质紫暗或有瘀斑,苔白或黄,脉沉弦或细涩。

(二)针灸治疗及选穴原则

1.治疗原则

本病以活血化瘀、益肾利尿为基本治疗原则。

2.选穴原则

在选穴上根据肾主生殖、司二便,肾与膀胱相表里等理论选择相关穴位。具体选穴原则如下。

(1)局部选穴:根据"腧穴所在,主治所在"的规律从局部选穴,局部可选会阴、曲骨、中极、关元、次髎、秩边、会阳及腰部夹脊穴等。

(2)辨证选穴:肺热失宣,选肺俞、曲池、尺泽、委中、大椎、少商、鱼际等;湿热下注,选中极、水道、次髎、阴陵泉、三阴交等;中气下陷,选脾俞、胃俞、足三里、三阴交、百会等;肾阴亏虚,加肾俞、太溪、三阴交、照海、水泉等;肾阳虚损,选肾俞、命门、腰阳关、神阙、关元、太溪等;气滞血瘀,选肝俞、膈俞、期门、内关、合谷、血海、太冲等。

(三)治疗

1.古籍记载

(1)取穴:关元、阴陵泉、小肠俞、行间、大敦、曲泉、神阙。

(2)操作:每次取3～4个穴,以针刺为主,关元针后加灸,采取平补平泻法,留针15～20min。大敦用灸法,着肤灸3壮。神阙,用食盐适量,炒热放温,垫满脐眼,以艾炷灸7壮。

(3)古方选辑:

《灵枢·癫狂》记载:"内闭不得溲,刺足少阴、太阳与骶上,以长针。"

《针灸甲乙经·卷之九》记载:"癃,遗溺,鼠鼷痛,小便难而白,期门主之。"

《备急千金要方·卷十九》记载:"男子小便浊难,灸肾俞百壮。"

《外台秘要·卷三十九》记载:"中髎,男子小便难。"

《针灸资生经·卷三》记载:"淋癃:关元、阴陵泉,主肾病,不可俯仰,气癃。"

《丹溪心法·淋》记载:"灸法:治小便淋涩不通,用食盐不以多少,炒热放温垫脐中,却以艾灸七壮,即通。"

《神应经·阴疝小便门》记载:"淋癃:曲泉、然谷、阴陵泉、行间、大敦、小肠俞、涌泉、气门。"

2.现代方法

1)电针

(1)取穴。

主穴:分2组,分别为中极、关元、三阴交,会阴旁穴(或肛周穴)。

配穴:曲骨、肾俞。

会阴旁穴位置:会阴穴旁开1寸。

肛周穴位置:肛门周围3点钟及12点钟处。

(2)治法:以主穴为主,每次1组,2组交替轮用。如为尿潴留,加曲骨,体虚者加肾俞。中极、关元直刺1.5~2寸,促使针感向会阴部放散。如为尿潴留,中极透曲骨穴,均留针30~60min。中极穴留针期间,可采用电针法,接韩氏电针仪。将输出电极的两端分别夹在中极和关元穴处的针柄上,慢慢旋动输出旋钮,选择频率为2/100Hz的疏密波,刺激强度以患者能耐受为度(1~3V)。三阴交直刺1~1.5寸,行雀啄术,待出现酸麻感后,留针30~50min。肾俞用艾条灸15~20min,至局部出现红晕为宜。会阴旁穴或肛周穴,针前以戴有橡皮手套或指套的左手食指伸入肛门,触及前列腺为引导,右手执针刺入肥大的前列腺,深达2~2.5寸,均进2针(会阴旁穴为双穴同进,肛周穴分别为3点钟和12点钟处进),接通电针仪,频率100次/min,强度以患者可耐受为度,通电30~40min。每日1次,15次为1个疗程,间隔7d,再做下一个疗程治疗。

2)芒针

(1)取穴。

主穴:秩边、中极。

配穴:印堂、上星、百会。

(2)治法:主穴均取,配穴酌加。患者先俯卧于治疗床上,常规消毒局部皮肤,使用0.38mm×125mm之毫针,针尖与皮肤呈30°角刺入秩边,均斜透向对侧水道穴,进针深度75~90mm,以针感向会阴部或生殖器放散为佳。行中等幅度提插捻转1min,留针20min,其间每隔4min做小幅度提插捻转1min,强度以患者能忍受为宜。起针完毕,嘱患者仰卧位,局部消毒后,取0.38mm×75mm之毫针,操作者左手食指切压在中极穴位旁,毫针尖与皮肤约呈75°角向下迅速刺入穴位,进针50~65mm,行雀啄术手法,促使针感放射至会阴即停止操作,留针。中极穴留针期间,可采用电针法,接韩氏电针仪:输出电极的一端夹在中极穴处的针柄上,另一端夹于一侧耳垂,慢慢旋动输出旋钮,选择频率为2/100Hz的疏密波,刺激强度以患者能耐受为度(1～3V)。亦可改用温针法,将2cm长艾段点燃插在针柄上,灸2壮。继针配穴,采用平补平泻手法。上法均留针20min。每周治疗3次,1个月为1个疗程。疗程间停针5d,一般2个疗程后观察疗效。

3)穴位磁疗

(1)取穴。

主穴:①中极、关元、水道,②中髎俞、委阳、会阴旁穴。

配穴:脾肾阳虚者加命门,肾阴虚者加太溪,中气不足者加足三里,湿热下注者加阴陵泉,痰凝瘀阻者加丰隆、血海。

(2)治法:每次取1组主穴,2组交替。第1组主穴,令患者仰卧于床,定准穴位。用3mT、直径2cm、厚1cm的磁片放在穴位上。接触皮肤面用75%酒精常规消毒,朝上一面接高效电磁疗机电极,用2cm×6cm医用胶布固定,用强密波(150～180Hz)持续治疗30min,每10min调整电磁强度1次,以患者耐受为度。第2组穴,常规消毒后,取长针直刺中髎俞深达5～7寸,以患者下腹部、外阴部及龟头部有酸、麻、胀、抽为准;取0.30mm×(60～70)mm之毫针,针尖向会阴深部方向斜刺1.5～2寸,针尖可刺入前列腺腺体,至患者在前列腺、睾丸及会阴部有针感后,在左右侧针柄上分别放置直径为1cm、厚度为0.2cm、强度为2mT的N极和S极磁片各1块,再用脉冲电治疗仪输出线终端的小鱼夹固定,以频率70～80次/min,疏密波的电脉冲刺激。其他穴位不加磁片和电脉冲,按常规针刺方法操作,虚证用补法,虚中夹实用平补平泻法。每次30min,每日治疗1次,10次为1个疗程,2疗程间休息3～7d,共观察3个疗程。

4)穴位敷贴

(1)取穴:神阙。

(2)治法:将神阙局部用盐水洗净,轻轻按摩使局部微红且有热感,再用酒精消毒,然后用金匮肾气丸之1/2丸,制成铜钱大小药饼外敷神阙穴,上盖生姜片,用黄豆大小之艾炷放在姜片上灸,连灸6壮。灸毕,去姜片,纱布外包药饼,胶布固定即可。嘱患者回家后每晚临睡前自行艾条灸该药饼10～15min,每3d换药1次,6次为1个疗程。

5)针灸

(1)取穴:关元,三阴交;肾俞,次髎,太溪。

(2)治法:每次取1组穴,2组穴位交替应用,穴位均取。第1组穴,取仰卧位,用0.30mm×40mm之毫针,关元穴直刺0.8～1.2寸,得气后行平补平泻法,后退针至皮下,向中极穴透刺,得气后行平补平泻法;三阴交穴直刺0.5～1寸,得气后亦行平补平泻法。均留针20min,每隔5min运针1次。取针后,用2段长约5cm的艾条点燃,放入艾灸盒内,置于关元至中极穴区,温灸15～20min,至局部皮肤潮红。第2组穴,取俯卧位,肾俞穴用0.25mm×25mm之毫针直刺0.5～0.8寸,次髎穴用0.30mm×50mm之毫针直刺1～2寸,太溪穴用1.5寸毫针直刺0.5～1寸。上穴得气后行平补平泻法,均留针20min,每隔5min运针1次。取针后,用2段长约5cm的艾条点燃,放入艾灸盒内,横置于双侧肾俞穴温灸15～20min,至局部皮肤潮红。尿血患者暂不用灸,尿血消失后可以灸。每日针灸1次,10次为1个疗程,疗程间停针3～4d,再行下个疗程治疗。一般需治疗3个疗程。

(四)针灸疗效及影响因素

前列腺增生的男性约有50%有中度到重度下尿路症状,因此,保守治疗阶段主要针对排尿困难,但各种方法疗效均有限,最终均需通过手术解决。临床实践表明,针灸对排尿困难有一定的改善作用,但疗效也仅仅是临时缓解,难以发挥实质性的治疗意义。因此,针灸可作为一种辅助治疗方法,缓解症状。

大量的文献都肯定了针灸可明显改善患者的排尿不畅和会阴部的坠胀感。一般而言,当出现尿频时是本病的最初症状,是前列腺充血刺激所引起,夜间较显著,出现此症时是针灸治疗的最佳时间。随着梗阻的加重,会进一步出现排尿困难,此时针灸治疗也有较好疗效,但远不及前者;梗阻严重时会出现尿潴留,针灸疗效较差。继发于前列腺增生的上尿路改变,如肾积水及肾功能损害的主要原因是膀胱高压所致尿潴留及输尿管反流,应及时采用手术治疗,非针灸所能解决。

1.梗阻程度和年龄

组织学上前列腺的发病率随年龄的增长而增加,通常发生在40岁以后,到60岁时大于50%,80岁时高达83%。与组织学表现相类似,随着年龄的增长,排尿困难等症状也随之增加。大约有50%组织学诊断前列腺增生的男性有中度到重度下尿路症状。因此,年龄越大,增生和梗阻程度越严重,针灸疗效越差。

2.穴位选择和刺法

由于前列腺和膀胱机能受腰骶部神经支配,因此在治疗时应选择腰骶部的穴位,而且适当进行深刺,加强刺激量以提高疗效,如深刺秩边穴,要求针感向会阴部放射。

(五)针灸治疗的环节和机制

1.神经调节

前列腺间质中的平滑肌及前列腺尿道周围组织受肾上腺素能神经、胆碱能神经或其他酶类递质神经支配,其中以肾上腺素能神经起主要作用。在前列腺和膀胱颈部有丰富的G受体,尤其是α1受体,激活这种肾上腺素能受体可以明显降低前列腺尿道阻力。因此,调节肾上腺素能神经的功能状态对于治疗前列腺增生引起的下尿路症状具有非常关键的作用,针刺可能具有抑制肾上腺能神经的作用,减低前列腺尿道阻力,缓解排尿异常。

2.调节内分泌

前列腺的增生可能与性激素的平衡失调有关,针刺可降低血清睾酮,促进雌二醇的生成,改善前列腺增生的病理变化。研究发现,针刺可使升高的血清睾酮的水平基本恢复正常,减轻其对前列腺的刺激;可使升高的血管内皮素水平回降到正常,缓解膀胱颈口及前尿道的痉挛,改善患者的尿路症状。

(六)预后

前列腺增生症是老年男性的常见病,随着我国人口老龄化和生活水平的提高,前列腺增生的发病率呈明显上升趋势。由于前列腺的部位与解剖结构的特殊性,口服药物难以进入前列腺发挥作用,针刺有一定的疗效。前列腺增生的治疗越早越好,如果出现严重排尿梗阻现象,应考虑手术切除。大部分患者通过积极治疗,可控制症状。本病的预后取决于梗阻的程度、病变发展的速度及是否合并感染和结石,而不在于前列腺本身的增生程度。如果前列腺增生未引起梗阻或轻度梗阻时可全无症状,对健康亦无影响。

三、落枕

落枕又称"失枕""失颈",是颈部突然发生疼痛、活动受限的一种病证,主要指急性单纯性颈项强痛、活动受限。西医学认为,本病是各种原因导致颈部肌肉痉挛所致,常因睡眠姿势不正,枕头过高或过低,或颈部过度扭转使颈项部一侧的肌群在较长时间内处于过度伸展状态,以致发生痉挛。本病病位在颈项部经筋,与督脉、手足太阳和足少阳经密切相关。基本病机是颈部筋络受损,筋络拘急,气血阻滞不通,不通而痛。

(一)辨证要点

临床主要根据疼痛的部位、性质及发病原因等进行辨证。

1.主症

颈项强痛,活动受限,项背部或颈肩部压痛明显。

2.辨经络

项背部强痛,低头加重,项背部压痛明显为病在督脉与太阳经;颈肩部疼痛,头部歪向患侧,颈肩部压痛明显为病在少阳经。

(二)针灸治疗及选穴原则

1.治疗原则

本病以祛风散寒、疏调经筋、活血止痛为基本治疗原则。

2.选穴原则

在选穴上以局部阿是穴和远端取穴相结合,具体选穴原则如下。

(1)局部选穴:按照《内经》"在筋守筋"的原则从局部选穴,如选局部阿是穴。一般落枕最多发生于$C_{2\sim3}$,因为该段椎体间有椎间盘组织结构的开始节段,其上方是属于颅椎关节组合结构,其下方直接连接与之结构相同的颈椎群体,因此它就成为两者之间的过渡地带,为首先具有椎间盘结构的活动关节。因此,通常在$C_{2\sim3}$部位有明显的压痛点。在局部选取经穴,督脉"入络脑,还出别下项""并于脊里,上至风府,入属于脑",督之络"挟膂上项,散头上",故可选大椎疏通头项部位的经气以治疗落枕。膀胱经"从巅入络脑,还出别下项,循肩膊内",经别"从膂上出于项",因此,天柱穴可疏通经气治疗落枕。也常在局部或邻近选择风池、肩井等经穴。

(2)循经选穴:根据"经脉所过,主治所及"的规律循经从远端选穴。小肠经"从缺盆循颈,上颊",经筋"上绕肩胛,循颈出走太阳之前,结于耳后完骨",因此,可选后溪、支正、肩外俞穴从远端疏导颈项部的经气。胆经"下耳后,循颈行手少阳之前,至肩上",故选悬钟穴从远端疏导项背部的经气。另外,尽管落枕穴为经外奇穴,但其与手阳经关系密切,是远端选穴治疗落枕的特效穴。

(三)推荐针灸处方

1.推荐处方 1

治法:调气活血,舒筋通络。

主穴:外劳宫、阿是穴、肩井、后溪、悬钟。

配穴:风寒证,加风池、合谷;瘀滞证,加内关;肩痛,加肩髃、外关;背痛,加天宗。

操作:毫针泻法。先刺远端穴外劳宫(落枕)、后溪、悬钟,持续捻转,嘱患者慢慢活动颈项,一般疼痛可立即缓解。再针局部的腧穴,阿是穴风寒证加灸法,瘀滞证可加拔罐。

2.推荐处方 2

治法:舒筋活血,通络止痛。

主穴:天柱、阿是穴、外劳宫。

配穴:督脉、足太阳经证,加后溪、昆仑;手足少阳经证,加肩井、外关。

操作:先刺远端穴外劳宫,持续捻转行针,同时嘱患者慢慢活动颈项,一般疼痛即可缓解。再针局部腧穴。若有感受风寒史,颈部穴位可加艾灸;若由颈项部过度扭转所致,可点刺出血,加拔罐。

(四)针灸疗效及影响因素

本病系头颈过度屈曲或过度伸展而致关节肌肉受损,颈部肌肉紧张、僵硬感,活动受限。大量的临床报道证实,针灸治疗落枕有非常好的疗效,一般1~2次可治愈,是目前治疗本病的首选方法。

1.病因

如果落枕是由单纯的风寒所致,则颈项部肌肉的损伤较轻,由此导致的肌肉反射性挛缩也比较轻,针灸治疗的效果就比较好;如果由睡眠的姿势(如枕头过高)所致,颈项部肌肉长时间地处于不正确的牵拉状态,肌肉的损伤相对于风寒所致的要重些,由此所致的肌肉反射性挛缩较重,针灸治疗的时间要稍长些;如果患者有颈椎病的基础,尤其是西医的颈性颈椎病,属韧带关节囊型颈椎病,由于椎间盘退行性改变,椎体的松动与不稳而引起颈椎局部的内外平滑失调及颈肌防御性痉挛,急性发作时也被称为"落枕",但这种落枕针灸治疗的疗程相对要长,针刺也只是暂时消除疼痛的症状而已,常常会反复发作。

2.病情的严重程度

如果落枕时颈项部肌肉僵硬严重,即肌肉挛缩较重,有明显的条索或块状,并有向肩背臂部的放射性痛,表明病情较严重,针灸需要稍长的时间。

3.刺灸法

针灸治疗疾病,针刺的操作手法是关系到疗效非常重要的环节,因此从总体上而言,本因素对所有治疗的疾病都会影响疗效,但对本病而言意义更加重要,故有必要单列出来以提醒医师。有经验的针灸师在治疗本病时,首先远端选穴,采用强烈的泻法使患者把注意力集中到针刺部位,而把其对颈项部痛的注意移开,即中医的"移神止痛"法,这样患者会马上改变颈项部有意识地侧向病侧的姿势,同时嘱患者正常活动颈项,可使痉挛的肌肉立即松解。然后再选局部的穴位进行针刺治疗,操作的手法要适当地重些,使局部产生较强的酸麻感,并可配合刺络拔罐等,这样效果会很好,否则,尽管有疗效,但效果会差。

(五)针灸治疗的环节和机制

1.止痛作用

针灸可通过促进人体分泌内源性镇痛物质或对疼痛部位的痛觉传入进行减弱或拮抗,提高人体痛阈等达到止痛作用。

2.松弛肌肉痉挛

针灸可通过神经-肌肉反射性调节,使颈项局部长时间地处于不正确的牵拉或风寒所致的肌肉痉挛得到缓解,这是改善落枕症状的最主要机理之一,同时也是止痛的重要原因。肌肉痉挛后对局部的血管形成压力,对微循环产生不良影响,微循环的不良又加重了局部肌肉的损伤和水肿,因此,松弛肌肉可解除局部血管受压,改善微循环状态。

3.改善微循环

针灸可调节微血管功能,促进局部的血液循环,增加血流量,一方面有利于输送局部堆积的代谢产物和致痛物质,另一方面可改善受损肌肉水肿的消散和吸收,提供营养,促进代谢和肌肉的修复。

(六)预后

落枕的预后良好,轻者不经治疗,4~5d可自愈,重者可延至数周不愈。如果频繁发作,尤其是中老年人反复出现落枕时,应考虑颈椎病;如果单纯由感受风寒、睡眠姿势不正引起,一般治疗1次,2~3d可痊愈;如果以颈椎病为基础病,针刺也可起到良好的治疗作用,但治疗的疗程较长,常需要1~3周才能消除症状,且常反复发作;如果局部筋结明显,肌肉僵硬严重,治疗时间也会延长。睡眠时应注意枕头的高低要适度,避免受风寒。

第三节 妇产科疾病针灸治疗

一、月经不调

月经不调,是指月经周期、经期、经量、经质发生异常改变的一种妇科常见疾病。临床表现为经期提前或错后、经量或多或少、经色鲜红或淡红、经质清稀或赤稠,并伴见心悸、头晕、心烦易怒,失眠、小腹胀满、腰酸腿痛、精神疲惫等症状。大多数患者是由素体虚弱,内分泌失调而致病。

西医学认为,月经受腺垂体和卵巢内分泌激素的调节,而呈现有规律的周期性子宫腔出血表现。如下丘脑-垂体-卵巢三者之间的动态关系失去平衡,则导致其功能异常。

中医学认为,该病可因气滞、寒凝、血热、肾虚不固、脾虚失统及愤怒郁结、思虑过度等,损伤肝、脾、冲、任四脉而致。

(一)辨病与辨证

1.辨病

以月经周期、经期、经量、经色、经质等发生异常为主症者,均属于中医学的月经不调。月经不调的原因较多,临床应针对病因进一步诊断。功能性月经不调主要见于功能失调性子宫出血的排卵性月经失调。

(1)黄体功能不足:月经周期缩短,月经频发,有时月经周期虽在正常范围内,但患者不易受孕或易在早孕时流产。妇科检查生殖器官在正常范围内,基础体温双相型,但排卵后体温上升缓慢,上升幅度偏低,升高时间仅维持 9～10d 即下降,子宫内膜显示分泌反应不良。

(2)子宫内膜不规则脱落:月经间隔时间正常,但经期延长达 9～10d,且出血量多;基础体温双相型,但下降缓慢。诊断性刮宫在月经期第 5～6 天进行,内膜切片检查仍能见到呈分泌反应的内膜,且与出血期及增生期内膜并存。

2.辨证

1)月经周期异常

(1)月经先期(经早):以月经周期提前 7d 以上,甚至半月余一行,连续 2 个月经周期以上为主症。兼见月经质稀色淡,神疲乏力,气短懒言,小腹空坠,纳少便溏,舌质淡,脉弱,为气不摄血;月经量多,色红质黏,夹有小血块,烦热口渴,尿黄便干,舌质红,苔黄,脉滑数,为血热内扰。

(2)月经后期(经迟):以月经周期超过 35d,连续 2 个月经周期以上为主症。兼见月经量少,色暗有血块,小腹冷痛,得热减轻,畏寒肢冷,苔白,脉沉紧,为血寒凝滞;月经量少,色淡无块,小腹隐痛,头晕眼花,心悸少寐,面色萎黄,舌质淡红,脉细弱,为脾虚血亏;月经量少,色暗红或有小血块,小腹胀痛或胸胁胀痛,脉弦,为肝郁气滞。

(3)月经先后无定期(经乱):以月经周期或前或后,均逾 7d 以上,并连续 3 个月经周期以上为主症。兼见月经量或多或少,色紫红有块,经行不畅,胸胁及小腹胀痛,脘闷不舒,时叹息,苔薄白或薄黄,脉弦,为肝气郁滞;月经量少,色淡暗,质稀,神疲乏力,腰骶酸痛,头晕耳鸣,舌淡,苔少,脉细尺弱,为肾气不足。

2)月经量异常

(1)月经过多(经多):以月经周期基本正常,经量明显增多,在 80mL 以上或时间超过 7d 为主症。兼见经色淡红,质清稀或面色苍白,气短懒言,肢软无力或小腹空坠,舌淡,脉细,为气不摄血;经色鲜红或深红,质稠黏或有小血块,常伴心烦口渴,尿黄便秘,舌质红,苔黄,脉细数,为阴虚血热。

(2)月经过少(经少):以月经周期基本正常,经量很少,不足 30mL,甚或点滴即净为主症。兼见月经色淡无块或伴头晕眼花,面色暗黄,胁痛烦躁,舌红,苔少,脉弦细,为肝血亏虚;月经色淡红或暗红,质稀,腰脊酸软,头晕耳鸣或小腹冷,夜尿多,舌质淡,脉弱或沉迟,为阳虚血寒;经色紫黑,有血块,小腹胀痛,拒按,血块排出后胀痛减轻,舌正常或紫暗或有瘀点,脉细弦涩,为血瘀胞络。

3)行经时间及经间期异常

(1)经期延长:以月经周期基本正常,行经时间超过 7d,甚或淋漓半月方净为主症。兼见经量多,色淡质稀,倦怠乏力,气短懒言,小腹空坠,面色苍白,舌淡,苔薄,脉缓弱,为气虚;经量少,色鲜红质稠,咽干口燥或见潮热颧红,手足心热,舌红,苔少,脉细数,为虚热;经量或多或少,色紫暗,有块,经行小腹疼痛,拒按,舌质紫暗或有瘀斑,脉弦涩,为血瘀。

(2)经间期出血:以2次月经中间,在周期的第12～16天出现规律性少量阴道出血,出血持续2～3d或数日为主症。兼见阴道出血量少或稍多,色鲜红,质稍稠,头晕腰酸,夜寐不宁,五心烦热,便艰尿黄,舌体偏小,质红,脉细数,为肾阴不足;阴道出血量稍多,色深红,质黏腻,无血块,平素带下量多色黄,小腹时痛,神疲乏力,胸闷烦躁,口苦咽干,小便短赤,舌红,苔黄腻,脉滑数或细弦,为湿热内蕴;阴道出血量少或多少不一,色紫黑或有血块,少腹胀痛或刺痛,情志抑郁,胸闷烦躁,舌质暗或有瘀斑,脉细弦,为血瘀胞络。

(二)针灸治疗及选穴原则

1.治疗原则

一般以通胞络、调经血为基本治疗原则。

2.选穴原则

在选穴上可根据肾主生殖、司月经,且月经与冲、任二脉密切相关,脾藏血,属脾络胃,乃后天之本,阳明经为多气多血之脉等理论,选取足少阴、足少阳、手足阳明和任脉穴为主。

(1)局部选穴:局部选取次髎、子宫、归来等穴,其趋势性能向胞宫,可疏导胞宫气血,加强调经作用。

(2)循经取穴:肾经贯脊属肾,主生殖,可选气穴、太溪益肾调经,治肾气不足之候;脾经属脾络胃,乃后天之本,可选三阴交、血海、足三里健脾益气,助生化之源;任主胞宫,可选中极穴调理经气。

(3)对症选穴:气血亏虚者,选足三里、膈俞、脾俞、气海、归来补益气血;肝肾不足者,选太溪、悬钟、肝俞、关元补益肝肾;瘀血阻滞者,选血海、关元、曲骨通络化瘀。

3.耳针

耳针选皮质下、内生殖器、内分泌、肾、肝、脾。每次选2～4穴,毫针刺用中等刺激或用耳穴贴压法。

4.皮肤针

在腰椎至尾椎、下腹部任脉、肾经、脾经、肝经循行线轻轻叩刺,以局部皮肤潮红为度。

(三)推荐针灸处方

1.推荐处方1

治法:通调胞络,调理经血。

主穴:次髎、子宫、三阴交、归来。

配穴:月经先期,加百会、气海。月经后期,实证加太冲、合谷;月经过多,加隐白、地机;月经过少,加足三里、关元、膈俞;虚证,加气海、关元、足三里;虚寒,加气海、命门;血热,加血海、大都、内庭。

操作:常规针刺。

2.推荐处方2(月经周期异常)

治法:调理冲任,益肾调经。

主穴:子宫、关元、三阴交、交信。

配穴:经早,气不摄血,加气海、足三里;血热内扰,加中极、行间。经迟,血寒凝滞,加归来、神阙;脾虚血亏,加归来、膈俞;肝郁气滞,加归来、太冲。经乱,肝郁气滞,加期门、太冲;肾气不足,加肾俞、太溪。

操作:于月经来潮前5～7d开始治疗,行经期间不停针,至月经结束为1个疗程。若经行时间不能掌握,可于月经干净之日起针灸,隔日1次,直到月经来潮。连续治疗3～5个月经周期。气不摄血,血寒凝滞,腹部穴及足三里可加灸法。肾气不足,关元、肾俞可加灸法,行间可点刺出血。

3.推荐处方3(月经量异常)

治法:调理冲任,调和经血。

主穴:子宫、气海、血海、三阴交。

配穴:经多,气不摄血,加百会、足三里;阴虚血热,加曲池、太溪。经少,肝血亏虚,加肝俞、膈俞;阳虚血寒,加命门、神阙;血瘀胞宫,加太冲、归来。

操作:于月经来潮前5～7d开始治疗。气不摄血,阳虚血寒,腹部穴及百会、命门、足三里可用灸法。

4.推荐处方4(行经时间及经间期异常)

治法:调理冲任,活血止血。

主穴:子宫、气海、足三里、断红、三阴交。

配穴:经期延长,气虚,加脾俞、关元;虚热,加曲池、太溪;血瘀,加血海、内关。经间期出血,肾阴不足,加肾俞、太溪;湿热内蕴,加中极、阴陵泉;血瘀胞络,加血海、太冲。

操作:于月经来潮前5～7d开始治疗。气虚者,气海、关元、足三里、脾俞可用灸法。

(四)针灸疗效及影响因素

非器质性原因导致的月经不调,不包括有明确西医诊断疾病中出现的月经不调,针灸有很好的调经作用,大部分可通过针灸达到临床控制甚至临床治愈。

1.病因病情

对于神经内分泌功能失调引起的月经不调,针灸可调节神经中枢,纠正内分泌紊乱,从而取得较好的疗效;对于器质性病变如慢性盆腔炎、子宫肌瘤、甲状腺、肾上腺或各种慢性疾病等引起的月经不调,应及早明确诊断,针对原发病因进行治疗,以免贻误病情。

2.治疗时机

月经不调临床表现为经期、经色、经量、经质的改变,因个体差异而临床症状不同,针灸治疗时应结合患者体质和病情综合考虑,选择恰当的治疗时机,有助于提高疗效。一般在月经来潮前 5~7d 开始治疗,行经期间停针。

(五)针灸治疗的环节和机制

针灸治疗月经不调的作用机理主要在于对神经内分泌系统的整体调节,纠正内分泌紊乱,改善下丘脑-垂体-性腺轴的功能状态,调节下丘脑促性腺激素释放激素、垂体尿促卵泡素、黄体生成素的水平,从而调节卵巢性激素的产生,使各个激素之间作用相互协调,机体内分泌环境重新达到平衡的状态。

环境及精神等外界因素可通过自主神经作用于盆丛神经引起月经不调。针灸对自主神经的调节亦可作用于盆丛神经,加之针刺局部可刺激盆丛神经、腰神经和交感干,调整子宫平滑肌的舒缩状态,实现对月经的良性调节。

肥胖是引起月经不调的常见原因,与肥胖者体内脂肪代谢、糖代谢异常及性激素分泌紊乱相关。针灸可改善循环,提高代谢水平,促使脂肪动员及代谢产物排出体外。体重减轻后,多数患者月经不调的症状可得到改善。

(六)预后

月经不调实际上是多种妇科病的一种表现,是中医的常用术语,目前西医有明确针对的月经病,大多会出现月经不调的症状,但是临床上有很多情况仅仅是功能性改变。如月经量改变出现的月经过多或过少,周期改变出现的经迟、经早、经乱,月经期行经延长等,西医并没有做出明确的诊断性疾病,中医则有更为详细的诊断。功能性月经不调早期治疗见效快,预后良好。病程长、症状重者,应在医生指导下服用激素,有其他器质性病变引起的月经不调,则应针对原发病因采取综合治疗措施。注意生活调养和经期卫生,如畅达情志、调节寒温、适当休息,忌食生冷和辛辣食物等。

二、痛经

痛经指妇女在月经期前后或月经期出现下腹疼痛、坠胀,伴腰部酸痛不适,甚至难以忍受,以致影响生活和工作质量者。痛经为妇科最常见的症状之一,约

50%的妇女有痛经,其中10%痛经严重。痛经分为原发性和继发性2类。原发性痛经是指生殖器官无器质性病变的痛经,占痛经的90%以上,主要是行经时子宫内膜前列腺素含量增高,引起子宫平滑肌过强收缩、血管挛缩,造成子宫缺血、缺氧的状态,增高的前列腺素进入血液还可引起心血管和消化道的一系列症状。无排卵的增生期子宫内膜因无孕酮刺激,所含前列腺素浓度很低,通常不发生痛经。继发性痛经系指由盆腔器质性疾病所引起的痛经。

中医学又称"经行腹痛",认为痛经多由情志不调,肝气郁结,血行受阻或经期受寒饮冷,坐卧湿地,冒雨涉水,寒湿之邪客于胞宫,气血运行不畅所致或由脾胃素虚或大病久病,气血虚弱或禀赋素虚,肝肾不足,精血亏虚,加之行经之后精血更虚,胞脉失养而发病。其病位在胞宫,与冲、任二脉及肝、肾二脏关系密切。寒湿凝滞或肝郁血瘀,冲任二脉气血不畅,胞宫血瘀,不通则痛;肾虚或气血不足,冲、任二脉气血失和,胞宫失养,不荣则痛。

(一)辨病与辨证

1.辨病

以行经前后或月经期出现下腹疼痛、坠胀为主症者,可诊断为痛经。临床应分清原发性和继发性。

(1)原发性痛经:青少年期常见,多在初潮后1~2年发病;疼痛多自月经来潮后开始,最早出现在经前12h,以行经第1天疼痛最剧烈,持续2~3d后缓解;疼痛常呈痉挛性,部位在下腹耻骨以上,可放射至腰骶部和大腿内侧;可伴恶心、呕吐、腹泻、头晕、乏力等症状,严重时面色发白、出冷汗;妇科检查无异常发现。

(2)继发性痛经:在初潮后数年方出现症状,大多有月经过多、不孕、放置宫内节育器或盆腔炎病史,妇科检查可发现引起痛经的器质性病变,如子宫内膜异位症、子宫腺肌病、盆腔炎或宫颈狭窄等,必要时行腹腔镜检查有助于鉴别诊断。

2.辨证

(1)实证:以经前或行经期小腹剧烈疼痛,痛处拒按,随月经周期而发作为主症。兼见小腹冷痛,可放射到股内侧及阴道和肛门,得热则舒,经血量少,色紫暗有血块,舌淡胖,苔白,脉沉紧,为寒凝血瘀;小腹胀痛,可放射到胸胁、乳房,经行不畅,经色紫暗有血块,块下后痛减,舌紫暗或有瘀斑,脉沉弦或涩,为气滞血瘀。

(2)虚证:以行经期或经后小腹、腰骶部绵绵隐痛,痛处喜按,随月经周期而发作为主症。兼见腰骶部隐痛,经行量少、色红,伴头晕耳鸣,舌淡,苔薄,脉沉细,为肾气亏损;小腹绵绵作痛,空坠不适,月经量少、色淡,伴神疲乏力,头晕眼花,心悸气短,舌淡,苔薄,脉细弱,为气血不足。

(二)灸疗取穴

1.主穴
地机、关元、三阴交。

2.配穴
疼痛拒按加合谷、中极,乳房胀痛加归来、太冲,腹痛剧烈加次髎,腹痛喜按加肾俞、气海。

(三)灸疗方法

1.温和灸
每穴施灸15～20min,每日1～2次,5次为1个疗程。于月经前5d开始施灸,灸至月经来潮,连灸3个月经周期。

2.隔姜灸
取艾炷如枣核大,每穴施灸5～7壮,每日1次,5次为1个疗程。

3.药物灸
(1)取肉桂10g,吴茱萸、茴香各20g。上药共研细末,用白酒适量炒热后,敷于神阙。冷后再炒、再灸,以不烫伤为度,连灸3d。下次月经来潮之前再灸3d。

(2)取神阙、关元、水道(双)、阳关、命门、三阴交(双)。再取皂角100g,白芥子、栀子各20g,芦荟、白芷、川乌、草乌、甘遂、红花、桃仁、杏仁、决明子、使君子各10g,细辛、白胡椒各5g,冰片2g。上药共研细末,密封干燥保存备用。用时,取药末适量用鲜姜汁调成膏状,摊于方形硬纸上,每块硬纸均5～8g,每次取6～8块,敷灸于穴位上,胶布固定,每次敷灸8～12h,贴3次为1个疗程。经前3～5d贴治或疼痛时贴治。

(3)取神阙、中极、次髎(双)、地机(双)。再取肉桂、细辛、吴茱萸、苍术、威灵仙、白鲜皮各30g,延胡索、香附、乳香、没药各15g,白芷、川芎各10g。上药共研细末,装瓶备用。用时,取药末(每穴3g)以陈醋调膏,摊于4cm×5cm的塑料薄膜或纱布上,敷灸于上述穴位上,外用胶布固定。每2d换药1次,连用3个月经周期,停药观察疗效。

4.太乙针灸
以取三阴交配关元或中极为主,酌配命门、肾俞、太溪、足三里、次髎等穴,每次选3～4穴。用加药艾条点燃其一端,以10层布包裹熨于选取的穴位上,若火熄冷却,则重新燃灸,连灸5～7次或在所灸的穴位上覆盖几层棉纸或布,再将点燃的艾条隔着纸或布,直接按在穴位上留置1～2s即可,每日施灸10次左右。以上两法可任意选用一种,在月经来潮时或来潮前1～2d施治,每日或隔日1次。

5.发疱灸
取斑蝥、白芥子各20g,研极细末,以50%二甲基亚砜调制成软膏状。用时取麦粒大一团,置于 2cm×2cm 的胶布中间,敷灸于中极或关元(两穴交替使用)。每逢经前 5d 贴第 1 次,一般贴 3h 揭去膏药,当时或稍后即出现水疱,逐渐增大隆起,常在 2～3d 逐渐干瘪结痂。1 个疗程后多可获显效。

6.热敏灸

按照热敏灸技术要点中"十六字技术要诀",对施灸部位与施灸剂量进行定位、定量规范操作。对穴位热敏高发部位关元、子宫、次髎、三阴交等穴区进行穴位热敏探查,并标记热敏穴位。

(1)关元、子宫穴进行三角范围温和灸,自觉热感透至腹腔并扩散至整个腹部,灸至热敏灸感消失为止。

(2)次髎进行双点温和灸,自觉热感深透至腹腔或扩散至腰部或向下肢传导,灸至热敏灸感消失为止。

(3)三阴交进行双点温和灸,部分的感传可直接到达腹部,如感传仍不能上传至腹部者,再取 1 支点燃的艾条放置于感传所达部位的近心端,进行温和灸,依次接力使感传到达腹部,最后将 2 支艾条分别固定于三阴交、腹部进行温和灸,灸至热敏灸感消失为止。每次选上述 2 组穴位,每日 1 次,自月经来潮前 3d 开始施治,连续 5 次为 1 个疗程,共治疗 3 个月经周期。主治原发性痛经。

7.灯火灸

(1)实证:治宜通调冲任,疏肝理气,化瘀止痛。主穴取中极、归来、承山、气海、次髎穴。配穴,肝气郁结加灸太冲,气滞血瘀加灸三阴交、血海。施以明灯爆灸术,每穴 1 壮,每日 1 次,直至症状消失。

(2)虚证:治宜温养冲任,补益气血。主穴取中极、关元、命门、足三里、次髎。配穴,肾阴虚加肾俞、三阴交,气血不足加脾俞、膈俞、胃俞。施以阴灯灼灸术,每穴 1～2 壮,每日 1 次,直至症状消失。

(四)针灸疗效及影响因素

原发性痛经目前西医采用对症处理的方法,应用止痛剂或前列腺素合成酶抑制剂如布洛芬治疗,疼痛缓解率达 90%。由于不良反应大,难以长期应用。针灸可完全缓解痛经,疗效肯定,达到临床控制或治愈。对于继发性痛经,针灸治疗可减轻症状,但应积极治疗原发病祛除诱因。诸多临床文献报道认为,三阴交是治疗痛经的第一要穴。

1.病因

针灸治疗由内分泌因素引起的原发性痛经疗效显著;对于子宫位置过度弯曲、子宫颈管狭窄等造成经血流通不畅而引起痛经者,针灸作用于镇痛环节,待足月分娩后症状可自然减轻或消失;对于由精神因素如紧张、忧郁、恐惧等引起的痛经,针灸配合心理治疗效果较好，但遇到精神刺激后，可引起复发。对于继发性痛经，针灸治疗可减轻症状，应积极治疗原发病祛除诱因。

2.操作

针灸镇痛需要较强烈手法刺激方能取效，至疼痛缓解为度。

3.疗程

针灸治疗一般从经前3~5d开始，直到月经期末，应连续治疗2~3个月经周期，使疗效得以巩固。

(五)针灸治疗的环节和机制

针刺局部可刺激盆丛神经、腰神经和交感干，从而调整子宫平滑肌的舒缩状态，缓解子宫平滑肌痉挛，改善缺血、缺氧状态，缓解腰骶部及大腿内侧的疼痛。研究表明，针刺三阴交对子宫功能具有双向良性调节作用，既可以促进子宫平滑肌收缩，又可缓解子宫平滑肌痉挛，提高腹部皮肤的痛阈。

原发性痛经的发生与月经时子宫内膜释放前列腺素有关，内膜中前列腺素的水平与痛经的程度呈正相关。前列腺素可诱发子宫平滑肌收缩的强度和频率增加，且收缩不协调或呈非节律性，异常子宫收缩使子宫缺血、缺氧，引起痛经。针灸还可抑制子宫内膜释放前列腺素，因此对原发性痛经的治疗有非常好的疗效。

针灸可调整机体内分泌状态，通过对下丘脑-垂体-性腺轴的刺激，改变尿促卵泡素、黄体生成素、雌二醇、孕酮的水平，使生殖内分泌的功能恢复正常，防止痛经的发生；降低钙离子水平，抑制痉挛子宫的过度收缩活动。

原发性痛经的发生受精神、神经因素影响，内在或外来的应激可使痛阈降低，思想焦虑、恐惧及生化代谢物质可通过中枢神经系统刺激盆腔疼痛纤维引起痛经。针灸可调节中枢神经系统功能，缓解精神紧张，用较强的刺激能取得移神止痛的效果，并能促进机体释放镇痛物质(如脑啡肽等)，提高机体痛阈。

(六)预后

痛经的预后与其类型有关。原发性痛经者，经过适当的治疗、体育锻炼及心理疏导，大部分症状可减轻或消失或经足月分娩后痊愈，预后良好；继发性痛经者，与引起痛经的各种原发性疾病有关，个别病例由于其原发病因的影响，经久不愈，可能发生恶变，应明确诊断后积极治疗原发病。在治疗过程中，应嘱患者避免精神刺激和过度劳累，防止受凉和进食生冷食物。

三、功能性子宫出血

功能性子宫出血是指妇女不在行经期间阴道突然大量出血或淋漓不断。中医称为"崩漏"，一般来势急骤，出血量多者为"崩"；来势缓，淋漓不净，出血量少者为

"漏"。二者临床表现虽有不同,但其发病机制一致。在其发生发展过程中,常可互相转化,如血崩日久,气血大衰,可变成漏;久漏不止,病势日进,亦可形成崩,故临床常以崩漏并称。临床以青春期或围绝经期、产后最为多见。

(一)病因病机

1.实热

素体阳盛或感热邪或过食辛辣或七情过极,五志化火,热郁于内,损伤冲任,迫血妄行或大怒伤肝,肝火内炽,血失所藏,而致崩中漏下。

2.气虚

思虑过多或饥饱劳役,损伤脾气,脾虚则统摄无权,冲任不固,以致经血崩漏而下。

(二)临床表现

月经周期紊乱,出血时间长短不定,有时持续数日至数十日不等。出血或量多如注或淋漓不断,常伴白带增多、不孕等证候。

妇科检查可见无明显器质性病变或有炎症体征、肿瘤等,实验室卵巢功能的测定对功能失调性子宫出血的诊断有参考意义,盆腔B超扫描对子宫及附件的器质性病变有诊断意义。

对崩漏的辨证,首当分清虚实。一般而言,虚证多而实证少,热证多而寒证少。

1.实热证

阴道骤然大量下血或淋漓日久,血色深红,气味臭秽,血质浓稠,口干喜饮,心烦易怒,烦躁不寐,舌红苔黄,脉滑数者为血热;若血色黯红,兼见带下如注,色如米泔或黄绿如脓,气味臭秽,阴部痒痛,舌苔黄腻,脉濡数者为湿热;如症见胸胁胀痛,心烦易怒,时欲叹息,脉弦数者,为郁热;如血中夹有瘀块,腹痛拒按,瘀块排出后则痛减,舌质黯红,脉沉涩者,为血瘀。

2.气虚证

骤然血崩,下血甚多或淋漓不绝,色淡红、质清稀,神倦肢怠,气短懒言,不思饮食,舌质淡,脉细弱。血崩下血或淋漓不断,若血色淡红,面色淡白,身体倦怠,气短懒言,不思饮食,舌质淡,苔薄白,脉细弱者为气虚;若血色淡红,小腹冷痛,四肢不温,喜热畏寒,大便溏薄,舌淡苔白,脉沉细者为阳虚;出血量久,血色鲜红,头晕耳鸣,五心烦热,失眠盗汗,腰膝酸软,舌红苔少,脉细数者为阴虚。

(三)灸疗取穴

1.主穴

隐白、大敦、关元、三阴交。

2.配穴

血紫有块加血海、太冲,身倦无力加百会、气海,血虚加膈俞、脾俞,腰酸腿软加肾俞、太溪。

(四)灸疗方法

1.温和灸

(1)每穴施灸 15～20min,每日 1 次,7 次为 1 个疗程。

(2)取双侧断红(位于手背第 2～3 掌骨间远端下 1 寸处,半握拳时取穴)、隐白,每穴施灸 10～15min,每日 2 次,灸至出血量减少至正常或经净为止。经行时施治。

(3)在隐白及其上方约 10cm 处皮肤周围艾灸,至皮肤潮红烘热为度,每次 10～20min,每日 3～5 次,血止后续灸 1～2d。

2.雀啄灸

每穴施灸 15～20min,每日 1 次,7 次为 1 个疗程。

3.隔姜灸

(1)取艾炷如黄豆大,每穴施灸 7 壮,隔日 1 次,5 次为 1 个疗程。

(2)主穴取关元、子宫、三阴交、次髎。配穴,止血配合谷、隐白;出血量多或淋漓不断,血色鲜红或绛红,质稠,口渴欲饮,少腹疼痛拒按,舌质红,苔薄,脉弦数,属实热型者,加血海、太冲;出血量多,血色淡红,质稀薄,面色黄白,神疲乏力,头晕,脘腹胀满,畏冷,舌质淡胖有齿痕,苔薄白,脉虚弱,属脾虚型者,加足三里;出血持续不断或突然大出血,血色暗红或呈褐色,质稀,腰困,耳鸣,形寒肢冷,小便频数,舌质淡红少苔,以尺脉应指较弱,属肾虚型者,加腰阳关。取艾炷如半截枣核大,置于姜片(针刺多个小孔)上,每穴施灸 5 壮,灸至皮肤潮红,不起疱为度。3d 1 次,5 次为 1 个疗程。

4.隔盐灸

主穴取神阙。配穴分 2 组,第 1 组取足三里、血海、至阴,第 2 组取三阴交、气海、大敦。隔盐灸神阙,每次 20 壮,每日 1 次。配穴以艾条悬灸,每穴 20min,2 组穴位交替使用。于月经来潮后第 3 天开始治疗,直至恢复正常周期后,仍需坚持治疗 2～3 个疗程。主治围绝经期功能性子宫出血。

5.麦粒灸

肝郁气滞型取大敦,脾气虚弱型取隐白,每次施灸 5～7 壮,每日 1 次。

6.药物灸

(1)取吴茱萸、食盐各等量研细末,与黄酒少许调匀,制成 3 个如 5 分硬币大小的药饼,分别敷灸神阙、隐白、脾俞,其上放艾炷如枣核大,每穴施灸 5～7 壮,每日

1次。

(2)取山茱萸、熟地黄、山药、阿胶珠、女贞子、菟丝子、益母草各30g,马齿苋35g,上药共研细末,装瓶备用。用时,嘱患者仰卧于床上,将食盐填满脐窝略高出1~2cm,取黄豆大艾炷置于食盐上,点燃后施灸。连续灸7壮后,把脐中食盐去掉,再取药末填满脐孔,上铺生姜片,姜片上放置艾炷点燃后灸14壮。然后将姜片去掉,外盖纱布,胶布固定。每隔3d施灸1次,7次为1个疗程。

7.壮医药线点灸

取百会、脐周4穴、梁丘、阳陵泉、涌泉。采用2号药线,拇、食两指持线的一端,并露出线头1~2cm,将露出的线端在乙醇灯上点燃,将有火星线端对准穴位,顺应腕和拇指屈曲动作,拇指指腹稳重而敏捷地将有火星线点直接按于穴位上,一按火灭即起为1壮。为了增强疗效,采用梅花形灸法。每日1次,10次为1个疗程,疗程间相隔2d。主治围绝经期功血。

8.太阳灸

取艾绒50g,捏紧呈球状。鲜生姜100g捣烂,与面粉调和,捏成1.2cm厚圆饼,直径3cm较艾绒球大备用。用时,将1.5cm厚绵纸(卫生纸亦可)铺于脐下小腹处,将姜面饼隔纸置于关元,再将艾绒球置于姜面饼正中点燃,90min左右燃烬。隔日1次,连续治疗3次。

9.灯火灸

治宜调理冲任。主穴取隐白、三阴交、承山、气海。配穴,实热加血海、水泉;血瘀加太冲、合谷、血海,脾虚加足三里、脾俞,肾阳虚加命门、肾俞,肾阴虚加太溪、照海、肾俞。施以明灯爆灸术,每穴1壮,每日1次,连灸5~7次为1个疗程。

10.综合疗法

1)电针配合艾灸

(1)电针:取气海、关元、中极、肾俞、次髎、三阴交、太冲。用直径0.35mm毫针刺入,平补平泻手法,气海、关元、中极、次髎等穴要求针感向会阴部传导。然后接通G6805电针仪,留针通电20min。隔日1次,10次为1个疗程,疗程间相隔3d。

(2)艾灸:取隐白,常规消毒后,将枣核大艾炷直接置于穴上,行无瘢痕灸,灸7壮。隔日1次,10次为1个疗程,疗程间相隔3d。主治青春期功血。

2)西药口服配合温针灸

于月经出血第5d开始,每日口服倍力美0.3mg,连服20d,后5d加服甲羟孕酮每日8mg,并于月经第10d开始,取关元、中极、子宫、三阴交(双),用平补平泻手法行针,留针30min。加用艾段温灸(针灸治疗时,患者下腹部有温暖的感觉),每日1次,共治疗3d。主治青春期功血。

3)针灸并用

(1)针刺:崩证主穴取百会、关元、合谷、三阴交、太冲、隐白、次髎,血见停止或漏证主穴取百会、内关、合谷、关元、足三里、三阴交、公孙、太冲、隐白、次髎。配穴,头晕、视物不清加头维、印堂,腹痛、腹胀、便秘加天枢、中脘、归来,失眠、心悸、心烦加间使、神门、照海,胁肋胀痛易怒加期门,月经周期紊乱加列缺、天枢、地机,腰骶坠痛加肾俞、志室、八髎。一般每日针1次,对崩证且重者每日可针2次,10次为1个疗程,疗程间相隔3~5d。

(2)灸疗:出血期不论崩与漏均采用灸疗,崩证针刺完毕后用艾条悬灸百会、隐白各30min,至少每日1次;漏证者在灸百会、隐白的基础上重灸八髎,即用5支艾条捆在一起重灸八髎,以局部皮肤赤红、小腹有温热感为度。小腹冷痛喜温者必用重灸。出血夹杂血块、腰酸畏寒、病程较长、疗效不佳者,可配合刺络拔罐法。主治子宫内膜囊腺型增生性功血。

四、慢性盆腔炎

慢性盆腔炎多为急性盆腔炎未彻底治愈而成或输卵管结扎术前、术后存在亚临床型感染延续所致。慢性盆腔炎包括慢性子宫内膜炎、慢性输卵管卵巢炎、慢性盆腔结缔组织炎,是妇产科的常见病和多发病,也是引起异位妊娠、不孕、妇科盆腔疼痛及盆腔粘连性疾病的常见原因之一。

慢性盆腔炎属于中医学"带下病""症瘕"等范畴,认为是脾虚湿盛或食膏粱厚味,酿生湿热或肝郁化火,蕴生肝热脾湿,致湿热下注或因久居湿地、房事不洁、六淫湿热之邪直犯少腹而成;素体阳虚,寒湿内盛或寒湿邪气直犯少腹、胞宫而致;素性抑郁,气机不畅或手术器械损伤胞宫脉络,瘀血阻滞,气滞血瘀而致本病。总之,本病主要是由于湿热邪毒、寒湿之邪或瘀血留于少腹胞宫,影响冲任而发病。

(一)辨病与辨证

1.辨病

(1)术后有急性盆腔炎病史,并反复发作。

(2)有或无低热,伴下腹疼痛和腰骶部酸痛,经期或性交后加重,白带增多。

(3)反复发作亚急性盆腔炎,发作时可有高热、腹痛加重,内诊表现为急性盆腔炎体征,白细胞增高。

(4)月经紊乱表现为月经周期缩短,经期延长或伴经间期点滴出血,月经量有所增多。

(5)自主神经紊乱表现为无一定规律的单个或多个系统主诉,如心悸、潮热、胸闷、气短、气憋、恶心、呕吐、腹胀、厌食、头痛、头晕、四肢麻木、易怒、焦虑、抑郁、敏感等。

(6)内诊有慢性盆腔炎体征,一侧或双侧附件增厚或有炎性包块,伴压痛。

(7)腹腔镜检发现慢性盆腔炎可明确诊断。

2.辨证

(1)湿热瘀结:常有低热起伏或病后一直低热不退,腹痛腰酸,经前加重;月经先期量多,带下黄稠味臭,多伴尿黄便干。舌红,苔黄腻,脉弦滑数。

(2)寒湿阻滞:小腹胀痛,腰骶酸坠,得温则舒,遇寒或劳累后加重;月经量少,带下色白质稀,多伴畏寒肢冷,乏力。舌淡或有瘀斑,苔白腻,脉沉缓。

(3)气滞血瘀:小腹胀痛或刺痛,按之痛甚,经前或经期疼痛明显;经色暗有血块,块下痛减或经血淋漓不断,多伴经前乳胀、精神郁闷或烦躁易怒。舌暗有瘀斑,苔白,脉弦涩或沉细。

(二)灸疗取穴

1.主穴

关元、子宫、足三里。

2.配穴

带脉穴。

(三)灸疗方法

1.温和灸

取清艾条3支,捆扎在一起,对准穴位,距皮肤2~3cm,每穴施灸5~7min,以局部有温热并略有灼痛感为宜。灸至皮肤出现红晕为度,每日1次,10次为1个疗程。

2.热敏灸

按照热敏灸技术要点中"十六字技术要诀"对施灸部位与施灸剂量进行定位、定量规范操作。对穴位热敏高发部位腰阳关、次髎、关元、子宫、三阴交、阴陵泉等穴区进行穴位热敏探查,并标记热敏穴位。

(1)腰阳关、次髎进行三角范围温和灸,自觉热感深透至腹腔或扩散至腰骶部或向下肢传导,灸至热敏灸感消失为止。

(2)关元、子宫穴进行三角范围温和灸,自觉热感向深部穿透至腹腔,灸至热敏灸感消失为止。

(3)三阴交进行双点温和灸,部分的感传可直接到达腹部,如感传仍不能上传至腹部者,再取1支点燃的艾条放置于感传所达部位的近心端,进行温和灸,依次接力使感传到达腹部,最后将2支艾条分别固定于三阴交和腹部进行温和灸,灸至热敏灸感消失为止。

(4)阴陵泉进行双点温和灸,部分的感传可直接到达腹部,如感传仍不能上传至腹部者,再取1支点燃的艾条放置于感传所达部位的近心端,进行温和灸,依次接力使感传到达腹部,最后将2支艾条分别固定于阴陵泉和腹部进行温和灸,灸至热敏灸感消失为止。每次选上述2组穴位,每日1次,10次为1个疗程,疗程间相隔2~5d,共治疗3~5个疗程。

3.艾灸盒灸

取陈艾叶300g,红花、核桃、芍药、木香、丁香、三棱、莪术、青皮、川楝子、小茴香、延胡素、田七各30g。先将艾叶揉搓成团,再将上药研成细末,两者混匀,用易燃纸卷成长25cm、直径2cm药艾条。再取关元、中极、子宫、次髎、三阴交、足三里,用药艾条1支或将药艾条剪成寸许的几段,置于艾灸盒内,点燃艾条,放于小腹部或腰骶部(二者交替使用),将所选穴位关元、中极、子宫、次髎罩于灸盒下,每次施灸20min,艾条燃尽后再续,灸至皮肤潮红为度;三阴交、足三里分别用点燃的艾条对准,距皮肤1寸左右,灸至皮肤呈潮红色为度。每日1次,12次为1个疗程,疗程间相隔3~5d。经期停用。

4.综合疗法

(1)穴位注射配合灸疗:取中极、两侧子宫穴,用5mL一次性使用注射器套接7号针头,制取100%胎盘组织液3mL,穴位严格消毒后,准确刺入穴位2.0~2.5cm深,并使患者有酸胀感,经回抽无血时,将药液徐徐注入,每穴注射1mL。注毕,将点燃的艾条盒置于下腹部,温灸30min,使患者感到整个下腹部温热酸胀为宜。每周2次,在月经间隙期间均可使用。主治慢性附件炎。

(2)针刺配合赵氏雷火灸:取气海、关元、水道(双)、三阴交(双)、足三里(双)。患者仰卧位,根据胖瘦选用0.22mm×40mm或0.22mm×25mm的毫针,快速刺入皮下,然后采用平补平泻手法使患者在局部有酸、麻、胀、重得气的感觉,留针30min。拔针后患者仍仰卧,采用雷火灸条1支做治疗。腹侧:两侧少腹部施灸,距离皮肤2cm,每来回灸10次,用手按揉施灸部位1次,两侧各8min。任脉:神阙至曲骨,做来回施灸,每10次同样用手按揉1次,共5min。配穴:关元、气海、曲骨、归来(双侧)、维道(双侧)距离皮肤1cm行雀啄式灸,每穴各灸28次,每7次用手按揉1次。背侧盆骨部:第5腰椎至第1骶椎,距离皮肤2cm,上下来回施灸8min,每来回灸10次,用手按揉1次。双侧骶髂关节:距离皮肤2cm,各灸5min,每10次用手按揉1次。配穴:八髎,距离皮肤1cm,行雀啄灸,每穴各点灸28次,每7次用手按揉1次。双侧三阴交,回旋灸后点刺。均每日1次,5次为1个疗程,疗程间相隔2d。雷火灸每次用2个半支灸药,遇腹部肥胖者,每次应加灸半支。施灸时,应灸至皮肤发红,深部组织发热为度。因施灸日期过长,皮肤出现发黑现象,停灸后逐渐自然减退。行经期间、血崩期、高血压发作期、盆腔内外伤出血期均禁灸,心力衰竭者慎用。如有灼伤,按烫伤方法处理,再施灸时应避开烫伤点。

(3)温针灸配合超短波:取子宫、血海、关元、三阴交、足三里,每次选3穴。穴位常规消毒针刺得气后,再将切成约半寸长的艾段插在针柄上对腹部进行温针灸,艾段燃完后,除去艾灰,每穴灸2壮,每次20min,每日1次。针灸后给予超短波治疗。将所需电极对置于腹部、腰骶部,予以微温量,每次20min,每日1次,15次为1个疗程。主治慢性附件炎。

(四)针灸治疗的环节和机制

1.促进盆腔血液循环

本病的本质是盆腔的慢性炎症,针刺能调节血管的舒缩运动,加快局部血流速度,增加血流量,加快盆腔组织器官代谢,改善组织的营养状态,同时有利于逐渐减轻或消散间质水肿及炎症细胞浸润,促进慢性炎症的吸收和消除。

2.调节机体免疫力

针灸可提高机体的免疫力,增强免疫细胞活性,使其吞噬和消除细菌的能力增强,促进盆腔慢性炎症的消除。

(五)预后

慢性盆腔炎病情迁延,难以治愈,常反复发作,卵巢功能损害时可有月经失调,输卵管粘连阻塞时可致不孕。因此,本病以预防为主,应加强急性盆腔炎及时彻底的治疗。慢性盆腔炎如出现明显肿块如输卵管积水或输卵管卵巢炎块,尤其是肿块直径大于6~8cm,或盆腔因粘连而出现肠梗阻或盆腔内肿块不能排除肿瘤或经常反复发作,则考虑手术治疗。患者应注意加强个人卫生护理,保持外阴清洁,尤其是经期、孕期和产褥期。患者要解除思想顾虑,增强治疗信心,坚持长期治疗,增加营养,还应注意适当的体育锻炼,增强免疫力。

第四节 儿科疾病针灸治疗

一、惊风

惊风是小儿时期常见的一种以反复抽搐风动伴惊惕神昏为特征的证候,又称"惊厥",俗称"抽风"。其临床表现以抽搐为主,神昏为伴发症。一年四季均可发生,任何年龄的小儿均可罹患,一般以1~5岁的小儿多见,年龄越小,发病率越高。发病来势急暴,变化迅速,证情凶险,变证丛生,或危及生命或窍络闭阻,是一种恶候,被古代医家列为儿科四大证之一。

古代医家将惊风抽搐的临床证候概括为八候,是指搐、搦、掣、颤、反、引、窜、视8种风象而言。由于惊风的发病有急有缓,症候表现有虚有实、有寒有热,古人将其分为急惊风、慢惊风两类。

惊风是发生于多种疾病过程中的一种临床证候,病情比较复杂,范围比较广泛,往往涉及外感高热、小儿暑温、疫毒痢、肺炎喘嗽变证等有关病证。至于癫痫、脐风等病所引起的抽搐,按传统认识有所区别,另有专篇论述。本病相当于西医学之小儿惊厥,其中伴有发热,多为感染性疾病所致,颅内感染性疾病常见有脑膜炎、脑炎、脑脓肿等,颅外感染性疾病常见有各种严重感染,如中毒性菌痢、中毒性肺炎、败血症等;不伴发热,多为非感染性疾病所致,如电解质紊乱、低血糖、颅脑发育不全、药物中毒、食物中毒等。

(一)病因病机

1.急惊风

急惊风病因,以外感时邪(六淫、疠气)、内蕴痰热积滞、暴受惊恐为主要因素。其发病机理有4个方面。

(1)病发心肝:"诸风掉眩,皆属于肝。""心主神明。"《幼科发挥·急慢惊风》云:"肝主风,木也,飘骤急疾,莫甚于风。心主惊,火也,暴烈飞扬,莫甚于火。木火阳也,故病在于心肝,谓之急惊而属阳。"又说:"急惊风,肝风甚而心火从之,木生火也。"故急惊风证,主要在肝心二脏,肝风心火,二阳交争,风乘火势,火借风威,交相扇动而成。

(2)气升上盛:风、热、暑之外邪,某些疠气,食、痰及五志所化之火,其性皆有上炎之特点,故其为患,病则上炎,甚则使气机升多降少或只升不降。肝属少阳风木,为将军之官,其特性为升,其病则升;心为火脏,体阴而用阳,心之常火下潜,病火则上炎。肝心既病,风乘火势,火借风威,风火相扇,气机升亢过盛。惊吓跌仆,惊则气乱,逆升向上,神无所依。五志化火,心火上炎,致使气机逆升或因其邪气性质炎上或因肝心病升或因惊吓气乱,皆可形成气机升多降少或只升不降,血、津液、痰、邪生之毒,皆随气升而上壅,形成气升上盛之势。

(3)邪热痰惊:引起急惊风的外感淫邪有风、暑、湿、火及疠气或经表而客犯肝心或直犯肝心,依其邪气性质及转化而成各种证候或温热之邪或其他邪气入里化热,湿浊、痰湿郁久可化热,惊亦化火。心肝之火热,是急惊风的病机之一或因食生痰或因热灼津液成痰或因湿浊酿痰或素体蕴痰,痰湿郁久化火,蒙阻心窍。惊可由痰生或因热生,亦可生风。总之,邪、热、痰、惊互为影响,构成了急惊风发病机制的环节。

(4)重多危变:肝心火热,势可伤阴入血,甚可阴竭而阳脱;气机升多降少或只升不降,"血之与气,并走于上,则生大厥",则可形成气闭、湿闭;升散亢极,正气耗伤,瞬间又可阳脱。邪气客犯肝心,气阴耗损,则窍络闭阻。邪气久客,正气虚弱,亦可转成慢惊风。惊风频发,内风与痰浊相搏,进而阻塞心窍,扰乱神明,亦可继发癫痫,故《证治准绳·幼科》有"惊风三发便为痫"之论。

2.慢惊风

慢惊风多由其他大病久病,调护失宜,以及禀赋不足,使正气虚损或由急惊风等其他病证传变,致肝旺神愦而发。其发病机理有5个方面。

(1)正虚邪恋:外感急惊风,病久邪仍深伏心肝,正气大伤而致。

(2)脾虚肝旺:或因禀赋或因急惊风伤损或其他病证伤损或调护不当或治药不当,致脾虚肝旺,肝亢生风。

(3)阳虚风动:或因脾肾之阳素亏或其他病证、不当用药损伤脾肾阳气,致脾肾阳衰,一则气阳虚衰无力统摄而风动,一则阳虚阴寒内盛,阻碍阳气之温煦和统摄而风动。此即所谓之"慢脾风"。

(4)阴虚风动:或禀赋不足或急惊风、温热病等其他病证伤损或用药不当伤损,使阴液不足,一则肾阴亏虚、水不涵木而动风,一则肝阴亏虚、肝阳上亢而动风,一则肝血亏虚、筋脉失养而动风。

(5)痰血瘀阻:或因禀赋或因他病伤损脾肾阳气,寒湿内停,聚成痰浊或因禀赋或气虚(滞)或因跌仆而致瘀,甚或浊痰与瘀血互结,阻塞气阳输布、温煦、统摄而动风。

(二)治疗

1.针灸疗法

1)急惊风

治则:开窍、清热、息风。

处方:取督脉、足厥阴经穴为主,印堂、水沟、太冲。

加减:外感温热加大椎、曲池、十二井穴,痰热惊风加瘛脉、中脘、合谷、丰隆,惊恐惊风加四神聪、劳宫、涌泉。

方义:印堂能定惊安神;水沟可通调督脉,醒脑开窍;泻太冲可平肝息风。热邪盛者取大椎、曲池以泻热;取十二井穴可清泻诸经之热,并具有启闭开窍之功。痰热重者取中脘、丰隆、合谷调理脾胃,清化痰热,配瘛脉泻三焦经热,镇惊止痉。惊恐者取四神聪以镇静安神,配劳宫、涌泉宁心定志,救急止痉。

操作:针刺用泻法。

2)慢惊风

治则:调整阴阳,镇惊止痉。

处方:取任脉、督脉经穴为主。百会、神庭、关元、三阴交、足三里。

加减:脾肾阳虚加脾俞、肾俞、中脘,阴血亏损加太冲、然谷。

方义:慢惊风属虚,取百会、神庭以镇惊安神;取关元、三阴交、足三里以扶正、止痉;取脾俞、中脘调补脾胃,以益生化之源;配肾俞补肾壮阳,以消阴寒;取太冲、然谷以益阴养血、息风止痉。

操作:针刺用补法,并用灸法。

2.穴位敷贴疗法

①用山栀子、桃仁泥、面粉、鸡蛋清调和,贴两足心涌泉穴处,纱布覆盖,胶布固定,治疗小儿急惊风壮热;②将新鲜蚯蚓洗净捣烂,蜂蜜调匀成膏,贴敷于囟门处。

3.艾灸疗法

选穴:发作时,取水沟、十宣、百会、合谷、太冲;间歇期,急惊风加大椎、中脘、丰隆,慢惊风加脾俞、胃俞、肾俞、肝俞、关元、神阙。

(1)艾炷灸:选用1个或2个穴位,取麦粒大艾炷灸之,温热红润而痉止,即可取下,每穴3~5壮。一般每日治疗1次,必要时,当日可再施用。选穴中首选穴位是水沟,次是百会。

(2)艾条灼灸:每次选2个或3个穴位,以细枝艾条直接点灸穴上,以背部及四肢穴位为主。点艾灸后穴位可敷治疗烫疮的油膏,如京万红膏,润泽皮肤,防治烧伤。

二、发热

发热是指体温高于正常范围,为小儿常见病症。常因风寒风热等邪气太盛或小儿体质偏弱,致邪气侵袭体表,卫阳被郁导致发热或由于外感误治失治或乳食所伤,肺胃壅实而致发热或因小儿先天不足、后天失养或素体虚弱、重病久病,气阴耗伤而致发热。

(一)诊断

1.外感风寒证

发热,无汗,头痛,恶寒,鼻塞,喷嚏,流清涕,舌淡,苔薄白,指纹浮红,脉浮紧。

2.外感风热证

发热,微汗,头痛,口干,咽痛,鼻塞,喷嚏,流浊涕,舌红,苔薄黄,指纹浮紫,脉浮数。

3.肺胃实热证

高热,气促,面赤,烦躁,不思饮食,口渴喜饮,便秘,舌红,苔黄燥,指纹紫滞,脉数有力。

4.阴虚发热证

午后发热,手足心热,盗汗,食欲不佳,形瘦,舌红,苔少或花剥,指纹淡紫,脉细数。

(二)治疗

1.针灸治疗

操作:清热解表,宣肺,滋阴。以督脉、手阳明经穴为主。

主穴:大椎、曲池、外关、合谷。

配穴:外感风寒加风池、风门、列缺,外感风热加孔最、鱼际、少商,肺胃实热加尺泽、内庭,阴虚发热加肺俞、肾俞、三阴交。

操作:主穴毫针刺,用泻法。大椎可行点刺放血或刺络拔罐法,少商宜点刺放血。

方义:大椎属督脉,为诸阳之会,能宣散一身阳热之气;肺与大肠相表里,曲池为手阳明经合穴,配手阳明经原穴合谷,可宣肺解表;外关既为手少阳之络穴,又属八脉交会穴,通于阳维,善宣达三焦气机,疏散风热。

2.其他治疗

(1)耳针法:取神门、交感、肾上腺、额、肺、内鼻、耳尖。每次选2~3穴,毫针刺或压丸法。

(2)拔罐法:取大椎、身柱、大杼、肺俞、风门。拔罐后留罐15min,或于背部膀胱经走罐。

(3)穴位注射法:取大椎、风门、曲池。每穴注入柴胡注射液0.5mL,每日1次。

三、小儿厌食症

小儿厌食症为小儿时期常见的脾胃病症之一,临床上以较长时期的食欲缺乏、食量减少、见食不贪甚至拒食为特征。本病可发生于任何季节,但夏季暑湿当令之时,可加重症状。各年龄儿童均可发病,以1~6岁为多见,城市儿童发病率较高。患儿除食欲缺乏外,一般无其他不适,预后良好,但长期不愈者,可使气血生化乏源,抗病能力下降,而易罹患他病,甚或影响生长发育转化为疳证。

中医认为,本病多由喂养不当、他病伤脾、先天不足、情志失调等引起,病变脏腑主要在脾胃。正如《灵枢·脉度》所说:"脾气通于口,脾和则口能知五谷矣。"若脾胃失健,纳化不和,则造成厌食。治疗以运脾开胃为主,根据不同的证型分别予以健脾益气,滋脾养胃。

(一)诊断标准

(1)食欲缺乏,病程在1个月以上。

(2)面色少华,形体消瘦,体重正常或偏低。

(3)有喂养不当史,如偏食、饮食无规律。

(4)排除各种急慢性疾病及药物刺激引起的厌食症。

(二)中医辨证分型要点

1.脾失健运

证候:食欲缺乏,厌恶进食,食而乏味或伴胸脘痞闷,嗳气泛恶,大便不调,偶尔多食后则脘腹饱胀,形体尚可,精神正常,舌淡红,苔薄白或薄腻,脉尚有力。

辨证要点:本证为厌食初期表现,除厌恶进食症状外,其他症状不著,精神、形体如常为其特征。

2.脾胃气虚

证候:不思进食,食而不化,大便溏薄夹不消化食物,面色少华,形体偏瘦,肢倦乏力,舌质淡,苔薄白,脉缓无力。

辨证要点:不思乳食,面色少华,肢倦乏力,形体偏瘦。

3.脾胃阴虚

证候:不思进食,食少饮多,皮肤失润,大便偏干,小便短黄,甚或烦躁少寐,手足心热,舌红少津,苔少或花剥,脉细数。

辨证要点:食少饮多,大便偏干,舌红少苔。

4.乳食积滞

证候:不思乳食,脘腹胀满,时有疼痛,嗳腐吞酸,烦躁不安,夜卧不宁或有发热,大便秽臭如败卵,舌苔薄白腻,指纹多紫滞,脉滑。

辨证要点:脘腹胀满,嗳腐吞酸,大便秽臭如败卵,舌苔薄白腻,指纹多紫滞,脉滑。

(三)治疗

1.毫针

选穴:脾俞、胃俞、中脘、章门、足三里。乳食停滞者,加天枢、上脘;胃阴不足者,加太溪、公孙;脾胃虚弱者,可针后加灸。

操作:中等刺激,用平补平泻法,留针15min,每日1次。

2.耳针

选穴:脾、胃、胰胆、下脚端(交感)、神门。

操作:每次选2~3穴,选用0.5~1寸毫针,快速进针,持续捻转1min左右即可出针或留针15~20min,每日1次,脾胃气虚者可隔日1次,双耳交替进行。或用王不留行药籽埋藏,每穴按压1min左右,使耳部发热、发红,并嘱患儿家长每日按压3~4次,3~5d换贴1次,5次为1个疗程。

3.皮肤针

选穴:脾俞、胃俞、三焦俞、华佗夹脊穴7～17椎、足三里。

操作:以皮肤针快速轻轻叩刺,以局部皮肤潮红不出血为度,隔日1次。

4.水针

选穴:足三里。

药液:维生素B_{12}注射液$100\mu g$,加注射用水1mL。

操作:将药液分别注于双侧足三里穴,每日或隔日1次,5次为1个疗程。

5.灸法

选穴:关元、气海、中脘、足三里、脾俞、胃俞。

操作:每次选3～4穴。以艾条悬灸,每穴可灸5～10min,关元、气海可灸30min,以局部皮肤红晕为度。不可灼伤患儿皮肤,医者可将手指放于穴旁,以测知温热度。

四、泄泻

泄泻是以大便次数增多、粪质稀薄或如水样为主症的疾病。以大便溏薄而势缓者为泄,大便清稀如水而直下者为泻。明万全《幼科发挥·泄泻》云:"泄,谓水谷之物泄出也;泻,谓胃肠之气下陷也。"

四季均可发病,以夏秋两季为多。发病以婴幼儿为主,6个月至2岁的小儿发病率最高。本病轻预后良好;重极易伤津耗液,导致气阴两伤,甚至出现阴竭阳脱之危候;久泻迁延不愈,可导致疳证或慢惊风。

现代医学之小儿腹泻病可按本文进行辨证论治。中医药治疗小儿泄泻有着十分丰富的经验,尤其是在病毒感染性腹泻、食饵性腹泻、症状性腹泻、过敏性腹泻及其他腹泻病的防治上,具有较明显的优势。

(一)病因病机

小儿泄泻的病因主要有感受外邪、伤于饮食、脾胃虚弱与脾肾阳虚,病位主要在脾胃,病机关键在于脾虚湿盛。盖胃主受纳腐熟水谷,脾主运化水湿和水谷精微。小儿脾胃薄弱,易于受损,若脾胃受伤,则水谷不化,精微不布,清浊不分,合污而下,而成泄泻。正如《幼幼集成·泄泻证治》所说:"泄泻之本,无不由于脾胃。盖胃为水谷之海,而脾主运化,使脾健胃和,则水谷腐化而为气血,以行荣卫。若饮食失节,寒温不调,以致脾胃受伤,则水反为湿,谷反为滞,精华之气不能输化,乃致合污下降,而泄泻作矣。"

1.感受外邪

小儿脏腑薄弱,藩篱不密,卫外不固,极易为外邪所袭,外感风、热、寒、暑诸邪常与湿邪相合而致泻,尤以夏秋之际的暑湿之邪多见,故有"无湿不成泻""湿胜则濡泄"之论。脾喜燥而恶湿,湿热之邪,蕴结脾胃,困阻中焦,下注大肠,传化失职,泄泻作也。暑热之邪,伤人最速,易耗气伤津,热迫大肠,骤成暴泻;调护失宜,腹受风寒,寒邪客于脾胃肠道,寒凝气滞,中阳被困,运化失职,泄泻清稀,粪多泡沫;风寒郁阻,气机不得宣通,肠鸣腹痛;外感风寒,邪在卫表,可见发热恶寒等风寒表证。

2.肠胃脾虚

禀赋不足或调护失宜或治疗不当,致肠胃脾虚,泌别、传导、腐熟、运化功能失司,水谷不分,精微不布,合污而下,而成泄泻。又脾以阳为运,得肾阳以为暖,脾阳不足,无以运化,水湿内聚肠道或阳虚气不化水,水湿留聚于胃肠,发为阳虚泻;肾为胃关,司二便,日久肾虚则关门失守。

由于小儿五脏强弱不均,肝常有余,心常有余,脾常不足,因而肝心之偏强,每致不足之脾病而发泄泻。

3.耗伤气液,变证丛生

无论暴泻与久泻,无论伤损与祛邪,伤及气液,从而变证丛生。素体阴虚或病热(邪)所伤或泻下无度及水谷少入,耗伤津液,而成阴津不足、阴虚火旺、阴虚风动。

素体阳虚,寒邪所伤,暴泻不止,祛邪耗损或阴伤阳无以生,伤损气阳,以致阳(气)虚欲脱、脾阳衰败、阳虚风动,抑或阴阳两伤,甚或阴竭阳脱。

缓病损伤脾胃,水谷精微不足,而成疳证、血虚、鹅口疮,且易新感。

(二)临床表现

腹胀肠鸣,时时作痛,痛即欲泻,泻后痛缓;一日可泻多次,泻物酸腐臭秽或完谷不化,频作嗳气,不思饮食,舌苔腻,脉滑而实者,属伤食泻。如泻下稀薄,色黄而臭,腹部疼痛,身热口渴,肛门灼热,小便短赤,舌苔黄腻,脉滑数者为湿热泻。

(三)治疗

1.针灸疗法

治则:调理脾胃,利湿止泻。

处方:取足阳明经穴为主。天枢、上巨虚、四缝。

加减:伤食泻加建里、气海,湿热泻加曲池、合谷、阴陵泉。

方义:天枢属足阳明胃经,又为大肠募穴,上巨虚为大肠腑下合穴,二穴同用可调肠腑而止泻;四缝消食导滞,健运止泻。如因伤食泻者,配建里、气海,具有消食滞,除胀满,健脾胃的作用;因湿热泻者,配曲池、合谷以清热,配阴陵泉以利温止泻。

操作:刺法,不留针。

2.耳穴疗法

主穴:大肠、小肠、胃、脾。配穴:交感、皮质下,湿泄加三焦、耳背脾,食泄加胰胆,热泄加耳尖,虚泄加耳背脾、耳背肾,大便中带脓血加肾上腺、肺、内分泌,胃肠蠕动加速性腹泻加神门、交感,过敏性腹泻加风溪、内分泌。操作:此法适于慢性腹泻,亦可用于急性腹泻,主穴全用,配穴根据症状选择2个或3个。胃、脾、肾穴及虚证所选穴用轻柔按摩手法,实证用强刺激对压泻法。每次贴压一侧耳穴,隔1～2d换压另一侧耳穴,7～10d为1个疗程,疗程间休息7d。

3.穴位敷贴疗法

(1)绿豆粉(或糯米粉)调鸡蛋清,敷于小儿囟门,泻止即可去药。各型腹泻均可采用。如兼有呕吐,可同时敷足心涌泉穴以止呕。

(2)苦参、苍术各研末,热重者以3∶1配合,湿重者以1∶3配合,以米醋调敷两足心涌泉穴处,外用纱布包裹,4～12h换药1次。泻缓则可适当延长换药时间。本法适用于治疗小儿湿热泄泻。

4.拔罐疗法

(1)火罐吸肚脐:术者采用闪火法,迅速将火罐拔吸在患儿肚脐上,拔吸后可轻微揉动,拉提火罐,约2min。

(2)取神阙、气海、天枢(双)、长强,依次进行拔罐。每穴10min,长强穴连用4次,每次间隔5～10min,每晨拔罐1次,拔后用手掌按摩。

(3)选穴:天枢、中脘、气海、足三里;大肠俞、脾俞、肾俞。操作:取大、小茴香各20g,木香、母丁香、当归、白芷、乌药各10g,肉桂、沉香各25g。用水0.5g先浸泡药物,然后将药煮沸5min左右,取适中口径的罐,将药液倒入,闪火法将罐扣于上述前组穴位上,5min后取下,后组穴位交替使用。

5.艾灸疗法

(1)温灸小儿脐中神阙穴或隔姜灸脐中,灸后应贴一小胶布,避免脐中伤风寒。3岁以下小儿可隔毛巾温灸脐中。

(2)取中脘、天枢、关元穴,用艾条依次温灸以上各穴,至皮肤有温热感,反复计15～20min,每日2次,3d为1个疗程。

(3)将肉豆蔻、吴茱萸、小茴香各10g,共研细末,和鲜葱适量捣烂如泥,做成饼状,分别放于神阙、关元、天枢穴位上,艾绒做成如枣大,每穴2～5壮,视病情轻重,每日1次或2次。

第五章 常见疾病推拿治疗

第一节 内科疾病推拿治疗

一、感冒

感冒是因六淫、时行之邪侵袭体表皮毛,致卫表不和、肺失宣肃,发生以恶寒发热、鼻塞、流涕、喷嚏、头痛为主要症状的疾病。本病四季皆可发生,但以冬、春两季气候骤变时更为常见。"感冒"一词,首见于北宋《仁斋直指方·诸风》:"感冒风邪,发热头痛,咳嗽声重,涕唾稠黏。"元代朱丹溪《丹溪心法·头痛》中始把"感冒"作为病症名,并与"伤风"互称。明清医家多将感冒、伤风互称。

感冒有轻重之分,轻者一般称"伤风",病情较重者称为"重伤风",可引起流行且病情类似的称"时行感冒"。

(一)病因病机

宋代以前虽无"感冒"之名,但历代医家多论及本病。《素问·骨空论》:"风为百病之始也……风从外入,令人振寒,汗出,头痛,身重,恶寒。"说明《黄帝内经》时期就已认识到本病的发生主要由风邪外感所致。《诸病源候论·风热候》:"风热之气,先从皮毛入于肺也……其状使人恶风寒战,目欲脱,涕唾出……有青黄脓涕。"明确论述了风热感冒的病因及临床证候。汉代张仲景《伤寒论·辨太阳病脉证并治》所论中风、伤寒之桂枝汤证、麻黄汤证,将风寒感冒分轻、重两类证候进行治疗,至明代《丹溪心法·中寒附录》:"伤风属肺者多,宜辛温或辛凉之剂散之。"

本证是由六淫、时行之邪侵犯肺卫所致。主要是在气候反常,冷热失调,人体卫气不固之时,风邪夹杂寒邪、热邪等六淫或者时行之邪乘虚自皮毛、口鼻侵入。因肺气通于鼻,外合皮毛,风邪外袭,必先犯肺,以致肺气失宣降而致病。因邪有风寒、风热的不同,故证有风寒、风热之别。

(二)辨证论治

1.基本治法

1)手法

按法、揉法、拿法、推法、抹法、擦法、扫散法。

2)操作

(1)患者坐位,医者站于患者对面,用双手拇指自下而上由印堂推至前发际,再分推前额,分抹眼眶,按揉太阳穴,反复10~20遍。

(2)患者坐位,医者站于其侧,由上而下拿颈项,反复5~10遍;按揉风池、风府、大杼、风门、肺俞穴,每穴1min;拿头部五经,反复5~8遍。

(3)患者坐位,医者站于患者身侧,头部两侧施扫散法约5min。

(4)患者坐位,医者站于患者身后,拿肩井1min。

(5)患者俯卧,医者站于患者身侧,用小鱼际或手掌直擦背部督脉及膀胱经,以透热为度。

2.随证加减

1)风寒感冒

恶寒发热,头痛无汗,肢体酸痛,鼻塞,时流清涕,喉痒声重,咳嗽,咳痰清稀色白,口不渴或喜热饮。苔薄白,脉浮或浮紧。

(1)治法:祛风散寒,宣肺透表。

(2)手法:同基本治法。

(3)取穴与部位:在基本治法基础上,加合谷。

(4)操作:患者坐位,医者站于患者身侧,按风府、风门,加拿风池、拿肩井、合谷穴,每穴1min。

2)风热感冒

发热重,微恶寒,汗出不畅,头胀且痛,咳嗽有痰,黏稠而黄,鼻塞流黄浊涕,口渴欲饮,咽痛红肿。苔薄白或微黄,脉浮数。

(1)治法:疏风解表,清热宣肺。

(2)手法:同基本治法。

(3)取穴与部位:在基本治法基础上,加大椎、曲池、外关、鱼际、中府、云门。

(4)操作:患者坐位,医者站于患者身侧,按揉或一指禅推大椎、曲池、外关、鱼际穴,每穴1min;继上势,点按中府、云门穴,每穴1min。

(三)注意事项

(1)平时加强身体锻炼,提高机体的抗病能力。

(2)有发热时要注意休息,多饮开水。饮食宜清淡,忌油腻、鱼腥之物。

(四)疗效评定

1.治愈

症状消失。

2.好转

发热消退,临床症状减轻。

3.未愈

临床症状无改善或加重。

二、咳嗽

咳嗽是以肺失宣肃,肺气上逆,冲击气道,发出咳声或伴咳痰为临床特征的一种病证。"咳"指肺气上逆作声,"嗽"指吐痰液。临床上多痰声并见,难以截然分开,故以"咳嗽"并称。

(一)病因病机

1.外感六淫

六淫之邪,从口鼻或皮毛而入,使肺气被束,肺失肃降。风为六淫之首,其他外邪多随风邪侵袭入体,所以外感咳嗽常以风为先导或夹寒或夹热或夹燥,其中尤以风邪夹寒者居多。

2.内邪伤肺

如饮食不当,嗜好烟酒,致内生火热,熏灼肺胃,灼津生痰或生冷不洁,肥甘厚味,损伤脾胃,致痰浊内生,上干于肺,阻塞气道,肺气上逆而作咳或情志刺激,肝失条达,气郁化火,气火循经上逆犯肺,致肺失肃降而作咳或肺系疾病日久,迁延不愈,耗气伤阴,肺不能主气,肃降无权而肺气上逆作咳或肺气虚不能布津而成痰,肺阴虚而虚火灼津为痰,痰浊阻滞,肺气不降而上逆作咳。

总之,无论外感与内伤,均可累及肺脏受病,致肺气不清,失于宣肃,迫气上逆而作咳。故《景岳全书·咳嗽》说:"咳证虽多,无非肺病。"外感咳嗽与内伤咳嗽还可相互影响为病。

(二)临床表现

1.外感咳嗽

(1)风寒证:风寒袭肺,肺气失宣。证见咳声重浊,气急,喉痒,咳痰稀薄色白,咯吐不畅,伴有恶寒发热,无汗,肢体酸楚,头痛,鼻塞流涕,舌苔薄白,脉浮或浮紧。

(2)风热证:风热犯肺,肺失清肃。证见咳嗽频剧,气粗,喉燥、咽痛口干,咳痰不爽,痰黄质黏,头痛肢楚,鼻流黄涕,身热恶风,有汗不畅,口渴,舌苔薄黄,脉象浮数或浮滑。

2.内伤咳嗽

(1)湿痰证:脾失健运,湿痰侵肺。证见咳嗽反复发作,尤以晨起咳甚,咳声重浊,痰多,痰黏腻或稠厚成块,痰色稀白或灰暗,初发时痰不易出,缓解时咯吐滑利,胸闷气憋,痰出则咳缓、憋闷减轻。伴有脘痞、腹胀、食少、疲倦、大便时溏,舌苔白腻,脉濡或滑。

(2)痰火证:肝失条达,气郁化火,上逆灼肺。常感痰滞咽喉,咯之难出,量少质黏或痰如絮状,咳时胸胁引痛,面颊略红,症状可随情绪波动而增减,咽喉干痒,口苦,舌红或舌边尖红,舌苔薄黄少津,脉象弦数。

(三)诊断与鉴别诊断

1.诊断依据

以咳嗽、咳痰为主要临床表现。外感咳嗽,多起病急,可伴有寒热等表证;内伤咳嗽多起病慢,但病程较长,每因外感而反复发作,常咳而伴喘。

2.鉴别诊断

(1)肺胀:常伴有咳嗽症状,但肺胀有久患咳、哮、喘等病证的病史,除咳嗽症状外,还有胸部胀满,喘逆上气,烦躁心慌,甚至颜面紫暗,肢体浮肿等症,病情缠绵,经久难愈。

(2)肺痨:除咳嗽症状以外,还有咯血、潮热、盗汗、身体消瘦等主要症状,多具有传染性,胸部X线检查或痰培养有助于鉴别诊断。

(四)推拿治疗

1.治疗原则

外感咳嗽治以宣肺祛邪;内伤咳嗽治以祛湿化痰,扶正补虚,标本兼顾。

2.基本治法

1)胸背部操作

(1)取穴及部位:天突、膻中、中府、身柱、大杼、风门、肺俞,胁肋部、胸骨部。

(2)主要手法:揉、推、一指禅推、搓等手法。

(3)操作方法:患者仰卧位,医者以中指揉天突、膻中、中府,每穴1min;再以两拇指由胸骨剑突沿肋弓分推两胁肋部5~10遍。患者俯卧位,用一指禅推身柱、大杼、风门、肺俞,每穴1min;双手搓摩胁肋部5~10遍。

2)四肢部操作

(1)取穴及部位:尺泽、外关、列缺、太渊、合谷。

(2)主要手法:一指禅推、推、按、揉等手法。

(3)操作方法:患者取坐位,医者先用一指禅推尺泽、太渊2min,然后按揉列缺、外关、合谷,每穴1min。

3.辨证加减

1)风寒

(1)用拇指点按风池、风府,以局部酸胀并向周围扩散为宜。擦背部膀胱经,以透热为度。

(2)拿肩井,使头部、胸部有轻快感觉为宜。

2)风热

(1)用手掌小鱼际推、搓大椎、肺俞及背部压痛点各2min。

(2)按揉曲池、合谷,每穴2min,使感应扩散到整个上肢。拿肩井2min。

3)湿痰

(1)重点按揉手三里、丰隆,每穴2min。

(2)按揉章门,以呼吸道通畅,咳出黏痰为度。

4)痰火

(1)一指禅推天柱、肩井,每穴1min。

(2)重按太冲、行间、三阴交,使酸胀感沿经脉向上扩散,每穴1min。

(五)其他疗法

1.针刺疗法

以肺俞、膻中、天突、列缺为基础方,辨证加减治疗。

2.耳针疗法

取神门、肺、气管、交感,采用毫针刺法,用中等刺激,留针10~20min,或用王不留行籽压贴,每日1次。

(六)预防调护

加强锻炼,多进行户外活动,提高机体卫外功能,增强皮毛腠理适应气候变化的能力。患病后忌食肥甘厚腻之品,以免碍脾,助湿生痰。若属燥、热、阴虚咳嗽者,忌食辛辣动火食品。

(七)按语

外感咳嗽起病急,病位浅,病情轻,推拿取穴以肺经为主,手法宜重,治疗得当较易治愈;内伤咳嗽病程较长,病情复杂,除选肺经穴位外,还应随证选取脾、肝、肾经之穴,非急性期手法宜轻,从缓图治。

三、头痛

头痛是指头部经脉绌急或失养,清窍不利所引起的以头部疼痛为特征的一种病证,是一种临床常见的自觉症状,可单独出现,亦见于多种疾病的过程中,又称为"头风""脑风"。临床上以外感头痛、内伤头痛、颈源性头痛适宜推拿治疗。

西医学认为,神经性头痛、血管性头痛、高血压、脑外伤和五官科等疾病均可出现头痛。

(一)病因病机

头为"诸阳之会""清阳之府",又为髓海所在,凡五脏精华之血,六腑清阳之气,

皆上注于头,故脏腑发生病变,均可直接或间接地影响头部而发生头痛。引起头痛的病因病机为外感和内伤两类。分证病机如下:

1. 外感头痛

多因将息失宜,气居不慎感受六淫之邪,其邪侵袭经络,上犯巅顶,致使清阳之气受阻引起。风为六淫之首,故风邪外犯,上先受之,所以头痛以风邪所致者最为多见。若风挟寒邪,寒凝血滞,则又能阻遏络脉,血郁于内而为头痛;若挟热邪,火热上炎,则又能侵扰清空,气血逆乱而致头痛;若风挟湿邪,蒙蔽清窍,使清阳不升,浊阴下降而为头痛。

2. 内伤头痛

形成内伤头痛的原因比较复杂,但多与肝、脾、肾三脏有关,如因于肝者,郁怒伤肝,肝失条达,郁而化火,上扰清窍而为头痛;如木火伤阴,肝失濡养或肾水不足,水不滋木,导致肝阳不亢,而致头痛;因于脾者,如脾不健运,痰湿内生,痰浊上扰,阻遏清阳,可致头痛;如劳伤过度或病后体衰,致气血亏虚,不能上营脑髓,也可致头痛;如因于肾者,因禀赋不足或房事不节,肾精亏耗,致脑髓空虚而成头痛;亦有由于肾阳衰微,清阳不展所致。

3. 颈源性头痛

起病或急或缓,有低头伏案工作史,头痛连及颈项,伴颈椎活动不利或头晕、恶心等,在风池穴及上颈椎棘旁常有压痛。

(二)辨病

1. 前驱症状

在头痛发作前,约半小时或10多分钟内出现的一系列症状。最常见的前驱症状是视觉障碍如闪辉性暗点(如火花、光环、彩环、发光体等)、偏盲、瞳孔大小不等,对光反射消失。除视觉障碍外,还有全身不适、精神不振、语言障碍、手指及口唇麻木感、眩晕、面色苍白、多尿等症状。

2. 头痛症状

突发性一侧前额部或头顶部疼痛,一般先从前额部开始向眼窝部、头顶部蔓延,眼球部也可伴有剧烈疼痛;强度逐渐增加,并扩展至一侧头部,以搏动性疼痛为主。患者有恶心、呕吐、颜面潮红、畏光、流泪等症状,可持续 2~3h,甚至 1~2d,由头痛高峰期逐渐减退,移至睡眠期或疼痛后期。

3. 实验室检查

(1)头颈 CT 检查了解有无脑内占位病变及脑室系统扩大。

(2)脑电图检查了解有无异常脑电波。

(3)腰穿了解颅内压,查脑脊液细胞学、生化及寄生虫抗体等。

(4) X线鼻旁窦摄片了解有无鼻窦炎,检查眼压有无升高。
(5) 颈椎平片了解颈椎情况。

(三)类病辨别

1.眩晕

头痛与眩晕可单独出现,也可同时出现,二者对比,头痛之病因有外感与内伤2方面,眩晕则以内伤为主。临床表现,头痛以疼痛为主,眩晕则以昏眩为主。

2.真头痛

真头痛呈突发性剧烈头痛或呈进行性加剧头痛,常伴喷射性呕吐或颈项强直或偏瘫、偏盲、神昏,甚至肢厥、抽搐。

(四)中医论治

1.治疗原则

头痛的治疗"须分内外虚实",外感所致属实,治疗当以祛邪活络为主,视其邪气性质之不同,分别采用祛风、散寒、化湿、清热等法,外感以风为主,故强调风药的使用;内伤所致多虚,治疗以补虚为要,视其所虚,分别采用益气升清、滋阴养血、益肾填精,若因风阳上亢则治以息风潜阳,因痰瘀阻络又当化痰活血为法。虚实夹杂,扶正祛邪并举。

2.常规推拿治疗

1) 施术部位及取穴

施术部位为头侧部足少阳胆经部位,取穴印堂、睛明、阳白、太阳、百会、风池、合谷、涌泉。

2) 手法

拿法、揉法、抹法、扫散法。

3) 操作

(1) 患者取仰卧位,头偏向健侧,医师先选用指揉法自风池穴起,沿颈项部夹肌而下至颈根,如此上下往返3~5min;拿风池穴,拿颈项夹肌3~5遍;用手指按揉印堂、睛明、阳白、太阳、百会、率谷等穴各20~30次;抹前额、上下眼眶,3~5次。

(2) 指揉合谷30~50次。用扫散法在头侧部足少阳胆经循行路线自前上向后下方操作30~50次。

(3) 患者取坐位于床边,以五指拿法(拿五经)自前发际起,经头顶、后脑部改为三指法(拿风池)。如此往返3~5遍,最后按揉两侧涌泉穴结束治疗。

3.推拿分证论治

1) 外感头痛

(1) 风寒头痛:症见头痛时作,痛连项背,风吹遇寒更甚,恶风寒,肢节酸楚,常喜裹头,口不渴。苔薄白,脉浮或紧。

推拿治疗以祛风散寒、通络止痛为法,常规治疗后,重用捏拿巅顶镇痛法、揉抹头颈舒经法、按压俞穴止痛法,配用推抖敲击提神法,加用侧掌滚后项部,双拇指按压风池、风门、肺俞。

(2)风热头痛:头胀而痛甚如裂,面红耳赤,发热或微恶风,口渴欲饮,咳嗽咽痛,小便黄。苔薄黄,脉浮紧。

推拿治疗以疏风清热、通络止痛为法,常规治疗后,重用推抹额颞降火法、捏拿巅顶镇痛法、揉抹头颈舒经法、按压俞穴止痛法,配用推抖敲击提神法,加用双拇指压曲池、合谷,宜清泄风热。

(3)风湿头痛:头痛如裹肢体沉重疼痛,胸脘满闷,不思饮食。苔腻,脉濡。

推拿治疗以祛风除湿、通络止痛为法,常规治疗后,重用捏拿巅顶镇痛法、揉抹头顶舒经法,用一指禅推法推中脘、天枢穴各约 2min,摩腹部 5min 左右;指按揉脾俞、胃俞、大肠俞、足三里、丰隆,每穴约 1min。

2)内伤头痛

(1)肝阳头痛:头痛眩晕,两侧偏重,烦躁易怒,睡眠不宁或兼面红、口苦,两胁胀痛,脉弦有力。

推拿治疗以平肝潜阳、通络止痛为法,常规治疗后,用拇指按揉肝俞、阳陵泉、太冲、行间,每穴约 1min;推桥弓 30 次左右,两侧交替进行;扫散法操作加次。

(2)肾虚头痛:头脑空痛,神疲倦怠,腰膝无力,遗精带下,健忘失眠,舌红,脉沉细无力。

推拿治疗以平肝潜阳、通络止痛为法,常规治疗后,用拇指按揉肾俞、命门、腰阳关、气海、关元、太溪,每穴 1~2min;单掌揉、摩气海、关元,以滋阴补肾;擦背部督脉、腰骶部,以透热为度。

(3)气虚头痛:头痛绵绵,劳累更剧,气短怕冷,体倦无力,食欲不振。舌淡苔白,脉沉细无力。

推拿治疗以平肝潜阳、通络止痛为法,常规治疗后,重用揉抹头颈舒经法、捏拿巅顶镇痛法、按压俞穴止痛法,加用叠掌揉脾俞、胃俞,双拇指对揉三焦俞,拇指按压中脘,掌揉上腹部,以补脾益气。

(4)血虚头痛:头痛而晕,心悸易慌,面色苍白。舌淡,脉细。

推拿治疗以平肝潜阳、通络止痛为法,常规治疗后,应用拇指按揉中脘、气海、关元、足三里、三阴交、膈俞,每穴约 1min;掌摩腹部 5min 左右;擦背部督脉,以透热为度;双拇指交替按压腹部任脉路线,双拇指同取太渊与列缺,以补益气血。

(5)血瘀头痛:头痛反复发作,缠绵不已,痛处固定不移,势如锥刺或头部有撞击史,舌质紫暗或见瘀点,脉象细涩。

此型以药物治疗为主,亦可选用以上基本手法对症处理,以达活血化瘀、镇静止痛之目的。

3) 颈源性头痛

在颈项及上背部的阿是穴处用指揉拨、推法操作 3min,用力由轻到重。可配合拔伸和上颈椎微调手法。

(五)转归与预后

头痛的预后有较大差异,外感头痛,治疗较易,预后良好;内伤头痛,虚实夹杂,治疗较难,只要辨证准确,精心治疗,也可以使病情得到缓解,甚至治愈。若并发脑卒中、心痛、呕吐等则预后较差。

(六)预防与调护

(1) 要注意早晚的保暖,注意早、中、晚衣服的增减。

(2) 饮食上要注意多食用酸甘养阴之物,如西红柿、百合、青菜、草莓、橘子等,忌食辛辣、油腻的食物。

(3) 要调节情绪,不要给自己过多的压力,要多走出家门到户外进行锻炼,尽量缓解、放松情绪。

(4) 少吹冷风,减少压力,学会做深呼吸调节心理的紧张抑郁情绪,多喝水。

(5) 尽量增加休息睡眠的时间,因为充足的休息可以缓解精神上的紧张和抑郁情绪。

四、眩晕

眩晕是目眩与头晕的总称。眩为眼花,视物模糊;晕是头晕,如坐车船,旋转不定。轻者闭目即止,重者可兼有恶心、呕吐、汗出、欲仆等症状。眩晕可见于诸多疾病,如梅尼埃病、高血压、低血压、脑动脉硬化症、神经症等。

(一)病因病机

《济生方·眩晕门》中指出:"所谓眩晕者,眼花屋转,起则眩倒是也,由此观之,六淫外感,七情内伤,皆能导致。"眩晕的原因有虚实之分,虚证见于肾精亏虚、气血两虚,实证见于肝阳上亢、痰浊中阻。若肝失条达,气郁化火,肝阴暗耗,风阳升动,上扰清空而致眩晕或素体阳盛,肝阴不足,肝阳偏亢,肝火上炎而成眩晕。《素问·至真要大论》认为:"诸风掉眩,皆属于肝。"《临证指南医案·眩晕门》华岫云按则进一步说:"经云诸风掉眩,皆属于肝。头为诸阳之首,耳目口鼻皆系清空之窍,所患眩晕者,非外来之邪,乃肝胆之风阳上冒耳,甚则有昏厥跌仆之虞。"若饮食不当,损伤脾胃或劳倦伤脾,脾失健运,酿成痰浊,聚湿生痰,清阳不升,浊阴不降而发眩晕。

汉代张仲景首先提出因痰致眩的观点,朱震亨则在《丹溪心法·头眩》中进一步指出:"无痰则不作眩,痰因火动,又有湿痰者,有火痰者。"若久病不愈或失血之后,气血耗伤或思虑过度,心脾两虚,均使气血不足,不能上荣头目而致眩晕。正如《灵枢·口问》认为:"上气不足,脑为之不满,耳为之苦鸣,头为之苦倾,目为之眩。"若先天不足或后天失调,房事不节,劳伤过度,肾精亏耗,髓海不足而发眩晕。《灵枢·海论》说:"髓海不足,则脑转耳鸣,胫酸眩冒,目无所见,懈怠安卧。"眩晕可分为肝阳上亢、痰浊中阻、气血两虚、肾精亏虚(肾阳虚或肾阴虚)4种证型。

(二)辨证论治

1.基本治法

1)手法

按法、揉法、抹法、扫散法。

2)操作

(1)患者坐位,医者站于患者身侧,采用抹法,自印堂穴向上抹至神庭穴,再从印堂向两侧沿眉弓抹至太阳穴,反复5~6遍。

(2)继上势,用拇指或中指按揉印堂、神庭、睛明、攒竹、鱼腰、太阳、翳风、听宫、率谷穴,每穴1min;拇指按揉百会穴2min。

(3)继上势,自头维穴沿足少阳胆经头颞部循行线至风池穴施扫散法,两侧交替进行,时间1~2min。

(4)继上势,自前额经头顶向后至后枕部做五指拿五经法,反复5~6遍。

(5)继上势,用双手拇指按揉双侧内关、神门穴,拿合谷穴,时间2~3min。

2.随证加减

1)肝阳上亢

头晕目眩,耳鸣,头胀痛,急躁易怒,失眠多梦,每因恼怒或烦恼而加重,口苦。舌红,苔黄,脉弦。

(1)治法:平肝潜阳,滋养肝肾。

(2)手法:在基本治法基础上,加擦法。

(3)取穴与部位:在基本治法基础上,加桥弓、角孙、肾俞、太冲、行间、涌泉穴。

(4)操作:患者坐位,医者站于患者身前,抹桥弓,用拇指桡侧面沿桥弓自上而下进行推抹,两侧交替进行,推抹5~6遍。或患者仰卧位,医者站于患者身侧,用拇指按揉角孙、肾俞、太冲、行间穴,每穴1min。继上势,用小鱼际擦涌泉穴,以透热为度。

2)痰浊中阻

眩晕,头重如蒙或伴视物旋转,体倦纳呆,胸脘痞闷,泛泛欲吐。舌苔白腻,脉濡滑。

(1)治法:健脾和胃,燥湿化痰。

(2)手法:在基本治法基础上,加一指禅推法、摩法、擦法。

(3)取穴与部位:在基本治法基础上,加中脘、天枢、足三里、丰隆、脾俞、胃俞、大肠俞及腹部。

(4)操作:患者仰卧位,医者站于患者身侧,掌摩胃脘部及腹部,一指禅推中脘、天枢穴,以腹部有温热感为佳,时间2～3min;用拇指按揉足三里、丰隆穴,时间约3min。或患者俯卧位,医者站于患者身侧,用拇指按揉脾俞、胃俞、大肠俞穴,时间约3min;横擦背部脾俞、胃俞穴,以透热为度。

3)气血两虚

眩晕,动则加剧,劳累即发,神疲懒言,气短声低,纳少,面色少华,心悸失眠。舌质淡嫩,脉细弱。

(1)治法:健脾养心,补益气血。

(2)手法:在基本治法基础上,加摩法、一指禅推法、擦法。

(3)取穴与部位:在基本治法基础上,加中脘、气海、关元、心俞、肝俞、膈俞、脾俞、肾俞、足三里及督脉。

(4)操作:患者仰卧位,医者站于患者身侧,掌摩腹部及胃脘部,一指禅推中脘、气海、关元穴,时间3～5min。或患者俯卧位,医者站于患者身侧,用拇指按揉心俞、肝俞、膈俞、脾俞、肾俞、足三里穴,每穴1min。继上势,用掌擦法直擦背部督脉,横擦背部脾俞、胃俞穴,以透热为度。

4)肾精亏虚

眩晕,精神萎靡,腰膝酸软,耳鸣健忘,遗精。偏肾阴虚者,五心烦热,舌红少苔,脉细数;偏肾阳虚者,四肢不温,形寒怯冷,舌质淡,脉沉细无力。

(1)治法:补肾安神,益精填髓。

(2)手法:在基本治法基础上,加擦法、摩法。

(3)取穴与部位:在基本治法基础上,肾阴虚者增加桥弓、涌泉、角孙、太冲、行间穴,肾阳虚者增加气海、关元、肾俞、命门及督脉。

(4)操作:肾阴虚者。患者坐位,医者站于患者身侧,用拇指桡侧面自上而下推抹桥弓,两侧交替进行,推抹5～6遍;患者仰卧位,医者站于患者身侧,按揉角孙、太冲、行间穴,每穴1min;掌擦涌泉穴,以透热为度。肾阳虚者。患者仰卧位,医者站于患者身侧,掌摩腹部,按揉气海、关元穴,以腹部温热为度;患者俯卧位,医者站于患者身侧,用掌擦法直擦背部督脉,横擦肾俞、命门及腰骶部,以透热为度。

(三)注意事项

(1)治疗本病手法宜轻柔,避免强刺激,尤其是头面部操作时,不要使患者的头部前后左右晃动,以免加重眩晕之不适。

(2)戒烟酒,忌食咖啡、浓茶等刺激性食物,调养情志,避免过度劳累。

(四)疗效评定

1.治愈

症状、体征及有关实验室检查基本正常。

2.好转

症状及体征减轻,实验室检查有改善。

3.未愈

症状无改变。

五、心悸

心悸是指患者自觉心中悸动,惊惕不安,甚则不能自主的一种病证。临床多呈反复发作性,每因情志刺激或劳累而发,且常伴胸闷、气短、失眠、健忘、眩晕、耳鸣等症。病情较轻者为惊悸,病情较重者为怔忡,可呈持续性。

(一)病因病机

1.体质虚弱

禀赋不足,素体虚弱或久病失养,劳欲过度,气血阴阳亏虚,以致心失所养,发为心悸。

2.饮食劳倦

嗜食膏粱厚味、煎炸炙烤之品,蕴热化火生痰或伤脾滋生痰浊,痰火扰心而致心悸或劳倦太过,气阴暗耗,心神失养而心悸。

3.七情所伤

平素心虚胆怯,突遇惊恐,忤犯心神,心神动摇,不能自主而心悸或长期忧思不解,肝气郁结,化火生痰,痰火扰心,心神不宁而心悸;大怒伤肝,大恐伤肾,怒则气逆,恐则精却,阴虚于下,火逆于上,动撼心神而发惊悸。

4.感受外邪

风、寒、湿三气杂至,合而为痹,痹证日久,复感外邪,内舍于心,痹阻心脉,心之气血运行受阻,而发心悸;风、寒、湿、热之邪,由血脉内侵于心,耗伤心之气血阴阳,亦可引起心悸。如温病、疫毒均可灼伤营阴,心失所养而发心悸或邪毒内扰心神,心神不安,也可发为心悸,如春温、风温、暑温、白喉、梅毒等病往往伴见心悸。

有些患者可由于颈椎、胸椎小关节紊乱引发心悸。

(二)临床表现

心悸的基本证候特点是自觉发作性心慌不安,心跳剧烈,不能自主或一过性、

阵发性或持续时间较长或一日数次发作或数日一次发作。就临床表现不同,可分为以下几型:

1.心虚胆怯

心悸,善惊易恐,坐卧不安,少寐多梦。舌苔薄白或如常,脉象动数或虚弦。

2.心血不足

心悸头晕,面色不华,倦怠乏力。舌质淡红,脉象细弱。

3.阴虚火旺

心悸不宁,心烦少寐,头晕目眩,手足心热,耳鸣腰酸。舌质红,少苔或无苔,脉象细数。

4.心阳不振

心悸不安,胸闷气短,面色苍白,大汗淋漓,形寒肢冷。舌质淡白,脉象虚弱或沉细而数。

5.水饮凌心

心悸眩晕,胸脘痞满,形寒肢冷,小便短少或下肢浮肿,渴不欲饮,恶心吐涎。舌苔白滑,脉象弦滑。

6.心血瘀阻

心悸不安,胸闷不舒,心痛时作或见唇甲青紫。舌质紫暗或有瘀斑,脉涩或结代。

心悸多为本虚标实证,其本为气血不足,阴阳亏损,其标是气滞、血瘀、痰浊、水饮,临床表现多为虚实夹杂。

(三)诊断与鉴别诊断

1.诊断依据

常因情志刺激、惊恐、紧张、劳倦过度等发病。以自觉心慌不安,心跳剧烈,神情紧张,不能自主,心跳不规律,呈阵发性或持续性为主症。兼见胸闷不舒,易激动,心烦,少寐多汗,颤动,头晕乏力,脉象数、缓、促、结、代、沉、迟等。

2.鉴别诊断

(1)真心痛:症见心痛剧烈不止,伴有面色苍白、唇甲青紫或手足青冷至节,呼吸急促,大汗淋漓直至晕厥,病情危笃。

(2)奔豚:发作之时,亦觉心胸躁动不安。心悸为心中剧烈跳动,发自心;奔豚乃上下冲逆,发自少腹。《难经·五十六难》:"发于小腹,上至心下,若豚状或上或下无时。"称之为肾积。《金匮要略·奔豚气病脉证治第八》:"奔豚病从少腹起,上冲咽喉,发作欲死,复还止,皆从惊恐得之。"

(四)推拿治疗

1.治疗原则

养心,安神,定悸。心虚胆怯,治以安神定志,调理气机;心血不足,治以补益心气,养血安神;阴虚火旺,治以滋阴降火,调理心神;心阳不振,治以振奋心阳,镇心安神;心血瘀阻,治以活血通络,宁心安神;关节紊乱,治以整复错缝。

2.基本治法

1)头面部操作

(1)取穴及部位:印堂、风池、百会、眉弓、桥弓、头面部。

(2)主要手法:推、揉、按等手法。

(3)操作方法:推印堂、眉弓5～10遍。自上而下推桥弓,左右交替,每侧1min,然后按揉百会、风池,每穴2min。同时测脉搏,以脉搏90次/min以下为度。

2)胸背部操作

(1)取穴及部位:心俞、肺俞、膈俞、膻中、中府、云门,背部。

(2)主要手法:揉、摩、一指禅推等手法。

(3)操作方法:一指禅推心俞、肺俞、膈俞,揉膻中,摩中府、云门,共10min。

3)上肢部操作

(1)取穴及部位:内关、神门,双上肢。

(2)主要手法:按、揉、拿等手法。

(3)操作方法:按揉双内关、神门,拿双上肢,共6min。

3.辨证加减

1)心胆虚怯

(1)延长按揉神门时间,加按巨阙,拿风池、玉枕。

(2)用小鱼际沿胸骨正中分别向左右腋中线推运至两胁部3～5min,以心悸减轻为度。

2)心血不足

(1)加揉中脘,拿血海、足三里,延长推脾俞、胃俞时间。

(2)双手掌重叠按揉或用一指禅推心俞、华佗夹脊穴,时间约5min。

3)阴虚火旺

(1)加推肾俞、太阳、听宫、听会、耳门,拿太冲、行间。

(2)按揉翳风,拿风池,按哑门。

4)水饮凌心

(1)加按揉章门、期门,搓两胁。

(2)梳中府、膻中各2min,运腹约5min。

5）阳气衰弱

(1)摩小腹,按中极,推关元、气海、中极。

(2)揉八髎、肾俞、命门,拿三阴交。

6）心血瘀阻

(1)按揉大包、京门、膈俞、三阴交,以透热为度。

(2)右手掌或右手拇指、食指按摩头项部及背部膀胱经第1侧线,时间3min。

(五)其他疗法

1.耳针疗法

取穴心、皮质下、交感、神门等。每次选2~3穴,捻转轻刺激,留针15min。

2.针刺疗法

以内关、神门、心俞、巨阙为主穴,并随症加减。用平补平泻法。

(六)预防调护

应做到生活有规律,起居有时。要注意气候的变化,避免风、寒、湿、热等外邪侵袭。低脂饮食,少进咸、辣饮食、浓茶、咖啡及酒烟等。

(七)按语

心悸常见于多种心脏疾病中,需分清疾病的性质,找出发病原因。若是功能性的疾病,呈阵发性,经推拿治疗很快缓解,预后良好;若是器质性病变所致的心悸,在推拿治疗的同时应积极配合药物治疗,以免贻误病情。

六、中风

中风是以突然昏倒,不省人事,伴口角歪斜,言语不利,半身不遂或仅以口僻、半身不遂、偏身麻木为主要临床表现的一种病证。依据脑髓神经功能受损程度的不同,有中经络、中脏腑之分。本病多见于中老年人,大多数有高血压病史。四季皆可发病,但以冬春两季最为多见。

(一)病因病机

1.积损正衰

年老体弱或久病气血亏损,元气耗伤,脑脉失养。气虚则运血无力,血流不畅,而致脑脉瘀滞不通;阴血亏虚则阴不制阳,内风动越,夹痰浊、瘀血上扰清窍,突发本病。

2.劳倦内伤

"阳气者,烦劳则张"。烦劳过度,阴不制阳,易使阳气升张,引动风阳,内风扰动,则气火俱浮或兼夹痰浊、瘀血上壅清窍脉络。因肝阳暴涨,血气上涌骤然而中风者,病情多重。

3.脾失健运

过食肥甘醇酒,致使脾胃受伤,脾失运化,痰浊内生,郁久化热,痰热互结,壅滞经脉,上蒙清窍或素体肝旺,气机郁结,克伐脾土,痰浊内生或肝郁化火,烁津成痰,痰郁互结,夹风阳之邪,窜扰经脉,发为本病。即《丹溪心法·中风》所谓"湿土生痰,痰生热,热生风也"。

4.情志过极

七情失调,肝失条达,气机郁滞,血行不畅,瘀结脑脉;暴怒伤肝,则肝阳暴涨或心火暴盛,风火相扇,血随气逆,上冲犯脑。凡此种种,均易引起气血逆乱,上扰脑窍而发为中风。尤以暴怒引发本病者最为多见。

本病病位在脑,与心、肾、肝、脾密切相关。其病机有虚(阴虚、气虚)、火(肝火、心火)、风(肝风、外风)、痰(风痰、湿痰)、气(气逆)、血(血瘀)六端,并多在一定条件下相互影响、相互作用。病性多为本虚标实,上盛下虚。在本为肝肾阴虚,气血衰少;在标为风火相扇,痰湿壅盛,瘀血阻滞,气血逆乱。而其基本病机为气血逆乱,上犯于脑。

(二)临床表现

临床根据脑髓神经受损的程度与有无神志昏蒙,分为中经络与中脏腑两大类型。

1.中经络

中络系偏身或一侧手足麻木或兼有一侧肢体力弱或兼有口眼歪斜者,中经则以半身不遂、口眼歪斜、舌强语謇或不语、偏身麻木为主症。中络、中经合称中经络,为无神志昏蒙者。

2.中脏腑

中腑是以半身不遂、口眼歪斜、舌强语謇或不语、偏身麻木、神志恍惚或迷蒙为主症;中脏则必有神昏或昏愦,并见半身不遂、口眼歪斜、舌强语謇或不语等症。中腑、中脏合称中脏腑。

在疾病的演变过程中,中经络和中脏腑是可以互相转化的。中风病的急性期是指发病后 2 周以内,中脏腑最长病期可至 1 个月;恢复期为发病 2 周或 1 个月至半年以内。

(三)诊断与鉴别诊断

1.诊断要点

以突然昏仆,不省人事,半身不遂,偏身麻木,口眼歪斜,言语不利等为主要临床表现。轻症仅见眩晕,偏身麻木、口眼歪斜、半身不遂等。多急性起病,中老年人多发。

2.鉴别诊断

(1)厥证:也有突然昏仆、不省人事的临床表现,但厥证神昏时间短暂,发作时常伴有四肢逆冷,移时多可自行苏醒,醒后无半身不遂,口眼歪斜,言语不利等表现。

(2)痉证:以四肢抽搐,颈背强直,甚至角弓反张为主症,发病时可伴有神昏,多出现在抽搐之后,持续时间长,无半身不遂、口眼歪斜、半身不遂等表现;中风患者多在起病时即有神昏,而后出现抽搐,持续时间短,有半身不遂、口眼歪斜、半身不遂等表现。

(四)推拿治疗

1.治疗原则

疏通经脉,调和气血,促进功能恢复。中脏腑者应综合抢救治疗。

2.基本治法

1)头面部操作

(1)取穴及部位:印堂、神庭、睛明、太阳、阳白、鱼腰、迎香、下关、颊车、地仓、人中,头侧部。

(2)主要手法:推、按、揉、扫散、拿、擦、一指禅推等手法。

(3)操作方法:患者仰卧,医生坐于患者头顶侧。先推印堂至神庭,继之一指禅推印堂依次至睛明、阳白、鱼腰、太阳、四白、迎香、下关、颊车、地仓、人中等,往返推之1~2遍。然后推百会1min,并从百会横行推到耳郭上方发际,往返数次,强度要大,以微有胀痛感为宜。揉风池1min,同时掌根轻揉痉挛一侧的面颊部。最后扫散头部两侧(重点在少阳经),拿五经,擦面部。

2)上肢部操作

(1)取穴及部位:肩髃、臂臑、曲池、手三里,上肢部。

(2)主要手法:㨰、揉、按、摇、抖、搓、拿、捏、捻等手法。

(3)操作方法:患者侧卧,医生立于患侧。先拿揉肩关节前后侧,继之㨰肩关节周围,再移至上肢,依次㨰上肢的后侧、外侧与前侧(从肩到腕上),往返擦之2~3遍;然后按揉肩髃、臂臑、曲池、曲泽、手三里等上肢诸穴,注意加强刺激阴经腧穴,每穴1min;轻摇肩关节、肘关节及腕关节,拿捏全上肢5遍;最后搓、抖上肢,捻五指。

3)腰背部及下肢后侧操作

(1)取穴及部位:八髎、环跳、承扶、殷门、委中、承山、背、腰、骶、下肢后侧部。

(2)主要手法:推、㨰、拍打、擦、按、揉、拿等手法。

(3)操作方法:患者俯卧,医生立于患侧,先推督脉与膀胱经(用八字推法)至骶尾部,继之施以㨰法于膀胱经夹脊穴及八髎、环跳、承扶、殷门、委中、曲泉、承山等穴,注意加强刺激阴经腧穴;轻快拍打腰骶部及背部;擦背部、腰骶部及下肢后侧,拿风池,按肩井。

4)下肢前、外侧操作

(1)取穴及部位:髀关、伏兔、风市、梁丘、血海、膝眼、足三里、三阴交、太冲,下肢前、外侧部。

(2)主要手法:㨰、按、揉、捻、搓、摇、拿、捏等手法。

(3)操作方法:患者仰卧,医生立于患侧。先㨰患肢外侧(髀关至足三里、解溪)、前侧(腹股沟至髌上)、内侧(腹股沟至血海),往返㨰之2~3遍;然后按揉髀关、风市、伏兔、血海、梁丘、膝眼、足三里、三阴交、解溪、太冲等,每穴1min;轻摇髋、膝、踝等关节,拿捏大腿、小腿肌肉5遍,最后搓下肢,捻五趾。

3.辨证加减

(1)语言謇涩者,重点按揉廉泉、通里、风府。

(2)口眼㖞斜者,推抹瘫痪一侧面部,时间3~5min,然后重按颧髎、下关、瞳子髎。

(3)口角流涎者,按揉面部一侧与口角部,再推摩承浆。

(五)其他疗法

1.穴位注射

取曲池、手三里、足三里、丰隆等穴。每次选用2~4穴,用复方当归注射液合维生素B_{12}混合液3mL进行注射,每穴注入1~2mL,适用于中经络证。

2.耳压疗法

取心、肝、脑干、膀胱、交感、耳尖等,毫针刺激或王不留行籽按压。

3.现代康复疗法

可配合现代康复疗法,以循序渐进方式进行康复训练,按床上正确体位摆放→床上运动→坐起训练→坐位平衡训练→站立平衡训练→步行训练的顺序进行,并配合运动治疗、作业治疗。

(六)预防调护

控制高血压、心脏病、糖尿病、短暂性脑缺血等内科疾病是预防中风的重点;保持情绪平稳,少做或不做易引起情绪激动的事;清淡饮食,戒烟酒,适度运动,保持大便通畅;注意防治压疮,保持呼吸道通畅。若出现血压升高、波动、头痛头晕、手脚麻木无力等中风的先兆征象,须尽早采取干预措施,立即就诊。

(七)按语

早期干预有利于本病的恢复,待病情基本稳定后 48～72h 后便可接受推拿治疗及康复治疗。本病的治疗重点在手、足阳明经,其次是膀胱经、厥阴经。恢复期间,可根据患者病情进行综合评估,后结合现代康复疗法进行临床恢复性治疗。

七、胃脘痛

胃脘痛是因外邪犯胃、饮食不节、情志不畅和脾胃虚弱导致胃气失和、胃络不通或胃失温养而引起的一种病证。临床以胃脘部近心窝处疼痛为主要症状,常反复发作,久治难愈。

(一)病因病机

"胃脘痛"最早记载于《黄帝内经》。《灵枢》指出:"胃病者,腹胀,胃脘当心而痛。"胃脘痛的病因主要有外邪犯胃、饮食不节、情志不畅和脾胃虚弱等。本病的病因有虚实之分,初发多由外邪、饮食、情志所伤,多属实证;后期常为脾胃虚弱,成为虚证;亦有虚弱夹湿、夹瘀等的虚实夹杂者。病机为胃气失和,胃络不通,不通则痛或胃失温养,不荣则痛等。本病的病位在胃,与肝、脾密切相关。根据不同的病因病机,可分为寒邪犯胃、饮食伤胃、肝气犯胃、脾胃虚寒 4 种证型。

(二)辨证论治

1.基本治法

1)手法

一指禅推法、摩法、按揉法、㨰法、擦法、振法等。

2)操作

(1)患者仰卧位,医者坐在患者身侧,先用轻快的一指禅推法、摩法在胃脘部治疗,使热量渗透于胃腑,然后按揉中脘、气海、天枢等穴,同时配合按揉足三里,时间约 10min。

(2)患者俯卧位,医者坐在患者身侧,用一指禅推法或擦法,从背部脊柱两旁沿膀胱经自上而下至三焦俞,往返操作 4～5 次。然后用较重的按揉法作用于膈俞、肝俞、脾俞、胃俞、三焦俞,时间约 5min。再在背部沿膀胱经循行施擦法,以透热为度。

2.随证加减

1)寒邪犯胃

胃痛暴作,恶寒喜暖,得温痛减,遇寒加重,口淡不渴或喜热饮。舌淡苔薄白,脉弦紧。

(1)治法:温胃散寒,行气止痛。

(2)手法:同基本治法。

(3)取穴与部位:同基本治法。

(4)操作:患者仰卧,医者坐在患者身侧,按揉足三里,掌振胃脘部,时间约5min。或患者俯卧,医者坐在患者身侧,按揉脾俞、胃俞各1min,直擦两侧膀胱经,以透热为度。

2)饮食伤胃

胃脘疼痛,胀满拒按,嗳腐吞酸或呕吐不消化食物,其味腐臭,吐后痛减,不思饮食,大便不爽,得矢气及便后稍舒。舌苔厚腻,脉滑。

(1)治法:消食导滞,和胃止痛。

(2)手法:同基本治法。

(3)取穴与部位:在基本治法基础上,加内关。

(4)操作:患者仰卧位,医者坐于患者身侧,按揉中脘、内关、天枢,时间约5min。继上势,顺时针方向摩腹,时间约5min。

3)肝气犯胃

胃脘胀痛,痛连两胁,遇烦恼则痛作或痛甚,嗳气、矢气则痛舒,胸闷嗳气,喜长叹息,大便不畅。舌苔多薄白,脉弦。

(1)治法:疏肝解郁,理气止痛。

(2)手法:同基本治法。

(3)取穴与部位:在基本治法基础上,加膻中、章门、期门。

(4)操作:患者仰卧,医者坐在患者身侧,一指禅推膻中、章门、期门,时间5min。或患者俯卧,医者坐在患者身侧,重按肝俞、胆俞各1min。

4)脾胃虚寒

胃痛隐隐,绵绵不休,喜温喜按,空腹痛甚,得食则缓,劳累或受凉后发作或加重,泛吐清水,神疲纳呆,四肢倦怠,手足不温,大便溏薄。舌淡苔白,脉虚弱或迟缓。

(1)治法:温中健脾,和胃止痛。

(2)手法:同基本治法。

(3)取穴与部位:在基本治法基础上,加关元、肾俞、命门。

(4)操作:患者仰卧,医者坐于患者身侧,用轻柔的按揉法在气海、关元、足三里治疗,每穴约1min。在气海穴的治疗时间可适当延长。或患者俯卧,医者坐于患者身侧,直擦督脉及两侧膀胱经,横擦左侧背部(第7~12胸椎)及腰部肾俞、命门穴,以透热为度。

(三)注意事项

(1)嘱患者养成规律的生活与饮食习惯,忌暴饮暴食、饥饱不匀。

(2)胃痛持续不已者,应在一定时期内进流质或半流质饮食,少食多餐,嘱患者摄入清淡易消化的食物为宜,忌食烈酒及辛辣刺激性食物。

(3)避免情志刺激与过度疲劳,嘱患者保持心情舒畅。

(四)疗效评定

1.治愈

胃脘痛及其他症状消失,X线钡餐造影或胃镜检查正常。

2.好转

胃痛缓解,发作次数减少,其他症状减轻,X线钡餐造影或胃镜检查有好转。

3.未愈

症状无改善,X线钡餐造影或胃镜检查无变化。

第二节 外科疾病推拿治疗

一、落枕

落枕又称"失枕",是指晨起出现颈部酸胀、疼痛、颈部僵直、活动受限为主要临床表现的一种病证。本病多见于青壮年,男性多于女性,冬春季发病率较高。若经常性落枕,系颈椎病前期症状。本病为颈项部常见病证,轻者数日可自愈,重者疼痛剧烈,甚至迁延数周不愈,影响工作和生活。本病属中医学"项筋急"范畴。

(一)应用解剖

颈部可做前屈、后伸、左、右旋转,左、右侧屈及环旋7个方向的运动,这些运动依赖肌肉完成。颈部的肌群包括颈阔肌、胸锁乳突肌、斜方肌、头夹肌、半棘肌、肩胛提肌等,以脊柱为中轴呈对称性分布,主司头和颈肩部各种运动。本病主要与斜角肌和胸锁乳突肌关系密切。

1.斜角肌

斜角肌由前斜角肌、中斜角肌、后斜角肌组成,由颈5、6脊神经前支支配。前斜角肌起于第3颈椎至第6颈椎横突前结节,止于第1肋骨上缘内侧;中斜角肌起于第2颈椎至第7颈椎横突后结节,止于第1肋骨上缘外侧;后斜角肌起于第5颈椎至第7颈椎横突后结节,止于第2肋骨侧面。中斜角肌参与颈椎侧屈、侧旋和前屈运动。

2.胸锁乳突肌

起于胸骨柄前面和锁骨的胸骨端,止于颞骨乳突。一侧胸锁乳突肌收缩,使头向同侧侧屈,脸转向对侧;两侧同时收缩,作用于寰枕关节额状轴后面时使头后伸,作用于寰枕关节额状轴前面时使头前屈。

3.颈椎韧带

颈部韧带主要有棘上韧带和棘间韧带,棘上韧带起于下项线,附着于棘突之上,又称项韧带;棘间韧带位于2个棘突之间,具有加强颈椎稳定性的作用。

4.项筋膜

项筋膜位于浅筋膜及颈阔肌的深面,各处厚薄不一,围绕颈项部的肌肉、器官,并在血管和神经周围形成纤维鞘,以维护其完整性而起保护作用。

(二)病因病机

落枕多因睡眠时枕头过高、过低或过硬,睡卧姿势不良,头枕过度偏转,风寒湿邪侵袭及颈部外伤所致。

1.肌肉扭伤

因睡眠时枕头过高、过低或过硬,或睡卧姿势不良,枕头过度偏转等因素,使头颈处于过伸或过屈状态,引起颈部一侧肌肉长时间受到牵拉紧张,颈椎小关节扭错,处于过度紧张状态而发生静力性损伤。损伤往往以累及一侧软组织为主,主要表现为肌肉痉挛,局部疼痛不适,活动明显受限等。

2.风寒湿邪侵袭

睡眠时受寒,盛夏贪凉,使颈背部肌肉保护性痉挛或两侧肌张力不对称,以致僵硬疼痛,动作不利。

3.颈部外伤

某种原因突然头颈扭闪,肌肉无准备地强烈收缩或被牵拉,导致颈肌纤维或韧带等组织发生损伤;或汽车在行驶途中突然急刹车而致颈椎快速前后摆动造成损伤;或素有颈肩部筋伤,稍感风寒或睡姿不良,即可引发"落枕"。

中医认为,素体虚弱,缺乏肌肉锻炼,气血不足,循行不畅,筋肉舒缩活动失调或夜寐颈项部外露,复遭风寒侵袭,致使经络不舒,气血凝滞,筋络痹阻,僵凝疼痛而发病。《伤科汇纂·旋台骨》有"因挫闪及失枕项强痛者"的记载,因此,颈部突然扭转或肩扛重物或经常低头工作,颈肌慢性劳损,致使颈部筋肌扭伤、痉挛,也是导致本病的原因。

(三)诊断

1.症状

(1)诱因:有明显的诱发因素,如睡眠时颈部处于某一体位时间过久或颈部受风寒等。

(2)疼痛:颈项部疼痛,一般多偏于患侧,头常歪向患侧,疼痛向患肩、项背部牵掣放散。颈部不能自由旋转后顾,侧向视物时常连同身体同时转动。

(3)活动受限:颈部活动明显受限,主动、被动活动均受牵掣,动则症状加重。

2.体征

(1)肌痉挛:患侧颈部肌肉痉挛紧张,触之呈条状或块状,常可累及胸锁乳突肌、斜角肌或肩胛提肌。

(2)压痛点:若在胸锁乳突肌处有肌张力增高感和压痛者,为胸锁乳突肌痉挛;在锁骨外1/3处(肩井穴)或肩胛骨内侧缘有肌紧张感和压痛者,为斜方肌、斜角肌痉挛;在上3个颈椎棘突旁和同侧肩胛骨内上角处有肌紧张感和压痛者,为肩胛提肌痉挛。

(3)活动受限:以颈部左、右旋转运动受限最明显,甚至要转动身体才能看清两侧的情况,严重时各方向活动均受影响。

(4)其他:颈部各项试验检查无神经根性受压症状。

3.辅助检查

X线检查一般无明显异常。少数患者可有颈椎生理弧度异常、椎体轻度增生等。

(四)鉴别诊断

1.颈椎小关节紊乱症

颈椎小关节紊乱症表现为起病急,颈项强直,疼痛剧烈,活动受限,触诊可有病变颈椎棘突一侧隆起或偏歪。X线检查可有生理弧度变直,椎体可侧方移位,侧位片显示双边影。

2.颈项部肌筋膜炎

颈肩部广泛疼痛、酸胀,肌肉僵硬板滞或有沉重感、麻木感,后伸活动受限明显。皮下可触及变性的肌筋膜及纤维小结,有筋膜摩擦音,X线检查可见颈椎侧弯、棘突偏离中线、椎间隙左右不等宽等。

3.寰枢关节半脱位

寰枕段疼痛、僵直,活动受限,颈椎张口位片可见寰枢关节间隙改变或齿状突与寰椎两侧块的间隙不对称或一侧间隙消失等。

(五)推拿治疗

1.治疗原则

舒筋活血,温经通络,解痉止痛。

2.手法

一指禅推法、滚法、按法、揉法、拿法、弹拨法、拔伸法、扳法、擦法等。

3.取穴与部位

落枕穴、风池、天柱、天宗、颈夹脊、肩外俞、阿是穴等及其受累部位。

4.操作

(1)患者取端坐位,医者立于患者患侧,先在患侧颈项及肩部用轻柔小鱼际㨰法治疗,同时配合头部轻缓的屈伸和旋转活动,促进局部的气血运行。然后提拿颈项及肩部,并弹拨紧张的肌肉,手法力度宜轻,使颈部痉挛的肌肉逐渐放松,时间约5min,以舒筋活血。

(2)继上势,医者用拇指或中指按揉落枕穴、风池、天柱、天宗、颈夹脊、肩外俞、阿是穴等,以酸胀为度,时间约5min,以激发经气,温经通络。

(3)继上势,医者根据压痛点及肌痉挛部位,分别在痉挛肌肉的起止点及肌腹部用按揉法、捏拿法、弹拨法操作,时间约3min,以解痉止痛。

(4)继上势,做拔伸摇颈法操作。嘱患者自然放松颈项部肌肉,医者一手托住其患者下颌,一手托住后枕部,两手同时用力向上牵拉拔伸片刻。边做拔伸,边做颈部前屈、后伸动作数次,再缓慢左右摇颈10~15次,以通络解痉。

(5)继上势,做旋转提颈法操作。对颈椎后关节有侧偏、压痛者,在颈部微前屈的状态下,医者以一手拇指按于压痛点处,另一手托住其下颌部,做向患侧的旋转至有一定阻力时,向上提升颈椎,以整复后关节错缝。手法要稳而快,切忌暴力蛮劲,以防发生意外。

(6)继上势,医者在患部沿肌纤维方向做擦法、摩肩手法后,再轻轻拍打、叩击肩背部数次。

二、颈椎病

(一)概述

西医认为,颈椎病是由于颈椎及其周围软组织退行性改变或损伤引起的颈项部脊柱内外平衡失调,继而产生一系列病理改变,这些病理变化压迫或刺激颈部脊神经、脊髓、椎动脉及交感神经,导致功能或结构上的损害,引起相应的临床症状。临床上以颈项部疼痛、上肢疼痛发麻、头昏、头痛、下肢痉挛型瘫痪为主症,好发于中老年人。随着现代工作方式和生活习惯的改变,该病的发病有年轻化趋势。中医认为,颈椎病属项痹病范畴,它的发生主要是由于正气不足或感受风、寒、湿、热之邪,导致颈部经筋损伤、经络痹阻不通而致。

(二)病因病机

中医认为,本病为中年之后,正气不足,天癸渐竭,肝肾精血渐虚,筋骨失其濡养,筋不能束骨,骨不能张筋,故关节不利,导致颈项强直、疼痛,屈伸不利等临床症状。部分外伤证候,属颈部伤筋,因气伤痛、形伤肿,颈部受直接或间接暴力损伤,致局部经脉受损,症见颈部活动受限,酸胀、疼痛或感受风、寒、湿、热之邪,导致经络痹阻不通,而产生临床症状。

(三)辨病

1.病史
本病一般有慢性劳损史或有急性外伤史。

2.症状
1)颈型颈椎病

(1)颈项部疼痛,部分患者伴有肩背部疼痛。以晨起为重,活动后减轻。

(2)急性期患者,可伴颈部活动欠利。

2)神经根型颈椎病

(1)颈部或肩背部呈阵发性或持续性的酸、胀、疼痛。

(2)沿受损的颈脊神经走行方向有烧灼样或针刺样疼痛或过电样麻感。

(3)当颈部活动到某种角度或腹压增高时,上述症状可加重。

(4)颈部活动可有不同程度受限或颈项部发硬、发僵感,甚至颈部呈痛性斜颈畸形。

(5)患侧上肢发沉、无力,甚者握力减弱。

3)脊髓型颈椎病

(1)四肢酸胀、麻木、僵硬无力,部分有烧灼感。

(2)头痛、头昏、头晕,甚至大小便改变(如排便、排便障碍,排便无力或便秘等)。

(3)重者活动欠利,走路不稳,甚至出现偏瘫或瘫痪。

4)椎动脉型颈椎病

(1)以眩晕、恶心、呕吐、耳鸣、耳聋等为常见症状,头部活动时可诱发或加重以上症状。

(2)猝然摔倒,但摔倒时,神志多清楚。

5)交感神经型颈椎病

(1)颈项部疼痛,可伴偏疼痛或头痛、头昏、头晕、耳鸣、耳聋等症状。

(2)可见心跳加快或缓慢,少数可有心前区疼痛。

(3)局部皮温降低,四肢发凉,肢体遇冷时有刺痒感,继而红肿,疼痛加重,少数可有指端发红、发热、疼痛或痛觉过敏。

6)混合型颈椎病

混合型颈椎病是指出现以上2型或2型以上颈椎病症状者。

3.体征

1)颈型

(1)颈项部有压痛。

(2)椎间孔挤压试验和臂丛神经牵拉试验多为阴性。

2)神经根型颈椎病

(1)压痛:在病变节段的椎间隙、棘突旁及其神经分布区可出现压痛。

(2)颈椎生理前凸减少或消失,甚至后凸。

(3)颈项部肌肉张力增高,局部可触及条絮状或结节状反应物。

(4)椎间孔挤压试验多为阳性。

(5)臂丛神经牵拉试验阳性。

3)脊髓型颈椎病

(1)肢体肌张力增高,肌力减弱。肱二、三头肌肌腱及膝腱、跟腱反射亢进,同时可见髌阵挛和踝阵挛。

(2)腹壁反射和提睾反射也可减弱。

(3)霍夫曼征和巴宾斯基征多为阳性。

4)椎动脉型颈椎病

(1)颈项部压痛,压痛点多为椎间隙、棘突旁。

(2)颈椎旋转到一定的方位出现眩晕,改变位置时,症状即可消失。

(3)椎动脉造影可见椎动脉扭曲、变异等,脑血流图可出现异常。

(4)椎间孔挤压试验多为阳性。

5)交感神经型颈椎病

(1)混合型颈椎病可出现以上 2 型或 2 型以上颈椎病的体征。

(2)颈项部压痛,以中颈段为甚。

(3)椎间孔挤压试验多为阳性。

4.辅助检查

应常规拍摄颈椎正、侧位,左右斜位和张口位 X 线片,必要时摄颈椎 CT 或 MRI,也可行 TCD 检查。

(四)类病辨别

1.落枕

本病患侧常感项背部疼痛伴颈部活动受限,检查可见颈项部肌肉痉挛,胸锁乳突肌、斜方肌、大小菱形肌及肩胛提肌等处压痛,在肌肉紧张处可触及肿块和条索状改变,X 线检查一般无异常发现,部分可见颈椎生理弯曲减弱或消失。

2.梅尼埃病

本病又称发作性眩晕,症状除头痛、眩晕、恶心、呕吐、耳鸣、耳聋等与椎动脉型颈椎病相同外,还有眼震、脉搏变慢及血压下降等。鉴别要点:梅尼埃病与大脑功能失调(包括过度疲劳、睡眠不足、情绪被动)有关,碘甘油试验阳性,且不会因为颈椎的活动所诱发。

3.颈脊髓肿瘤

患者早期症状可与颈椎病相似,但症状多不因颈部活动改变。鉴别要点:X线平片显示椎间孔扩大,椎体或椎弓破坏;脊椎穿刺奎氏试验阴性;脑脊液检查可见异常;CT和磁共振检查较易与颈椎病鉴别。

4.颈椎结核

早期症状与颈椎病相似,且X线平片早期不易发现结核破坏,CT和磁共振检查则能早期发现。

(五)推拿治疗

1.推拿常规治疗

治疗原则:舒筋活血,解痉止痛,整复错位。

取穴与部位:取颈部阿是穴、风池、风府、肩井、天宗、曲池、手三里、小海、合谷等穴,推拿部位在颈肩背部。

主要手法:一指禅推法、丁氏滚法、按揉法、拿法、拔伸旋转法等。

操作方法:患者取坐位,医者立于其后,用一指禅推法推颈部3条线路5min左右,随后用滚法施于患者颈肩部、上背部5min左右。按揉上述所取穴位。颈部纵向拔伸旋转法:患者颈部略前屈,医者两前臂尺侧放于患者两侧肩部并向下用力,双手拇指顶按在风池穴上方,其余4指及手掌托住下颌部,嘱患者身体下沉,医者双手向上,前臂与手同时向相反方向徐徐用力,觉颈椎松动后保持几秒钟,左右旋转各15°,再缓缓松开,回到中立位。可反复施术数次。推拿颈项及肩井3~5遍。

2.推拿分期治疗

1)急性发作期

(1)颈型:颈部剧烈疼痛,肌肉僵硬,活动困难。如颈胸段椎体有偏歪者,加颈胸段按压调整手法;颈曲变直或反张者,以卧位颈椎拔伸顶推手法调整。

(2)神经根型:颈臂剧烈疼痛,日夜不宁,颈部活动及咳嗽、振动,均引起放射痛加剧,患肢握力和骨间肌力明显减退。常规操作加卧位颈椎拔伸顶推手法或颈椎旋提手法。如发现中下段颈椎偏歪者,以颈椎侧屈扳法调整。

(3)脊髓型:下肢无力突然加剧,甚至突然瘫痪,严重者二便功能障碍,肌张力增高,腱反射增强,病理征阳性。常规治疗去拔伸旋转法,重用一指禅推法,可在下肢施丁氏滚法、按揉法等手法。颈部慎用牵引及旋转类手法。

(4)椎动脉型:发作性剧烈眩晕,甚者头部不能转动,恶心、呕吐。常规操作去拔伸旋转法,加头面部一指禅推法和内功推拿手法;病变在中上颈段者,以卧位颈椎拔伸顶推手法调整;病变在下颈段者,重点按揉局部横突周围及前斜角肌等软组织松解。

(5)交感神经型:剧烈头痛,伴冷汗淋漓,脸色苍白,胸闷心悸,部分患者出现下组脑神经症状。常规操作加头面部一指禅推法和内功推拿手法。

(6)混合型:主要症状持续发作,症状明显。常规操作的基础上,根据临床症状选用上述2种或2种以上方法治疗。

2)症状缓解期

(1)颈型:颈部时有疼痛,以晨起为重,活动后减轻。除常规操作外,在肩胛骨内侧和斜方肌外侧寻找反应点以弹拨法施之。

(2)神经根型:上肢放射痛缓解,颈部仍有疼痛不适感,患肢握力及骨间肌力逐步恢复。常规操作加卧位颈椎拔伸顶推手法或颈椎旋提手法,配合上肢循经取穴施以按揉法。

(3)脊髓型:下肢无力逐渐改善,恢复步行功能,腱反射仍活跃,病理征阳性或阴性。常规治疗去拔伸旋转法,重用一指禅推法,配合下肢丁氏㨰法、按揉法等手法操作,逐步改善肌痉挛状态。

(4)椎动脉型:眩晕缓解,劳累后仍有头部昏沉感觉。常规操作外加卧位颈椎拔伸顶推手法、头面部一指禅推法和内功推拿手法。

(5)交感神经型:头痛缓解,时有胸闷、咽喉梗阻感觉。常规操作基础上以按揉法和拇指弹拨法施于颈椎侧方和前方,使痉挛的椎前肌群松解。可配合内功推拿手法治疗。

(6)混合型:主要症状缓解。常规操作的基础上根据临床症状选用上述2种或2种以上方法治疗。

3)康复期

(1)颈型:颈部疼痛消失,劳累后仍有牵紧不适感觉。常规操作为主。

(2)神经根型:颈臂痛消失,劳累后颈部仍有牵紧不适感。重点运用㨰法,并配合颈椎备向被动运动。

(3)脊髓型:下肢恢复正常肌张力和肌力,病理征阴性。以松解类手法为主。

(4)椎动脉型:眩晕持续6个月以上未发作。以松解类手法为主。

(5)交感神经型:主要症状持续6个月以上未发作。以松解类手法为主。

(6)混合型:主要症状持续6个月以上未发作。以松解类手法为主。

三、腰椎间盘突出症

腰椎间盘突出症是由于腰椎间盘退变,髓核从损伤的纤维环处膨出或突出,其突出部分及变性的纤维环压迫、刺激腰脊神经根、马尾神经,引起腰痛、下肢放射痛或有膀胱直肠功能障碍等症状的一种疾患。该病多见于青壮年,约95%发生于$L_{4\sim5}$、$L_5\sim S_1$节段,5%发生于$L_{3\sim4}$及以上节段。

椎间盘对脊柱具有连接、稳定、增加活动及缓冲震荡等作用,由软骨板、纤维环及髓核3个部分组成。软骨板由透明软骨组成,覆盖于椎体上下骺环中间,平均厚度为1mm,有许多微孔,是髓核水分和代谢产物的通路。如软骨板有破裂或缺损,髓核可突入椎体,在X线片上可显示椎体有压迹,称为Schmorl氏结节。纤维环分外、中、内3层,外1/3由纤维结缔组织组成,内2/3为纤维软骨。纤维环为较坚强的组织,其前侧及两侧较厚,后侧较薄。前部有强大的前纵韧带加强,后部则有后纵韧带保护,由于后纵韧带较窄且薄,在暴力较大时,髓核易向后方特别是向后外方突出。髓核是一种弹性胶状物质,位于腰椎间盘中心的稍后方,髓核中含有黏蛋白的复合体、硫酸软骨素和大量的水,按年龄不同,水分的含量可占髓核总量的70%~90%。随年龄的增加,椎间盘逐渐退变,含水量随之减少,其弹性和张力减退,降低了抗负荷的能力,易受损伤。

椎间盘纤维环的周边分布有血管和神经末梢,髓核和纤维环的营养靠周围组织渗透供应,椎间盘前部和两侧主要为来自脊神经和交感神经的纤维,后部则来自窦椎神经。

(一)病因病机

中医学无腰椎间盘突出症病名,根据其主要症状,属中医学"腰痛""腰腿痛"或"痹证"等范畴。腰痛一证,早在《黄帝内经》中就有论述。如《素问·刺腰痛》中云:"肉里之脉令人腰痛,不可以咳,咳则筋缩急。"《素问·脉要精微论》篇指出:"腰者,肾之府,转摇不能,肾将惫矣。"历代医家亦有许多精辟的见解,《诸病源候论》提出"肾主腰脚"的观点,朱丹溪认为腰痛主"肾虚、瘀血、湿热、痰积、闪挫"。《景岳全书·腰痛》篇指出:"腰痛之虚证十居八九,但察其既无表邪,又无湿热,而或以年衰或以劳苦或以酒色斫伤或七情忧郁所致者,则悉属真阴虚证。"综合而言,腰痛可分为风、寒、湿、热、闪挫、瘀血、气滞、痰积、肾虚等多种。腰为肾之府,乃肾之精气所溉之域,肾藏精主骨生髓,肾与膀胱相表里,足太阳经经过,故在经属太阳,在脏则属肾气,而又为冲、任、督、带之要会,所以腰痛之发病,肾虚为其本,风寒湿热闪挫瘀血为其标也。分证病机如下:

1.肝肾亏虚

肾虚是该病发生的关键,先天不足或久病体虚或年老体弱或房事过劳,致肾精亏损,而腰为肾之府,乃肾之精气所溉之域,肾虚则腰脊失养,故患腰痛,而精血相互转化,肝肾同源,故常表现为肝肾亏虚之证候。

2.气滞血瘀

姿势不正或用力不当或跌仆闪挫,致经络气血运行阻滞,瘀血留着,不通则痛。

3.寒湿痹阻

久居湿地或汗出当风或睡卧受冷等,受寒湿之邪侵袭,寒湿之邪阻滞局部经脉,腰腿经脉受阻,气血运行不畅,而发腰痛。

4.湿热痹阻

感受时令湿热之邪或寒湿郁而化热,湿热阻滞经脉,引发腰痛。

(二)辨病

1.症状

(1)腰痛伴下肢放射性疼痛:疼痛呈刺痛、烧灼样痛或刀割痛,下肢痛沿神经根分布区放射,一般沿臀部、大腿后侧放射至小腿或足部。腹压增高时(咳嗽、打喷嚏、大便等),活动、劳累后疼痛加重,平卧休息后疼痛减轻,晨起较轻,午后较重。根据受累节段的不同,其症状表现如下:$L_{3\sim4}$及以上疼痛放射至大腿前外侧或小腿前内侧,$L_{4\sim5}$椎间盘突出疼痛多放射至小腿前外侧、足背或足大趾,$L_5\sim S_1$椎间盘突出则放射至小腿后外侧、足跟或足背外侧。

(2)腰部活动困难:急性发作时腰部活动明显受限,跛行,严重者不能站立、行走,呈"三屈"体位(腰、髋、膝),生活不能自理。

(3)下肢麻木、无力或有发凉等感觉。

(4)马尾神经受压症状:中央型或突出巨大者,可出现马尾神经受压症状,如马鞍区麻木、排便功能或性功能障碍。

2.体征

1)视诊

可出现腰椎生理弧度消失或后突;80%以上的患者均有不同程度的侧凸畸形,突出物位于神经根外侧者脊柱向患侧凸,突出物位于神经根内侧者脊柱向健侧凸;肌张力增高或有痉挛;腰椎活动受限,出现跛行步态。

2)触诊

触诊检查可触及局部肌肉紧张、脊柱侧凸、棘突偏歪,腰椎间盘突出间隙相对应的棘突间及棘旁有压痛,局部有叩击痛,并可引起或加重下肢放射痛,沿坐骨神经循行路线亦可触及压痛。

3)神经功能损害体征

受累一侧或两侧下肢出现运动无力、感觉减退、肌肉萎缩、腱反射减弱等神经功能损害表现。

(1)运动无力:$L_{3\sim4}$突出者,伸膝无力;$L_{4\sim5}$突出者,,常有伸拇肌力减弱;$L_5\sim$

S_1 突出者,足跖屈无力。

(2)感觉减退:早期皮肤感觉过敏,逐渐出现感觉减退或消失。$L_{3~4}$ 突出者,小腿内侧感觉减退;$L_{4~5}$ 突出者,小腿前外侧感觉减退;$L_5 \sim S_1$ 突出者,常有小腿后外侧、足跟及足外侧感觉减退。

(3)肌肉萎缩:$L_{3~4}$ 突出者,出现股四头肌萎缩;$L_{4~5}$、$L_5 \sim S_1$ 突出者,出现臀部、小腿部肌肉萎缩。

(4)腱反射减弱:$L_{3~4}$ 突出者,常有膝反射减弱或消失;$L_5 \sim S_1$ 突出者,常有跟腱反射减弱或消失。

(5)中央型突出:马鞍区感觉减退,提肛反射和提睾反射等浅反射减弱或消失。

4)特殊检查

(1)直腿抬高试验:仰卧位,单侧下肢伸直抬腿正常可至 80°～90°,除腘窝部紧张外,无其他不适者为阴性;若抬腿高度达不到正常角度或与健侧相比差异较大,且出现沿坐骨神经向足部的放射痛,为阳性,注意双侧对比,排除肌紧张引起的直腿抬高试验阳性。

(2)直腿抬高加强试验:仰卧位,在检查中如有疼痛出现,略降低患肢至疼痛消失后将患侧踝关节背伸,疼痛重新出现或加重,为阳性。提示腰骶部神经根受压。

(3)健侧直腿抬高试验:检查方法同直腿抬高试验。当健侧下肢抬高时出现患侧下肢疼痛加重,为阳性。一般当突出物位于神经根内侧时或突出物较大或游离性突出或中央型突出时,为阳性。

(4)屈颈试验:患者仰卧,下肢伸直,医者一手按患者胸部,一手托其枕部使其前屈头颈,如患者有腰骶部或下肢疼痛,为阳性,提示腰脊神经根或马尾神经受压。屈颈试验也可取立位或坐位,其中坐位有 2 种:①呈直角坐床上,双下肢伸直;②坐床沿或凳上,双下肢伸直,足跟着地。

(5)仰卧挺腹试验:患者仰卧,双手置身侧,以枕部及两足跟为着力点,将腹部及骨盆用力向上挺起,如感腰部及患肢放射性疼痛,为阳性,提示腰脊神经根受压。如果上述姿势未能诱发疼痛,有 2 种方法可使阳性率增高:①维持上述姿势,深吸气后屏气,约 30s,患肢有放射痛为阳性;②在上述姿势下用力咳嗽,有患肢放射性疼痛者为阳性。

(6)股神经牵拉试验:患者俯卧,膝关节屈曲,足跟被动接近患侧臀部,如有腹股沟和大腿前方疼痛,为阳性,提示股神经受压(见于 $L_{3~4}$ 以上的椎间盘突出)。

3.辅助检查

(1)X线平片:可见腰椎生理弧度消失或后突,椎体骨质增生,腰椎侧弯,椎间隙狭窄,并有前宽后窄的征象。椎管脊髓造影可显示硬膜囊或神经根受压征象。

(2)CT 平扫:可见突出物对神经根、硬膜囊的压迫,一般分为直接征象和间接征象,可以看到椎板、黄韧带、关节突关节、椎管及侧隐窝的情况。

(3)MRI检查:显示椎间盘突出,突出物是否脱垂以及椎间盘、脊髓有无变性。MRI对腰椎间盘突出症的诊断具有明显优势,对软组织的分辨率高、整体观强,但对骨性组织显示不如CT。

(4)肌电图、肢体血流图、体感诱发电位也有相应的非典型的表现。

(5)血液细胞分析、尿液分析、血沉、碱性磷酸酶测定等检查不具有特异性,但能起到鉴别诊断的作用。

(三)类病辨别

1.腰椎椎管狭窄症

间歇性跛行为本病主要症状和体征。体格检查常和主诉症状不相符,轻者直腿抬高可阴性,无明显肌肉萎缩;重者可有直腿抬高受限,但疼痛程度不如椎间盘突出明显。CT或MRI可显示腰椎管狭窄征象。

2.腰椎结核

本病有低热、盗汗、消瘦等全身症状,血沉加快,X线检查可发现腰椎骨质破坏或椎旁脓肿。

3.椎管内肿瘤

本病疼痛呈节律性,CT扫描或MRI检查可显示肿瘤的部位。

4.第3腰椎横突综合征

本病表现为一侧腰部疼痛,侧屈受限,体检可发现第3腰椎横突末端压痛,可触及条索状反应物。

5.腰椎骨性关节炎

本病以腰痛为主,晨起时明显,稍活动后减轻,劳累后加重,X线可见腰椎椎体增生明显,后关节突肥大,椎间隙变窄等。

6.腰椎滑脱症

本病表现为腰痛、活动受限,可出现下肢坐骨神经痛,X线示腰椎向前或向后滑脱,一般以向前滑脱多见。

(四)推拿治疗

1.治则

总的治疗原则是解痉止痛、理筋整复。气滞血瘀治以活血化瘀、行气止痛,寒湿痹阻治以温经散寒、除湿止痛,湿热痹阻治以清热除湿,肝肾亏虚治以补益肝肾、壮腰止痛。

2.常规推拿治疗

(1)取穴及部位:取腰阳关、十七椎、大肠俞、关元俞、阿是穴、环跳、承扶、委中、承山、悬钟、昆仑等穴,推拿部位为腰及下肢部。

(2)手法:滚法、按揉法、弹拨法、斜扳法、擦法。

(3)操作。

①患者俯卧位,施滚法于两侧腰部膀胱经及臀部、下肢后侧5min,以腰部为重点;②以拇指弹拨两侧腰椎横突外缘、髂嵴上缘、髂腰三角等骶棘肌附着区域3~5次,再以拇指按揉腰阳关、大肠俞、关元俞、环跳、承扶、委中、承山等穴,每穴1min,以酸胀为度,然后掌按揉腰部1min;③患者侧卧位,施滚法于下肢外侧2min;④侧卧位施斜扳法,左右各1次;⑤患者俯卧位或坐位,直擦两侧背部膀胱经及华佗夹脊穴。

3.推拿分证论治

1)气滞血瘀证

症状:近期腰部有外伤史,腰腿痛剧烈,痛有定处,刺痛,腰部僵硬,俯仰活动艰难,痛处拒按。舌质紫暗或有瘀斑,舌苔薄白或薄黄,脉沉涩或脉弦。

推拿治疗以活血化瘀、行气止痛为法,除常规治疗外,重点采用按揉法、弹拨法施于痛性反应点或敏感点。

2)寒湿痹阻证

症状:腰腿部冷痛重着,转侧不利,痛有定处,虽静卧亦不减或反而加重,日轻夜重,遇寒痛增、得热则减。舌质胖淡,苔白腻,脉弦紧、弦缓或沉紧。

推拿治疗以温经散寒、除湿止痛为法,除常规治疗外,以院内冬青膏或黄金万红膏为介质,用擦法施于腰部督脉、膀胱经,以透热为度。

3)湿热痹阻证

症状:腰腿痛,痛处伴有热感或见肢节红肿,口渴不欲饮。苔黄腻,脉濡数或滑数。

推拿治疗以清热除湿为法,除常规治疗外,一指禅推法施于腹部,摩腹,按揉脾俞、胃俞、足三里和丰隆等。

4)肝肾亏虚证

症状:腰腿痛缠绵日久,反复发作,乏力、不耐劳,劳则加重、卧则减轻,包括肝肾阴虚及肝肾阳虚证。阴虚证症见:心烦失眠,口苦咽干,舌红少津,脉弦细而数;阳虚证症见:四肢不温,形寒畏冷,筋脉拘挛,舌质淡胖,脉沉细无力等。

推拿治疗以补益肝肾、壮腰止痛为法。除常规治疗外,以院内冬青膏或黄金万红膏为介质,直擦腰部华佗夹脊、腰部膀胱经,横擦肾俞、腰阳关,斜擦八髎。

4.推拿分期治疗

(1)急性期:以松解类手法为主,采用滚法、按揉法、弹拨法、擦法为主。注意在腰部施术时间不宜太长,手法刺激不宜太重,避免使用较大幅度的被动整复类手法。

(2)缓解期:以松解类手法与整复类手法为主,先施松解类手法,再施整复类手法。

(3)恢复期:以松解类手法为主,注意平推法的运用,加强腰背肌和胸腹部肌肉功能锻炼。

5.推拿分型治疗

(1)影像学检查显示突出类型为隐匿型,缓解期治疗采用后伸位牵抖法、后伸扳法、抬髋振颤法等手法。

(2)病变节段增生明显,椎间隙明显变窄,伴有椎管狭窄者,缓解期采用改良斜扳法、仰卧位屈膝屈髋按压法等手法。

(3)伴腰椎向前滑脱,缓解期采用仰卧位屈膝屈髋按压手法。

(4)术后复发者,采用软组织松解类手法、改良斜扳法等手法。

(5)脊柱侧凸明显者,采用推荡法、坐位定点旋转复位法等手法。

(6)合并骨盆不稳者,根据骶髂关节错位分型,施以骶髂关节改良斜扳法以调整髂骨位置。

四、急性腰扭伤

急性腰扭伤又称腰肌扭伤,俗称"闪腰",是指腰背部肌肉、筋膜、韧带等软组织急性损伤,多为突然受到扭、挫、闪等直接外力或间接外力作用,超越腰部的承受能力,出现以腰部疼痛、活动受限为主的一种临床常见病证。本病好发于青壮年体力劳动者,男性多于女性。急性腰扭伤若失治、误治或治疗不及时,可转变为慢性顽固性腰痛。本病属中医学"伤筋"范畴。

(一)应用解剖

腰部脊柱是由5个椎体组成的一个骨性支柱,位于活动很少的胸椎和固定于骨盆的骶骨之间,承受着人体1/2的重量,起着承上启下的作用,可做前屈、后伸、旋转、侧屈等各个方向的运动,是躯干活动的枢纽。其前方为松软的腹腔,脊柱附近只有一些肌肉、筋膜和韧带,缺乏骨性结构的保护。因此,在腰部持重和运动时,不良的弯腰姿势所产生的强大牵拉力和应力,容易引起脊柱周围的软组织损伤。

1.腰部肌肉

腰部的肌肉按其解剖位置和不同作用,可分为背侧肌群,前侧肌群和外侧肌群,具有伸、屈和旋转脊柱的作用。背侧肌群可分浅、深2层,浅层为背阔肌下方腱部,该肌损伤时疼痛广泛且压痛浅表;深层肌肉由浅至深依次为骶棘肌、横突棘肌和深层短肌。骶棘肌为强大的伸肌,起到后伸躯干、维持直立和侧屈的作用,损伤时肌痉挛明显,腰部屈伸、侧屈功能受限;横突棘肌由浅至深包括半棘肌、多裂肌和回旋肌3层,损伤时椎旁压痛,腰部旋转功能受限;深层短肌主要为横突间肌,其作用是协同横突棘肌纤维维持躯干的姿势,损伤时出现深压痛且痛点固定。前侧肌群包括腹内、外斜肌和腹直肌。外侧肌群包括腰大肌和腰方肌。

2.腰背肌筋膜

腰背肌筋膜由前、中、后3层包绕在骶棘肌周围。其前层覆盖于腰方肌前面,起自腰椎横突的前面和腰椎椎体的基底部;中层向上附于第12肋,向下附于髂嵴之间,内侧附于腰椎横突尖;后层最厚,向上与胸部的深筋膜相连接,附于棘突和棘上韧带。在骶棘肌外侧缘,前、中、后3层汇合形成腹横肌腱膜。腰背肌筋膜对骶棘肌起着强有力的保护和支持作用,其损伤以炎症反应为主。

(二)病因病机

急性腰扭伤多因突然遭受外来间接暴力所致,致伤的原因很多,常与劳动强度、配合不当、跌仆、闪挫、准备不足,甚至气候、季节有关。大部分患者能清楚讲述受伤时的体态,指出疼痛部位。下列因素易造成腰部损伤:①腰部用力姿势不当。如在膝部伸直弯腰提取重物时,重心距离躯干中轴较远,因杠杆作用,增加了肌肉的承受力,容易引起腰部肌肉的急性扭伤。②行走失足。行走不平坦的道路或下楼梯时不慎滑倒,腰部前屈,下肢处于伸直位时,易造成腰肌筋膜的扭伤或撕裂。③动作失调。两人搬抬重物,动作失于协调,身体失去平衡,重心突然偏移或失去控制,致使腰部在肌肉无准备的情况下,骤然强力收缩,引起急性腰扭伤。④对客观估计不足,思想准备不够。如在倒水、弯腰、猛起,甚至打喷嚏等无防备的情况下,也可发生"闪腰、岔气"等。

腰部急性扭伤,可表现为腰部肌肉、筋膜、韧带的单一损伤,也可有合并损伤,严重时导致关节突关节滑膜嵌顿,但不同组织的损伤,其临床表现又不完全相同。直接暴力损伤多因挤压、撞击或外力直接打击局部等导致腰部软组织损伤,局部血脉破损,引起腰部瘀血肿胀。

中医认为,腰脊为督脉和足太阳经脉所过,经筋所循,络结汇聚,脏腑之维系,运动之枢纽。凡跌仆、闪挫、扭旋撞击,伤及腰脊,筋络受损或筋节劳损,气滞血瘀,筋拘节错,致使疼痛剧烈,活动牵掣,发为本病。《金匮翼》记载:"瘀血腰痛者,闪挫及强力举重得之。盖腰者,一身之要,屈伸俯仰,无不由之,若一有损伤,则血脉凝涩,经络壅滞,令人猝痛不能转侧,其脉涩,日轻夜重者是也。"

(三)诊断

1.症状

(1)腰部疼痛:常在扭伤后突然发生,少数患者在伤后疼痛不严重,数小时或

1~2d 后，腰部疼痛才逐渐加重。扭伤较重者，疼痛剧烈，深呼吸、咳嗽、打喷嚏甚至大小便均使疼痛加重，疼痛以腰部一侧多见。

(2)牵涉痛：近半数患者有牵涉性疼痛，出现的部位多为臀部（臀上皮神经、梨状肌区）、腹股沟或大腿后部（股后侧皮神经分布区）等处。

(3)腰部活动受限：患者坐、卧、翻身困难，左右转侧、前后俯仰牵掣作痛。

2.体征

(1)压痛点：多数患者都有明显的局限性压痛点，且与自觉疼痛部位相一致。压痛点以大肠俞、肾俞及第3腰椎横突尖、髂嵴后部、腰骶部等处居多。

(2)肌痉挛：主要发生于一侧腰骶部的骶棘肌和臀大肌，偶见两侧痉挛，由疼痛刺激所致。

(3)腰脊柱生理弧度改变：约半数以上患者有腰脊柱侧弯，生理弧度变直或消失。

(4)特殊检查：因腰部疼痛、肌肉痉挛，直腿抬高试验、骨盆旋转试验可呈阳性。

3.辅助检查

X线检查可见腰椎侧弯、生理弧度变直或消失。有排除骨折或骨病的价值。

(四)鉴别诊断

1.棘上、棘间韧带撕裂

有极度前屈位损伤史，疼痛、压痛局限于棘突上或棘突间，前屈时疼痛加重，伸腰时无明显改变。X线可见棘突间隙增宽。

2.腰椎压缩性骨折

有明确的外伤史，胸腰段脊柱明显压痛，X线提示可有明确的腰椎椎体前缘呈楔形改变。

3.腰椎间盘突出症

有典型的腰腿痛伴下肢放射性痛麻、腱反射异常、皮肤感觉障碍等神经根受压症状。必要时查腰部CT或MRI等，加以鉴别。

(五)推拿治疗

1.治疗原则

舒筋活血，消肿止痛，理筋整复。

2.手法

㨰法、按法、揉法、弹拨法、推法、擦法、腰部斜扳法等。

3.取穴与部位

肾俞、气海俞、大肠俞、命门、腰阳关、环跳、委中、阿是穴等，腰臀部及督脉、足太阳膀胱经腰段。

4.操作

(1)患者取俯卧位,医者先用按揉法、滚法在患者腰椎两旁的膀胱经往返治疗,腰部疼痛部位用按揉法重点操作,手法施力应由轻到重,以患者能忍受为度,时间约 5min,以舒筋活血,缓解肌痉挛。

(2)继上势,医者用拇指按揉患者肾俞、气海俞、大肠俞、命门、腰阳关、环跳、委中、阿是穴等,压痛点处做重点治疗,以酸胀为度,时间约 5min,以解痉止痛。

(3)继上势,医者用拇指指腹或大鱼际在患者腰部软组织痉挛处用弹拨法治疗,重点拨揉肌痉挛处,以患者能忍受为限,时间约 3min,以活血消肿,缓解局部软组织痉挛。

(4)患者侧卧位,医者一手掌按于其腰部,另一手握住其踝上部,做侧卧位后伸牵拉数次,再将手掌抵住患者腰骶部做后伸扳法。然后医者一手按其肩前部,另一手肘部按其臀部,做快速的腰部斜扳法,左、右各 1 次,以理筋整复,纠正关节错缝,解除滑膜嵌顿。

(5)患者取俯卧位,医者在患者腰部涂上介质,顺骶棘肌纤维方向施直擦法,再在腰骶部施横擦法,以透热为度。然后一手扶患者膝部,另一手握拿踝部,做屈膝屈髋及旋转被动活动,左、右各 3~5 次,以舒筋通络,活血止痛。

五、慢性腰肌劳损

慢性腰肌劳损主要指腰部肌肉、筋膜与韧带等软组织的慢性疲劳性损伤,又称腰部劳损。临床以缓慢起病,腰部酸痛,病程缠绵难愈,天气变化或劳累后腰痛加重为主要表现,是慢性腰腿痛中常见的疾病之一。本病常由急性腰扭伤失治、误治或治疗不彻底或先天畸形,腰部承受能力减弱或素体虚弱、寒湿邪侵袭所致。此外,与职业和工作环境有一定关系。本病属中医"肾虚腰痛"范畴。

(一)应用解剖

腰部脊柱是由 5 个椎体组成的具有生理前屈弧度的骨性支柱,承受着人体 1/2 的重量。腰骶关节是脊柱运动的枢纽,腰部两侧的深层肌肉数目较多,其中最主要的是骶棘肌,位于棘突两侧,从骶骨的背面向上一直延伸到枕骨。收缩时,它司伸脊柱和仰头,对维持人体的直立姿势有重要作用。腰背筋膜为腰部的深筋膜,甚为坚韧,分前、后 2 层,后层较厚,起自腰椎棘突,覆盖骶棘肌。2 层筋膜在骶棘肌的外侧缘互相融合,并成为部分腹肌的起点。

(二)病因病机

1.积累性损伤

慢性腰肌劳损是一种慢性积累性损伤。引起本病的主要原因是长期从事弯腰工作或活动,或长期腰部姿势不良等,导致腰部软组织经常处于紧张状态,造成腰背部筋膜劳损、松弛或腰部软组织扭伤之后,未及时有效地治疗或治疗不彻底或反复损伤,迁延而成。其病理表现为腰背肌、韧带及筋膜内压力增加,血流不畅,肌纤维收缩时能源消耗得不到补充,乳酸积聚,代谢产物堆积而发生腰部组织炎症、变性、增厚、挛缩及粘连,刺激相应的神经而引起慢性腰痛。

2.先天畸形

腰椎有先天性畸形和解剖结构缺陷,如腰椎骶化、先天性隐性裂、关节突关节不对称等,减弱了腰骶关节的稳定性;腰椎滑移,腰椎生理弧度过大、变直、消失等,导致腰椎承重能力减弱,脊柱承重力线改变或腰部两侧肌肉受力不平衡,继发腰部劳损。其病理表现为肌肉筋膜附着处充血、水肿、增厚、粘连、变性或瘢痕组织等改变,产生无菌性炎症,刺激脊神经后支而产生持续性腰痛。

3.感受风寒邪

风为百病之长,寒主收引,湿性凝滞,遭受风寒湿邪侵袭,引起腰部气血运行不畅,降低机体对疼痛的耐受力,促使腰背肌肉、筋膜和韧带紧张、痉挛和变性,筋肌僵滞,引起慢性持续性腰痛。

4.素有体虚

久病体虚或素体虚弱或发育不良,缺乏运动锻炼,腰背肌力薄弱,不胜劳累,腰部稍长时间活动顿感腰酸背痛或长期处于某一姿势缺乏运动,造成腰肌静力性损伤而腰痛。

《景岳全书》曰:"腰痛症,凡悠悠戚戚,屡发不已者,肾之虚也。"《诸病源候论》说:"夫劳伤之人,肾气虚损,而肾主腰脚,其经贯肾络脊,风邪乘虚,猝入肾经,故猝然而患腰痛。"说明劳逸不当,平素体虚,年老肾气不足,劳累过度或外感风、寒、湿邪,凝滞肌肉筋脉,以致气血不和,肌肉筋膜拘挛,经络阻滞而致慢性腰痛。

(三)诊断

1.症状

(1)有长期腰背部酸痛或胀痛史,腰部重着板紧,时轻时重,反复发作,缠绵不愈。

(2)腰部活动功能基本正常,但不能久坐、久站,经休息后或适当活动、改变体位后可减轻,遇阴雨天气、劳累后腰痛加重。

(3)腰部喜热怕冷,患者常喜欢用双手捶腰或做叉腰后伸动作,以减轻疼痛。

(4)急性发作时,腰痛症状加重,疼痛沿臀部向大腿后外侧放散,以酸胀痛为主,一般痛不过膝。

2.体征

(1)脊柱外观正常,腰部活动一般无明显影响。急性发作时可有腰部活动受限、脊柱侧弯等改变。

(2)腰部压痛广泛,压痛点常在一侧或两侧骶棘肌、髂骨嵴后部或骶骨背面及横突处,痛感以酸胀痛为主。

(3)腰背肌肉僵滞,重者可有一侧或双侧骶棘肌痉挛,神经系统检查多无异常,直腿抬高试验接近正常。

3.辅助检查

X线检查一般无明显异常。部分患者有脊柱生理弧度改变,腰椎滑移,骨质增生等;可发现先天畸形或解剖结构缺陷,常见的有第5腰椎骶化、第1骶椎腰化、隐性脊柱裂等。

(四)鉴别诊断

1.腰椎退行性骨关节炎

腰痛主要表现为休息痛,即夜间、清晨腰痛明显,而起床活动后腰痛减轻,脊柱可有叩击痛。X线检查可见腰椎骨钙质沉着和椎体边缘增生骨赘。

2.陈旧性腰椎骨折

有外伤既往史,腰痛呈持续性,阴雨天或天气变化时尤其明显,有不同程度的腰部功能障碍。X线检查可发现椎体楔形压缩改变或附件骨折。

3.腰椎间盘突出症

有典型的腰腿痛伴下肢放射性痛麻、腰部活动受限、脊柱侧弯和腱反射异常、皮肤感觉障碍等神经根受压症状。MRI、CT检查可明确诊断。

(五)推拿治疗

1.治疗原则

温经通络,舒筋活血,解痉止痛。

2.手法

滚法、推法、按法、揉法、点法、弹拨法、擦法、摇法、扳法等。

3.取穴与部位

华佗夹脊腰段、肾俞、命门、大肠俞、关元俞、秩边、环跳、委中,腰背部和腰骶部。

4.操作

(1)患者取俯卧位,医者先用滚法在患者腰部两侧膀胱经往返操作,再用双手掌沿其脊柱向两侧分推腰部数遍,用掌根直推两侧骶棘肌数遍,手法宜深沉缓和,时间约5min,以舒筋活血,缓解肌痉挛。

(2)继上势,医者用掌根在患者腰部两侧膀胱经往返按揉数遍,再按揉腰骶部,以局部有温热舒适感为度,时间约5min,以温经通络,活血止痛。

(3)继上势,医者用拇指端重点推、拨揉压痛点,并按揉肾俞、命门、大肠俞、关元俞、秩边、环跳、委中等穴,以局部酸胀为度,时间约5min,以舒筋通络,解痉止痛。

(4)继上势,医者用拇指或肘部弹拨竖脊肌数遍,再在腰部涂上介质,沿督脉腰段及两侧膀胱经用直擦法施术,腰骶部用横擦法施术,以透热为度。

(5)患者取侧卧位,医者先行腰椎斜扳法操作,左、右各1次,然后叩击腰骶部,拍打两侧骶棘肌,以解痉松肌,舒筋通络。

六、肩关节周围炎

(一)概述

肩关节周围炎,又称"凝肩""五十肩""冻结肩",是指由肩关节周围软组织病变而引起肩关节疼痛和活动功能障碍。好发于50岁左右的中年人。其特征是肩部疼痛和肩关节活动障碍逐渐加剧,经数月甚至更长时间,疼痛逐渐消退,功能慢慢恢复,最后自愈。本病推拿治疗有较好疗效。

(二)病因病机

五旬之人,肾气不足,气血渐亏,加之长期劳累,又因肩部露卧受凉,寒凝筋膜而引起本症。故风寒湿邪侵袭、劳损为其外因,气血虚弱、血不荣筋为其内因。分证病机如下:

1.风寒湿型

久居湿地,风雨露宿,夜寐露肩当风,以致风寒湿邪客于血脉筋肉。在脉则血凝而不流,脉络拘急而疼痛。寒湿之邪淫溢于筋肉则屈而不伸,痿而不用。

2.瘀滞型

跌仆闪挫,筋脉受损,瘀血内阻,脉络不通,不通则痛。久之,筋脉失气养,拘急不用。

3.气血虚型

年老体虚或因劳累过度而导致肝肾精亏,气血不足,筋失所养,血虚生痛。久之,则筋脉拘急而不用。肝肾亏虚,气血不足,不荣则痛,日久筋脉拘急而不用。

(三)辨病

1.症状

(1)有肩部劳损、外伤或感受风寒湿邪病史。

(2)肩部疼痛:多为酸痛或钝痛。一般为慢性发作,也可为急性,多有诱发因素。初期为阵发性疼痛,后期为持续性疼痛,并逐渐加重,日轻夜重,不能向患侧卧。疼痛可向肘部或颈部扩散。

(3)功能障碍:肩关节各方向活动功能明显受限。早期活动受限多因疼痛所致,后期则因肩关节广泛粘连所致。以外展、后伸受限为显,穿衣、梳头困难,出现"扛肩"现象。日久肩部功能活动几乎完全丧失,而呈"冻结"状,并发生肩部及上臂肌群失用性萎缩,此时疼痛反而减轻。

2.体征

(1)压痛点:在肩关节周围可找到压痛点。主要在肩峰下、结节间沟、喙突、肩髃、肩髎、肩贞、肩井穴等处常有压痛。

(2)肩关节活动度:做上举、外展、内收、后伸、屈肘后伸、内旋、外旋活动并记录。一般前后方向的拉锯动作及较小幅度的旋转活动无疼痛,此点可与关节内病变相区别。

(3)肌萎缩:肩周炎初期肩部在形态上无任何变化。病程较久者,由于失用和疼痛,出现肩部肌肉广泛性萎缩(以三角肌最为明显),肩峰突出。但在临床上,"冻结肩"的肌萎缩程度通常比肩关节结核或肩部神经麻痹所引起的肌萎缩轻。

(四)类病鉴别

1.冈上肌腱炎

本病疼痛及压痛多在肩外侧肱骨大结节上部,且可有肌腱增粗、变硬等。肩外展出现疼痛弧为重要依据。

2.肩峰下滑囊炎

本病疼痛主要在肩外侧深部,可向三角肌止点放射,肩外展时疼痛加重,上举时反而不痛或疼痛不加重。

3.肱二头肌长头肌腱腱鞘炎

本病疼痛及压痛主要在肱骨结节间沟处,肱二头肌抗阻力试验阳性。

4.风湿性关节炎

本病可有游走疼痛并波及多个关节。静止时疼痛较重,有时肩部可出现轻度红肿,但活动范围多不受限制。血沉、抗"O"、类风湿因子可有阳性。

5.肩关节结核

本病发病年龄多在20~30岁,肩关节呈弥漫性肿胀,有结核病的全身症状。X线片可帮助确诊。

6.化脓性关节炎

本病多属于血源性感染,局部红、肿、热、痛并见,伴有发热、恶寒,白细胞计数增高等。

（五）推拿治疗

1.治则

本病的治则为松解粘连、滑利关节、缓解疼痛，动静结合。早期以舒筋活血、通络止痛为主，宜适当限制肩关节的活动；后期则以解除粘连、滑利关节为主，加强肩关节的活动。外感风、寒、湿邪治以祛风、散寒、除湿，瘀滞型治以活血化瘀、行气止痛，气血虚型治以益气养血、活络止痛。

2.推拿常规治疗

1）取穴及施术部位

取穴：肩髎、肩前（肩内陵）、肩贞、肩井、肩中俞、肩外俞、天宗、秉风、曲垣、缺盆、极泉、曲池、手三里、合谷。施术部位：患侧肩关节周围，肩胛部及其周围，上臂。

2）手法

一指禅推法、滚法、按法、揉法、拿法、点法、拨法、拔伸法、扳法、摇法、搓法、抖法等。

3）操作

患者坐位，必要时卧位。

（1）医者站或坐于患侧。一指禅推法、滚法施于患者肩前部、三角肌部及肩后部，同时配合患肩被动运动，时间7～10min。按揉肩前、肩髃、肩髎、肩贞、极泉约3min，拿患者上臂内外侧、曲尺、手三里数次。

（2）医者立于患者后面。拿患者肩井数次，施滚法、按揉法于肩背，重点在患侧肩胛周围，点揉肩井、秉风、曲垣、天宗、肩中俞、肩外俞、缺盆等穴，时间5～7min。如触及条索状物，可用弹拨法。

（3）医者站于患侧。托肘摇患者肩关节3～5遍，行肩关节上举、外展、内收、屈肘后伸扳法各1～2次，托肘及大幅度摇肩关节各3～5遍，拔伸、提抖肩关节。

（4）医者站于患侧。抱揉患者肩关节，搓、抖其患肩及上肢，结束治疗。

3.推拿分证论治

1）风寒湿型

症状：肩部窜痛，遇风寒痛增、得温痛缓，畏风恶寒或肩部有沉重感。舌淡，舌苔薄白或腻，脉弦滑或弦紧。

推拿治疗以祛风、散寒、除湿为法，除常规治疗外，以院内冬青膏或黄金万红膏为介质，用擦法施于肩周，以透热为度。

2）瘀滞型

症状：肩部肿痛，疼痛拒按，以夜间为甚。舌暗或有瘀斑，舌苔白或薄黄，脉弦或细涩。

推拿治疗以活血化瘀、行气止痛为法,除常规治疗外,重点采用按揉法、弹拨法施于痛性反应点或敏感点。

3)气血亏虚型

症状:肩部酸痛,劳累后疼痛加重,伴头晕目眩,气短懒言,心悸失眠,四肢乏力。舌淡,少苔或舌苔白,脉细弱或沉。

推拿治疗以益气养血、活络止痛为法,除常规治疗外,重点按揉血海、气海、足三里、曲池等穴,施擦法于肩周。

4.推拿分期治疗

(1)急性期:以松解类手法为主,采用㨰法、按揉法、弹拨法、擦法等。注意在肩部施术时间不宜太长,手法刺激不宜太重,避免使用较大幅度的被动活动关节类手法。

(2)粘连期:以松解类手法与被动活动关节类手法为主,可用较重的手法如扳法、拔伸法、摇法,并配合肩关节各功能位的被动活动。

(3)恢复期:以松解类手法为主,采用㨰法、按揉法、擦法等。

第三节 妇产科疾病推拿治疗

一、痛经

妇女在经期或经期前后,小腹及腰部疼痛或剧痛难忍,甚至出现虚脱状态,并随着月经周期而发作,称为"痛经",又称"经行腹痛"。

(一)病因病机

1.气滞血瘀

多因情志失调,肝气郁结,气机不利,冲任受阻,经血运行不畅,滞于胞中而作痛。

2.寒湿凝滞

由于经期受寒、淋雨、涉水、过食生冷或坐卧湿地,寒湿伤于下焦,客于胞宫,经血为寒湿所凝,运行不畅,滞而作痛。

3.气血虚弱

素体虚弱或因大病、久病之后,气血两亏,胞脉失养而致痛经或阳气不振,运血无力,经行滞而不畅,导致痛经。

(二)临床表现

1.气滞血瘀
经前或经期小腹剧烈胀痛,拒按,经行量少或滞而不行,经血紫暗有瘀块,块下则痛减,多伴胸胁乳房胀痛。舌质紫暗,舌边或舌尖有瘀点或瘀斑,脉沉弦。

2.寒湿凝滞
经前或经期小腹冷痛,甚则痛连腰背,得热则舒,按之痛甚,色暗有血块,手足欠温,便溏。舌边紫,苔白腻,脉沉紧。

3.气血虚弱
经期或月经净后,小腹疼痛绵绵,按之痛减,有空坠感,月经量少,质清稀,面色苍白或萎黄,精神倦怠。舌淡苔薄,脉细弱。

(三)推拿治疗

1.治疗原则
以通调气血为主。气滞血瘀者理气活血,寒湿凝滞者温经散寒,气血不足者益气补血。

2.常用穴位
肝俞、脾俞、膈俞、肾俞、八髎、关元、血海、三阴交等。

3.手法选择
点、按、揉、一指禅推、摩、擦等。

4.具体操作
(1)腹痛剧烈者,先进行俯卧位操作。在肝俞、膈俞、脾俞、肾俞、八髎等部位找到压痛敏感点,然后施用点、按手法进行治疗。

(2)腹痛缓解后,进行仰卧位操作。摩小腹(约5min);一指禅推气海、关元、中极,往返3～5遍;按揉气海、关元,拿揉血海、三阴交。

5.加减
气滞血瘀者,加按揉章门、期门、肝俞;寒湿凝滞者,加擦腰骶部(以透热为度);气血不足者,加按揉胃俞、足三里,揉中脘,振胃脘部及关元。

(四)注意事项

(1)推拿治疗痛经,一般在月经前1周(或10d)开始进行治疗,经期则应停止。

(2)平时特别是在月经前期和经期要保持心情愉快,避免争吵和精神刺激。

(3)消除对痛经的紧张和恐惧心理。

(4)加强体质锻炼,注意经期卫生。

(5)经期注意适当休息,不要过度疲劳。

(6)经期要保暖,避免受凉。

二、闭经

发育正常的女子,一般在 14 岁左右开始有月经来潮。如逾 18 岁月经仍未来潮或来潮后又连续停经 3 个月以上者,称为闭经,西医学称前者为原发性闭经、后者为继发性闭经。妊娠期、哺乳期和绝经期以后的停经,均属生理现象。"并月""居经""避年"这些比较特殊的生理现象均不需要进行治疗。至于先天性无子宫、无卵巢、无阴道或处女膜闭锁等器质性病变所致的闭经,非推拿治疗所能奏效,故不属本文讨论范围。

(一)病因病机

1. 气血虚弱

饮食劳倦,损伤脾气,生化之源不足或因大病、久病或产后失血伤津或久患虫疾伤血,均可致冲任血少,血海空虚,发为闭经。

2. 肝肾亏损

先天肾气不足,天癸未充或多产房劳,损及肝肾,以致经亏血少,遂成闭经。

3. 气滞血瘀

郁怒伤肝,肝气郁结,气机不畅,血滞不行,冲任受阻而致闭经。

4. 痰湿阻滞

又称"躯脂闭经"。形体肥胖之人,多痰多湿或脾阳不振,湿聚成痰,痰湿滞于冲任,令胞脉闭塞而致经水不行。

(二)临床表现

1. 气血虚弱

经期延后量少,月经色淡质薄,渐至停闭,面色苍白或萎黄,心悸气短,头晕目眩,神倦肢软,短气懒言,纳少便溏。唇舌色淡,苔薄白,脉细弱。

2. 肝肾亏损

月经超龄未至或初潮较迟,量少色淡,多伴有头昏耳鸣,腰膝酸软。偏肝肾阴虚者,身体消瘦,口干咽燥,五心烦热,潮热汗出,面色暗淡或两颧潮红。舌质红或舌淡苔少,脉细数;偏肾阳虚者,畏寒肢冷,神倦纳差,大便不实。舌胖嫩质淡,苔白,脉沉迟。

3. 气滞血瘀

月经数月不行,精神抑郁,烦躁易怒,胸胁胀满,小腹胀痛。舌边紫暗或有瘀点,脉沉弦。

4. 痰湿阻滞

形体肥胖,月经量少,渐至闭经,呕恶痰多,胸胁满闷,神疲倦怠,带下多而色白。苔白腻,脉滑缓。

(三)鉴别诊断

临证时要详问病史,必要时进行妇科方面的检查,以排除器质性闭经。更为重要的是:本证初起时往往易与早期妊娠之停经相混淆,二者尤应鉴别(表3),以免造成错误处理。

表3 闭经与早期妊娠的鉴别

	一般临床表现	停经情况	脉象	妊娠试验
闭经	虚证:面色无华,腹无胀痛,精神倦怠或有潮热盗汗。实证:腹胀痛,拒揉按	多由量少渐至停闭,很少突然不行者	脉多沉涩或细弱	(一)
早期妊娠	择食、厌食,恶心,喜酸,嗜卧懒言,体倦	多由正常而突然停闭	六脉滑利,尺脉按之不绝	(+)

(四)推拿治疗

1. 治疗原则

推拿治疗本证,以理气活血为主,并遵循"虚者补之,实者泻之"的原则进行辨证治疗。

2. 常用穴位

关元、气海、血海、足三里、三阴交、肝俞、脾俞、胃俞、肾俞、命门等。

3. 手法选择

一指禅推法、按法、揉法、㨰法等。

4. 具体操作

(1)患者仰卧位,医者立于一侧。按、揉、一指禅推关元、气海并摩之,按、揉血海、足三里、三阴交。

(2)患者俯卧位,医者立于一侧。按、揉肝俞、脾俞、肾俞、命门,一指禅推脊柱两侧膀胱经,往返数次,重点在肝俞、脾俞、肾俞等穴。

5. 加减

气血虚弱、肝肾亏损者,加擦前胸中府、云门,背部脾胃区及腰骶部,并振腰骶部。气滞血瘀者,加按揉章门、期门,按、掐太冲、行间,以患者有酸胀感为度;痰湿阻滞者,加按揉八髎、丰隆,以出现酸胀感为度,横擦左侧背部及腰骶部,以透热为度。

(五)注意事项

(1)注意精神调摄,保持情绪乐观,消除忧虑。

(2)注意风寒、饮食生冷的影响。
(3)经常自我按揉小腹部。

三、月经不调

月经不调是指月经的经期、经量、经色、经质等发生异常并(或)伴有其他症状的一种疾病,又称经血不调。临床上包括月经先期、月经后期、月经先后无定期、月经过多、月经过少等症。其中,月经周期缩短,经行提前7d以上,甚至10余天一行者,称月经先期;月经周期延长,经行错后7d以上,甚至3~5个月一行者,称月经后期;月经周期延长或缩短,即经行或提前或错后7d以上,先后不定者,称月经先后无定期。

(一)病因病机

1.月经先期

(1)血热:素体内热或阴虚阳盛或忧思郁结、久郁化火或偏食辛辣食物,过服暖宫之药物,热蕴胞宫,血热妄行,先期而下。

(2)气虚:饮食失节,劳倦过度或思虑过极,损伤脾气,脾虚而中气不足,统摄无权,冲任不固,可导致经行先期。

2.月经后期

(1)血寒:由于经行后,外感寒凉或过食生冷、冒雨涉水,寒邪乘虚搏于冲任,留滞胞宫,血海不能按时而满,导致经行后期。

(2)血虚:大病久病,长期失血,耗伤阴血,以致冲任血虚,血海不足而致经行后期。

(3)气滞:情志抑郁,气机不畅,气滞血瘀,血行受阻,血海不能满盈,均可发生经行后期。

3.月经先后无定期

(1)肝郁:多因情志抑郁或恼怒伤肝,气郁不舒,以致肝失疏泄,气机逆乱,导致血海蓄溢失常则经行先后无定期。

(2)肾虚:先天禀赋素弱或房劳过度,肾气不足,冲任虚损,以致肾气不守,闭藏失职,血海蓄溢失常,可出现经行先后无定期。

月经先期主要是由于气虚不固或热扰冲任。气虚则统摄无权,冲任失固;血热则流行散溢,以致月经提前而至。月经后期有实有虚。实者或因寒凝血瘀、冲任不畅,或因气郁血滞、冲任受阻,致使经期延后;虚者因营血亏损或阳气虚衰,以致血源不足,血海不能按时满溢。月经先后无定期主要责之于冲任气血不调,血海蓄溢失常,多由肝气郁滞或肾气虚衰所致。本病与肝、脾、肾三脏及冲、任二脉关系密切。

(二)临床表现

主要表现在月经的经期、经量、经色、经质等异常。经期的异常表现为经期缩短、延长、先后不定期等,经量的异常表现为过多或过少,经色的异常可表现为颜色的深浅,经质的异常有稠黏、清稀、有瘀块、气味臭秽等。可伴随有少腹不适,胀满疼痛,乳房或胁肋胀满疼痛,头痛,恶心、呕吐,二便失常等症状。

1.月经先期

(1)血热:经期提前7d以上,甚则1月经行2次。量多,色紫,黏稠,心胸烦闷,舌苔薄黄,脉浮数;量少,色红,颧赤,手心热,舌红苔黄,脉细数。

(2)气虚:量少、色淡、质清稀,神疲气短、心悸,小腹空坠感,舌质淡,苔薄,脉虚。

2.月经后期

(1)血寒:经期延后7d以上,甚至四五十天一至,量少,色暗红,小腹绞痛,得热痛减,面青肢冷,舌苔薄白,脉沉紧;量少,色淡,腹痛喜按喜暖,面色苍白,舌淡苔白,脉沉迟无力。

(2)血虚:小腹空痛,面色萎黄,皮肤不润,眼花,心悸。舌淡苔薄,脉虚细。

(3)气滞:经量少,小腹胀痛,精神郁闷,胸痞不舒、嗳气稍减,舌苔黄,脉弦涩。

3.月经先后无定期

(1)肝郁:月经不按周期来潮或提前或延后7d以上,经期或先或后,若行而不畅,胸胁、乳房、小腹胀痛,精神抑郁,胸闷不舒,常叹息。脉弦。

(2)肾虚:量少,色淡质清稀,面色晦暗,头晕耳鸣,腰膝酸软,夜尿多。舌淡苔薄,脉沉弱。

(三)诊断与鉴别诊断

1.诊断依据

原发性月经不调为排除性诊断,需要排除的病症包括:与妊娠相关的出血,生殖系统发育畸形、肿瘤及感染,血液病及肝肾疾病,甲状腺疾病,外源性激素及异物引起的异常子宫出血。依据患者经期、量、色、质的改变,可做出排除性诊断。

2.鉴别诊断

(1)月经先期与经间期出血:经间期出血即在2次月经中间发生阴道出血,有规律,量少,极少达到月经量。

(2)月经后期与早孕:早孕由月经正常而突然停闭,并伴有早孕反应等。

(3)月经先后无定期与绝经前后诸证:鉴别要点主要在于患者年龄,绝经期前后诸证多发生于45~55岁之间,经期紊乱先后不定,同时伴有头晕耳鸣,烦热易怒,烘热汗出,五心烦热,甚至情志失常等。

(四)推拿治疗

1.治疗原则

以调理肝、脾、肾三脏及冲、任二脉为主。血热则清热凉血;气虚则补气摄血调经,血寒宜温经散寒调经,血虚则养血调经,气滞则理气调经,肝郁宜疏肝解郁,肾虚宜补肾调经。

2.基本操作

1)腹部操作

(1)选穴及部位:中脘、关元、气海、中极、气冲及阿是穴。

(2)主要手法:一指禅推、按揉、拿、点按、摩等手法。

(3)操作方法:患者仰卧位。先用按揉、拿法等作用于局部,以放松肌肉;再用一指禅推或点按法作用于中脘、气海、关元、中极、气冲及阿是穴等穴,以得气为度或每穴操作约1min;然后摩腹,实证顺摩,虚证逆摩,时间5min。

2)腰背部操作

(1)选穴及部位:脾俞、肝俞、肾俞、华佗夹脊穴、八髎及阿是穴等。

(2)主要手法:按揉、一指禅推、㨰、点按、弹拨、擦、拍打等手法。

(3)操作方法:患者俯卧位。先用按揉、㨰等手法作用于腰背部,尤其是背部两侧膀胱经,以放松局部肌肉;再用一指禅推或点按、弹拨等施术于以上诸穴,以得气为度;然后竖擦腰背部,横擦肾俞至命门一线、八髎,以透热为度。

3)下肢部操作

(1)选穴及部位:血海、足三里、阴陵泉、阳陵泉、三阴交、太冲、太溪等。

(2)主要手法:按揉、拿、㨰、点按、弹拨、拍打等手法。

(3)操作方法:患者仰卧位。先用按揉、拿、㨰等手法作用于下肢部,以放松局部肌肉;再用点按、弹拨等施术于以上诸穴,以得气为度;然后放松下肢部,以拿肩井、风池,拍打法结束。

3.辨证加减

(1)血热:重点点按、弹拨曲池、血海、大敦、行间、解溪等穴,每穴操作约1min。

(2)气虚:重点按揉、弹拨膻中、气海、关元、足三里等穴,每穴操作约1min。也可以用掌振法施术于腹部5min。

(3)血寒:用掌按法施术于神阙穴,持续按压0.5~1min,连续操作3~5次,使患者下腹部出现热感为度。也可以竖擦膀胱经,横擦肾俞-命门-肾俞一线、八髎,以皮肤透热为度。

(4)血虚:用拇指重点按揉、弹拨足三里、三阴交、脾俞、胃俞等,每穴约1min。

在患者腹部用掌按法,施术于患者中脘、气海,每穴持续按压约1min,连续操作3~5次,使其腹部出现热感。

(5)肝郁气滞:用拇指重点按揉、弹拨膻中、章门、期门、气海、膈俞、肝俞等,每穴约1min。按弦走搓摩法施术于患者胁肋部,5~10次。

(6)肾虚:用拇指重点按揉、弹拨肾俞、命门、八髎(尤其是次髎)等,每穴约1min。用掌按法施术于关元穴约1min,重复操作3~5次,直至腹部透热为度。用拇指按揉双侧涌泉穴,持续施术1min,然后沿足底纵轴用掌擦法,以透热为度。用擦法施术于背部华佗夹脊穴和足太阳膀胱经两侧,然后横擦肾俞-命门-肾俞一线、八髎穴,均以透热为度。

(五)其他疗法

1.针刺治疗

选穴膻中、中脘、气海、关元、膈俞、肝俞、脾俞、肾俞、次髎、足三里、阴陵泉、三阴交、太冲及阿是穴等,采用平补平泻法,留针30min,10次为1个疗程。

2.热敏灸疗法

选穴神阙、气海、关元、肾俞、命门、八髎及阿是穴等,以循经灸、往返灸、雀啄灸、定灸4个步骤施灸,至灸感消失为度。每天1次,10次为1个疗程。

3.耳针疗法

可选用内分泌、子宫、肾、肝、脾等穴,每次选穴2~4个或者选用上述穴位,用磁珠进行按贴。

(六)预防调护

患者注意调节饮食,避免暴饮暴食,或过食肥甘厚味、生冷寒凉、辛辣之品。患者保持心情舒畅,避免情志过极,扰及冲任而发本病。经期注意休息,不宜过度疲劳或剧烈运动,避免情志过极或受寒凉。

(七)按语

月经不调若治疗及时得当,多易痊愈;若不治或治疗失宜,可发展至崩漏、闭经等病,使病情反复,治疗困难。推拿治疗原发性月经不调宜在经期前后进行,操作时动作宜从容和缓,循序渐进,切忌手法粗暴,急于求成。对继发性月经不调者,积极治疗原发病后,可以推拿进行辅助治疗。另外,对于月经不调的治疗,要注意月经周期,在月经来潮前7~10d开始治疗,以活血化瘀法为主,直至月经的第3天;第4天到月经结束这段时间停止治疗;月经结束后开始到下次月经来潮前7~10d,治疗以疏肝理气、补益脾肾为主,活血化瘀为辅;经间期可以暂停治疗。疗程为3个月经周期。

四、绝经前后诸证

绝经前后诸证为妇女在绝经前后出现烘热面赤,进而汗出,精神倦怠,烦躁易怒,头晕目眩,耳鸣心悸,失眠健忘,腰背酸痛,手足心热或伴有月经紊乱,等与绝经有关的一种病证,又称"经断前后诸证""脏躁""郁证""百合病""虚劳""失眠""心悸""汗证"等。

(一)病因病机

本病病机为绝经前后,肾气渐衰,天癸将竭,冲任亏虚,精血不足,脏腑失养。其主要病因是肾虚。其病变脏腑主要在肾,并可累及心、肝、脾及冲任二脉。往往先出现肾之偏盛偏衰现象,继而出现心、肝、脾三脏功能失调。临床上基本证型为肾阴虚、肾阳虚,肾阴阳俱虚,兼证可见心肾不交、肝肾阴亏、脾肾阳虚、心脾两虚、肝郁脾虚、心血亏虚、气郁痰结、冲任不固等证。

1.肾阴虚

素体阴虚血少,经断前后,天癸渐竭,精血衰少,复加忧思失眠,营阴暗损或房事不节,精血耗伤或失血大病,阴血耗伤,肾阴更虚,脏腑失养,遂致本病发生。

2.肾阳虚

素体虚弱,肾阳虚衰,经断前后,肾气更虚,复加大惊卒恐或房事不节,损伤肾气,命门火衰,脏腑失煦,遂致本病发生。

3.肾阴阳俱虚

妇女绝经前后,肾气亏虚,冲任脉虚,导致脏腑功能失调,阴不制阳,阳不抑阴,阴阳失衡,而致本病。

4.心肾不交

经断前后,肾阴不足,不能上济心火,导致心肾不交,而成以失眠为主症的经断前后诸证。

5.肝肾阴亏

经断前后,肾阴不足,不能涵养肝木,肝阳上亢,脾肾阳虚;经断前后,肾阳虚惫,命门火衰,不能温煦脾土,脾失健运,痰湿阻滞,而致以头晕烦躁为主症的经断前后诸证。

6.脾肾阳虚

脾肾为先后天之本,互相充养。经断前后,肾虚阳衰,水不暖土,致脾肾阳虚,而成本病。

7.心脾两虚

经断前后,肾精不足,适逢思虑过度,劳伤心脾,心脾两虚,导致气血失调,影响冲任,而成本病。

8.肝郁脾虚
经断前后,肾气不足,适逢肝气郁滞,肝气犯脾,脾胃运化功能失调,而致本病。

9.心血亏虚
经断前后,肾阴不足,心阴亦不足,心失所养,则神无所主,意无所定,心神不宁,而致本病。

10.气郁痰结
经断前后,阴液亏虚,肝失濡润,气机郁滞,经气不利;肝失条达,横乘脾土,脾失健运,水液内停,结聚成痰,痰气互结,而成本病。

11.冲任不固
或因风邪乘虚侵袭,直接损伤冲任;或因劳伤气血,间伤冲任;或因房事不节,损伤肝肾,间伤冲任或因先天脾胃虚弱,或后天饮食失节而伤冲任;或因女子郁怒而气机逆乱,间伤冲任。适逢经断前后,天癸将竭,肾精不足,冲任损伤,冲任不固,而成本病。

(二)临床表现

1.肾阴虚
头晕耳鸣,烦躁易怒,烘热汗出,五心烦热,心悸不安,失眠多梦,腰膝酸软,记忆减退,倦怠嗜卧,情志异常,恐惧不安,皮肤瘙痒或感觉异常,口干咽燥,大便干结,月经紊乱(月经推迟、稀发、量少甚或月经停闭不行),经量多少不定或淋漓不绝,平素带下量少,阴道干湿,色紫红,质稠。舌红少苔,脉细数。

2.肾阳虚
肾阳虚惫,命门火衰,不能温煦脾土,脾失健运,痰湿阻滞,则见面色晦暗,精神萎靡,形寒肢冷,腰酸如折,纳少便溏,面浮肢肿,全身乏力,小便清长而频,白带清稀量多,月经量多或淋漓不止或崩漏或停闭不行,色淡质稀。舌淡胖大,苔白滑,舌边有齿痕,脉沉迟无力。

3.阴阳俱虚
时而烘热汗出,时而畏冷,眩晕耳鸣,失眠多梦,手足心热,心悸自汗,纳少便溏或便秘,神疲肢肿,腰膝酸软,尿余沥不尽,月经紊乱。舌淡苔白,脉沉细。

4.心肾不交
肾阴不足,不能上济心火,导致心肾不交,则见月经紊乱,心悸怔忡,失眠多梦,烦躁健忘,头晕耳鸣,腰酸腿软,口干咽燥或见口舌生疮。舌红而干,少苔或无苔,脉细数。

5.心脾两虚
头晕目眩,心悸失眠,多梦易惊,神疲体倦,少气懒言,腹胀食少,健忘,经量多或淋漓不断。舌淡,脉细软无力。

6.心血亏虚

神志错乱,性情异常,呵欠频作,坐立不安,神不自主,心烦失眠,心悸怔忡,多梦健忘或悲伤欲哭,反应迟钝,沉默少言,多思善虑。若心火偏亢,则见潮热汗出;若心气不足,则见自汗不止。舌淡白,苔薄,脉弦细。

7.肝郁脾虚

情志抑郁不伸,心烦易怒,嗳气频作,胁腹胀痛,食欲缺乏,腹泻便溏,月经紊乱,经行小腹胀痛或有血块。舌淡苔薄,脉弦。

8.气郁痰结

素来情志抑郁,肝气不舒,则见精神忧郁,情绪不稳,善疑多虑,失眠,胸闷,咽中似有异物梗死不适,多咳痰,体胖乏力,嗳气频作,腹胀不适。舌淡,苔白腻,脉弦滑。

9.冲任不固

月经周期紊乱,出血量多,行经时间长或崩漏,精神恍惚,肢体乏力,腰膝酸软,小腹不适或腹部胀痛,症瘕积聚。舌质淡而胖大,苔薄白,脉沉细弱。

(三)诊断与鉴别诊断

1.诊断依据

(1)症状:妇女在围绝经期或卵巢切除术后,伴随出现月经紊乱或绝经,而出现潮红、潮热汗出、汗后有畏冷感、心悸胸闷、眩晕耳鸣、头痛失眠或有腰背关节疼痛、皮肤干燥瘙痒,以及精神情绪的改变,如抑郁忧愁、多思善虑,或易于激动、焦虑急躁,甚至喜怒无常等。

(2)实验室检查:血清促卵泡生成激素(FSH)明显升高,促黄体生成激素(LH)亦升高,雌二醇(E_2)明显下降。

2.鉴别诊断

(1)冠状动脉粥样硬化性心脏病:本病由于自主神经功能紊乱而使血管舒缩功能失调,也会出现心前区疼痛、心悸等与冠心病心绞痛相似的症状。冠心病的心绞痛特点是胸前下段或心前区突发的压榨性或窒息性疼痛,且向左臂放射,持续时间很少超过10min,口服硝酸甘油后1~2min内疼痛可缓解或消失。心绞痛与体力活动和情绪激动有关,一般有心电图的改变。

(2)高血压病:高血压病的血压升高呈持续性,常伴有头晕、头痛、心悸等心血管症状或有胆固醇升高、眼底或心电图改变。

(3)甲状腺功能亢进:一般病程较长,有持续性潮热、汗出,以白天为甚,通过实验室检查可鉴别。

(四)推拿治疗

1.治疗原则

调和肾之阴阳为大法,若涉及他脏者,则兼而治之。肝肾阴虚者宜滋肾柔肝、育阴潜阳,心肾不交者宜滋阴降火、交通心肾,脾肾阳虚者宜温肾健脾,心脾两虚者宜益气养心,阴阳俱虚者宜补肾扶阳、滋养冲任,心血亏虚者宜养心安神,肝郁脾虚者宜疏肝健脾、调理冲任,冲任不固者宜健脾益肾、固摄冲任,气郁痰结者宜解郁化痰、行气散结。

2.基本操作

1)头面及颈肩部操作

(1)选穴及部位:太阳、攒竹、睛明、四白、颧髎、下关、颊车、迎香、百会、四神聪、率谷、人迎、风池、肩井等。

(2)主要手法:一指禅推法、大鱼际揉、开天门、推坎宫、抹、扫散、拿、按揉、点按、掐点等手法。

(3)操作方法:患者坐位或仰卧位。先开天门、推坎宫、按揉太阳各5~10次,用一指禅或大鱼际揉目眶及鼻翼周围,呈"∞"形操作5~10次。然后分抹鼻旁(睛明经鼻旁至迎香)、双颊(承泣→颧髎→下关→耳前)、人中(人中→地仓→颊车)、承浆(承浆→大迎→颊车),每个部位操作5~10次。再点按太阳、攒竹、四白、颧髎、下关、颊车、迎香等穴,以得气为度。接着拇、食指按揉或拿捏颈项部以放松局部肌肉,弹拨局部肌肉,点按风池、风府以得气为度。再点按百会、四神聪、率谷,以得气为度;以扫散法施术于头部两侧之肝胆经5~10次,拿五经5~10次。最后拿肩井结束操作。

2)胸腹部操作

(1)选穴及部位:膻中、中脘、气海、关元、中极及阿是穴等。

(2)主要手法:一指禅推、按揉、拿、点按、摩等手法。

(3)操作方法:患者坐位或仰卧位。先施按揉法于胸腹部,以放松局部肌肉;继以一指禅推或点按以上诸穴,每穴约1min;然后摩胃脘部及下腹部,实证顺摩,虚证逆摩,约5min。

3)腰背部操作

(1)选穴及部位:心俞、厥阴俞、膈俞、肝俞、脾俞、肾俞、命门、华佗夹脊穴、膀胱经第1、第2侧线。

(2)主要手法:一指禅推法、按揉、滚、点按、弹拨、拿、擦、拍打等手法。

(3)操作方法:患者坐位或俯卧位。先按揉、一指禅推、滚背腰骶部,以放松局部肌肉;用点按或弹拨以上诸穴,以得气为度;然后用掌擦督脉两侧之华佗夹脊穴,用掌擦膀胱经第1、第2侧线,横擦肾俞-命门-肾俞一线、八髎,以透热为度;最后施以拍打法结束操作。

4)双下肢部操作

(1)选穴及部位:以下肢内侧和外侧部穴位为主。选穴血海、阴陵泉、阳陵泉、足三里、三阴交、太冲等。

(2)主要手法:按揉、擦、点按、弹拨、拿、拍打等手法。

(3)操作方法:患者俯卧位或仰卧位。先按揉、擦、拿下肢部,以放松局部肌肉;点按或弹拨以上诸穴,以得气为度;再重复按揉,最后以拍打法结束操作。

3. 辨证加减

1)肝肾阴虚

(1)重点点按或弹拨志室、阴陵泉、三阴交、太溪、太冲,每穴约1min。

(2)推桥弓穴,左、右各10~20次。

2)心肾不交

(1)重点点按或弹拨百会、四神聪、膻中、厥阴俞、心俞、曲池、内关、通里、合谷、神门、三阴交、太溪,每穴约1min。

(2)擦涌泉,以透热为度。

3)脾肾阳虚

(1)重点点按或弹拨神阙、气海、关元、脾俞、肾俞、八髎、足三里等穴,每穴约1min。

(2)掌振神阙或关元,横擦八髎,以透热为度。

4)心脾两虚

重点点按或弹拨膻中、心俞、脾俞、血海、阴陵泉、足三里、三阴交、神门、通里、内关、合谷,每穴约1min。

5)阴阳俱虚

(1)重点点按或弹拨肾俞、志室、气海、关元、合谷、足三里、阳陵泉、血海、阴陵泉、三阴交、太溪、涌泉,每穴约1min。

(2)掌振神阙或关元,以透热为度。

(3)竖擦膀胱经,横擦肾俞-命门-肾俞一线、八髎,搓擦涌泉,均以透热为度。

6)心血亏虚

(1)重点点按或弹拨内关、合谷、心俞、血海、足三里、悬钟、三阴交、复溜、太冲、行间等穴,每穴约1min。

(2)擦涌泉,以透热为度。

7)肝郁脾虚

重点点按或弹拨肝俞、脾俞、内关、足三里、阴陵泉、三阴交、公孙、太冲,每穴约 1min。

8)气郁痰结

重点点按或弹拨肝俞、脾俞、天突、合谷、足三里、丰隆、三阴交、太溪、太冲,每穴约 1min。

9)冲任不固

(1)重点点按或弹拨合谷、足三里、阳陵泉、阴陵泉、三阴交、太溪、太冲、隐白,每穴约 1min。

(2)掌振神阙、关元,横擦八髎,搓擦涌泉,均以透热为度。

(五)其他疗法

1.针刺疗法

选择百会、四神聪、风池、太阳、人迎、大椎、膻中、中脘、关元、气海、心俞、脾俞、肾俞、合谷、足三里、阴陵泉、三阴交、太冲等穴。平补平泻,留针 30min,每日 1 次,10d 为 1 个疗程。

2.热敏灸疗法

选穴膻中、肺俞、脾俞、肾俞、气海、关元、命门及阿是穴等,以循经灸、往返灸、雀啄灸、定灸 4 个步骤施灸,至灸感消失为度。每天 1 次,10 次为 1 个疗程。

3.耳针疗法

可选用内分泌、卵巢、神门、交感、皮质下、心、脾、肝、肾等穴,或可采用耳穴按压法,选穴同前,用王不留行籽或者磁珠贴耳按压,双耳交替。

4.心理疏导

根据患者性格特点及对疾病的认识,采用合理的方法进行开导,帮其解除疑惑,疏导解郁,移情易性,安静养神,从而达到情志调和的目的。

(六)预防调护

患者注意生活规律,加强内在修养,平素多培养生活情趣。

(七)按语

绝经前后诸证是每个妇女都必须经过的时期,是正常的生理过程,应以客观、积极的态度对待这一时期所出现的自主神经功能紊乱症状,消除忧虑。本病一般以虚为主,涉及脏器较多,临证当仔细审证求因,分别施治。推拿治疗本病的疗效肯定,适合各种症状。

五、带下病

带下病为带下量明显增多或减少,色、质、气味异常或伴全身或局部症状的一组病证,又称"下白物""流秽物"。

(一)病因病机

1.脾虚湿盛

饮食不节,劳倦过度或忧思气结,损伤脾阳之气,运化失职,湿冲停聚,流注下焦,伤及任带,任脉不固,带脉失约,而致带下病。

2.肾虚寒湿

素禀肾虚或恣情纵欲,肾阳虚损,气化失常,水湿内停,下注冲任,损及任带,而致带下病。若肾阳虚损,精关不固,精液滑脱,也致带下病。

3.阴虚夹湿

素禀阴虚,相火偏旺,复感下焦湿热之邪,损及任带,约固无力,而为带下病。

4.湿热下注

脾虚湿盛,郁久化热或情志不畅,肝郁化火,肝热脾湿,湿热互结,流注下焦,损及任带,约固无力,而成带下病。

5.湿毒蕴结

经期产后,胞脉空虚,忽视卫生或房室不禁或手术损伤,以致感染湿毒,损伤任带,约固无力,而成带下病。

总之,带下病是以湿邪为患,实乃水液代谢失调所致,而脾肾功能失常又是发病的内在条件;病位主要在前阴、胞宫;任脉损伤,带脉失约是带下病的主要发病机制。

(二)临床表现

1.脾虚湿盛

带下量多,色白质稠无臭,或面浮或胸闷纳差或疲惫肢重或大便溏薄。舌淡胖苔白或腻,脉濡。

2.肾虚寒湿

白带量多,质清无臭,腰膝酸软冷痛或面色晦暗或小便频数清长或大便稀溏。舌淡苔白,脉或沉或迟或无力。

3.阴虚夹湿

带下量不甚多,色黄或赤白相兼,质稠或有臭气,阴部干涩不适或有灼热感或瘙痒感,腰膝酸软,头晕耳鸣,颧赤唇红,五心烦热,失眠多梦。舌红,苔少或黄腻,脉细数。

4.湿热下注

带下量多,色黄或黄绿,黏稠,有臭气或伴阴痒或阴中灼热不适,胸闷胁胀,口苦纳差,小腹或少腹作痛,小便短赤或淋涩。舌红,苔黄腻,脉弦或濡数。

5.湿毒蕴结

带下量多,黄绿如脓或赤白相兼或五色杂下,状如米泔,臭秽难闻,小腹疼痛,腰骶酸痛,口苦咽干,小便短赤。舌红苔黄腻,脉滑数。

(三)诊断与鉴别诊断

1.诊断依据

根据妇女阴道内流出的带下量明显增多,色、质、臭气异常,伴全身或局部症状等,即可诊断本病。

2.鉴别诊断

(1)白浊:是从尿道流出的如米泔样的液体,一般随小便排出。在发病初期可见有小便涩痛,尿液混浊,无特殊臭味,多见于泌尿系统疾患。

(2)漏下:经血淋漓不断,非时而下,无特殊臭味。

(四)推拿治疗

1.治疗原则

健脾补肾,升阳除湿。佐以清热除湿、清热解毒、散寒除湿等法。

2.基本操作

(1)选穴及部位:以腹部、腰骶部及双下肢为主。取膻中、中脘、带脉、气海、关元、水道、归来、中极、气冲、肺俞、膈俞、肝俞、脾俞、胃俞、肾俞、腰阳关、八髎、血海、足三里、阴陵泉、三阴交、丘墟、太冲、太溪等。

(2)主要手法:一指禅推、按揉、㨰、点按、弹拨、拿、摩、擦、拍打等手法。

(3)操作方法:患者仰卧位或俯卧位。先按揉、一指禅推、㨰法放松局部肌肉;再点按或弹拨以上诸穴,以得气为度;然后再放松局部肌肉;接着摩胃脘部及下腹部,实证顺摩,虚证逆摩,约5min;再擦督脉两侧之华佗夹脊穴,掌擦膀胱经第1、第2侧线,横擦肾俞-命门-肾俞一线,横擦八髎,以透热为度;最后以拍打法结束操作。

3.辨证加减

1)脾虚湿盛

(1)重点点按弹拨肺俞、脾俞、肾俞、足三里、阴陵泉、三阴交等穴各1min。

(2)横擦带脉1周,以透热为度。

2)肾虚寒湿

(1)重点点按或弹拨肺俞、脾俞、肾俞、命门、志室、腰阳关、八髎、阴陵泉、三阴交、丘墟等穴各1min。

(2)横擦肾俞-命门-肾俞一线,以透热为度。

3)阴虚夹湿

(1)重点点按或弹拨肺俞、脾俞、肾俞、阴陵泉、三阴交、太溪、照海等穴各1min。

(2)擦涌泉穴,以透热为度。

4)湿毒蕴结

(1)重点点按或弹拨肺俞、脾俞、肾俞、足三里、阴陵泉、三阴交、丘墟、太冲、行间等穴。

(2)掌振腹部,擦肾俞-命门-肾俞一线、涌泉穴,均以透热为度。

(五)其他疗法

1.针刺疗法

选穴膻中、中脘、带脉、气海、关元、水道、归来、中极、气冲、肺俞、膈俞、肝俞、脾俞、胃俞、肾俞、腰阳关、八髎、血海、足三里、阴陵泉、三阴交、丘墟、太冲、太溪等。平补平泻,留针30min,每日1次,10d为1个疗程。

2.热敏灸疗法

选穴膻中、肺俞、脾俞、肾俞、气海、关元、命门及阿是穴等,以循经灸、往返灸、雀啄灸、定灸4个步骤施灸,至灸感消失为度。每天1次,10次为1个疗程。

3.中药熏洗

可选用具有清热除湿类草药如土茯苓、蛇床子、黄柏、蒲公英等,水煎熏洗或坐浴,早晚各1次,10d为1个疗程。

(六)预防调护

患者注意个人卫生,每天应清洗外阴1次。清洗外阴的盆和脚盆必须分开单独使用且定期消毒。

(七)按语

带下病主要病因是湿邪,故治疗周期要长,只有持之以恒才能收到满意的效果。

六、产后耻骨联合分离症

产后耻骨联合分离症是以孕妇在分娩后出现耻骨联合处疼痛,甚至出现步履及上楼困难为主要特征的疾病。

(一)病因病机

耻骨联合位于两侧髋骨的耻骨联合面之间,借耻骨间纤维软骨板相连,而且有坚强的韧带保护,有承受较大张力的能力。因此,单纯外力作用于此部位,不易引起耻骨联合分离。但在妇女怀孕期间,尤其是在即将分娩之前,受激素作用的影响,骶髂关节和耻骨联合软骨及其附近韧带变得松软,分娩时耻骨联合及两侧骶髂关节均出现轻度分离,使骨盆出现暂时性扩大,以利于胎儿的娩出,这是生理的需要。分娩后,随着黄体素分泌逐渐恢复正常,上述情况均可自然恢复。如果产妇黄体素分泌过多,致使韧带过于松弛,分娩时耻骨联合及两侧骶髂关节容易发生过度分离;或产程过长,胎儿过大,产时用力不当或姿势不正确以及产后受寒等多种因素,造成骶髂关节错位,使耻骨联合面不能恢复到正常位置而引起本病。

(二)临床表现

骶髂关节过度分离者,耻骨联合处疼痛,且有明显压痛,一侧下肢不能负重,患侧大腿外展及跨步困难;腰骶部疼痛,严重者平卧困难。

如为骶髂关节错位,根据骶骨与髂骨位置关系的变化,有向前和向后错位之分。向前错位者患侧下肢屈髋屈膝困难,向后错位者患侧髋关节后伸困难。

(三)推拿治疗

1.治疗原则

理筋整复,活血通络。

2.常用穴位

环跳、秩边、八髎、阿是穴等。

3.手法选择

按、揉、扳、归挤拍打等手法。

4.具体操作

1)放松局部肌肉

(1)患者俯卧,医者立于患侧。先按揉患者腰骶部及臀部,继之按揉环跳、秩边等,然后按揉八髎。

(2)患者仰卧,医者立于患侧(如患侧在右)。用右腋夹住患者右侧足踝部,右肘屈曲以前臂托住患者右侧小腿后面,左手搭于膝关节的前面,以右手搭于左前臂中1/3处,用力向下牵引患侧下肢1~2min。

2)整复

患者端坐位,医者立于一侧。一助手扶住患者背后,防止其过分后仰;另一助手握住患者两踝,使患者屈膝屈髋,两大腿外展;医者用髋部一侧抵住患者髋部一侧,右手抱住对侧髋部,左手握住患者右腕,令患者以自己左手按住耻骨联合部。整复时,医者用力抱挤骨盆,拿患者右手向按于耻骨联合上的左手拍击,同时让另一助手将患者双下肢向下牵伸,并使其双下肢内旋伸直,便可整复。此手法被称为归挤拍打法。

本病治疗之关键是手法整复，所以手法的熟练与否直接影响到治疗效果。归挤拍打法是使挤按、内旋向中心的力、拍打向后的力与向下牵伸的力结合，集中于耻骨联合部，既可使分离归合，又能矫正前、后、上、下的错位，还照顾到骶髂关节的轻度错位，3个力量的巧妙配合恰到好处。

5. 加减

伴骶髂关节向后错位者，加腰骶部后伸扳法；伴骶髂关节向前错位者，加侧卧位的腰骶部斜扳法。

（四）注意事项

(1) 在运用归挤拍打法时，必须做到医者、助手、患者密切配合。
(2) 整复手法要沉着有力，灵活快速，不可粗暴。
(3) 在治疗后2周内，腰及下肢不宜负重和大幅度活动。最好于屈膝屈髋位卧床休息。

七、妇人腹痛

妇人腹痛为妇女不在行经、妊娠及产后期间发生小腹或少腹疼痛，甚则痛连腰骶的一组病证，又称"妇人腹中痛"。

（一）病因病机

本病主要机制为冲任虚损，胞脉失养，"不荣则痛"，及冲任阻滞，胞脉失畅，"不通则痛"。主要症状是腹痛，病变部位在下腹部及（或）少腹部，涉及肝、脾、肾、下焦等脏器及部位。

1. 肾阳虚损

禀赋肾气不足或房事过度，命门火衰或经期摄生不慎，感受风寒，寒邪入里，损伤肾阳，冲任失于温煦，胞脉虚寒，血行迟滞，以致腹痛。

2. 气血亏虚

素禀体虚，血虚气弱或忧思太过或饮食不节，劳役过度，损伤脾胃，化源不足或大病久病，耗伤血气，以致冲任血虚，胞脉失养而痛；血虚气弱，运行无力，血行迟滞亦可致腹痛。

3. 气滞血瘀

素性抑郁或愤怒过度，肝失条达，气机不利，气滞而血瘀，冲任阻滞，胞脉血行不畅，不通则痛，以致腹痛。

4. 湿热瘀结

素有湿热内蕴，流注下焦，阻滞气血，瘀积冲任或经期产后，余血未尽，感受湿热之邪，湿热与血搏结，瘀阻冲任，胞脉血行不畅，不通则痛，以致腹痛。

5.寒湿凝滞

经期产后,余血未尽,冒雨涉水,感寒饮冷或久居寒湿之地,寒湿伤及胞脉,血为寒湿所凝,冲任阻滞,血行不畅,不通则痛,以致腹痛。

6.湿毒蕴结

经期产后,胞脉空虚,忽视卫生或房室不禁或手术损伤,以致感染湿毒或邻近器官的炎症蔓延,湿毒阻滞冲任,损伤冲任,而成腹痛。

(二)临床表现

1.肾阳虚损

小腹冷痛下坠,喜温喜按,腰酸膝软,头晕耳鸣,畏寒肢冷,小便频数,夜尿量多,大便不实。舌淡,苔白滑,脉沉弱。

2.气血亏虚

小腹隐痛,喜按,头晕眼花,心悸少寐,大便燥结,面色萎黄。舌淡,苔少,脉细无力。

3.气滞血瘀

小腹或少腹胀痛,拒按或腰骶酸痛,胸胁、乳房胀痛,脘腹胀满,食欲欠佳,烦躁易怒,时欲太息,少腹部可触及包块,白带多,大便秘结。舌紫暗或有紫点,脉弦涩。

4.湿热瘀结

小腹疼痛拒按,有灼热感或有积块,伴腰骶胀痛,低热起伏,带下量多,黄稠,有臭味,阴痒,月经先期量多,色鲜红,纳差,口干不欲饮,便干,小便短黄。舌红,苔黄腻,脉弦滑。

5.寒湿凝滞

小腹冷痛,痛处不移,得温痛减,带下量多,色白质稀,形寒肢冷,面色青白。舌淡,苔白腻,脉沉紧。

6.湿毒蕴结

少腹疼痛,腰骶酸胀,且呈下坠感;腰骶酸痛,月经期或疲劳后加剧,性交疼痛;带下增多,黄绿如脓或赤白相兼或五色杂下,状如米泔,臭秽难闻;少腹一侧或两侧可触及包块,婚后数年不孕。舌暗红或有紫斑,脉细弦。

(三)诊断与鉴别诊断

1.诊断依据

患者下腹坠痛及腰骶部酸痛,可伴有月经增多、低热,易疲劳等。妇科检查有时可见子宫后位,活动受限或粘连固定或输卵管增粗,呈条索状,并有轻度压痛;或在盆腔一侧或两侧摸到囊性肿物,活动多受限;或子宫一侧或两侧有片状增厚、压痛,宫骶韧带增粗、变硬、有压痛等即可做出诊断。

2.鉴别诊断

（1）肠痈（慢性阑尾炎）：主要症状为间歇性右下腹部疼痛或持续性隐痛,常因剧烈活动、久站、长久行走、跑步及过饱时引起发作或加重。腹痛开始多在脐周围或脐下方,数小时后即转移到右下腹部阑尾区,急性发作时右下腹疼痛剧烈,此时白细胞总数及中性粒细胞数增高,部分患者有发热。右下腹部麦氏点压痛较明显。

（2）子宫内膜异位症：有进行性加剧痛经,体征可与慢性盆腔炎相似,但妇科查体可在宫体后壁、宫底韧带处扪及触痛性结节,B超及腹腔镜检查可鉴别。

（四）推拿治疗

1.治疗原则

通调冲任气血。肝郁湿热者,宜清热利湿、疏肝解郁；血虚寒湿者,宜温经散寒、益气活血；气滞血瘀者,宜理气活血、软坚散结；湿毒蕴结者,宜祛湿解毒、消症散结。

2.基本操作

1）胸腹部操作

（1）选穴及部位：章门、期门、中脘、气海、关元、曲骨、横骨、神阙、水道、带脉及阿是穴等。

（2）主要手法：一指禅推、按揉、点按、摩等手法。

（3）操作方法：患者仰卧位。医者先用一指禅推患者章门、期门、中脘、气海、关元等穴或按揉其胸腹部,以放松局部肌肉；继以点按或一指禅推（多用于实证,疼痛拒按者）以上诸穴,以得气为度；然后进行摩腹、揉脐,约5min。

2）腰背部操作

（1）选穴及部位：膈俞、肝俞、脾俞、胃俞、肾俞、命门、大肠俞、小肠俞、关元俞、胞肓、八髎、华佗夹脊穴、督脉及阿是穴。

（2）主要手法：一指禅推、按揉、滚、点按、弹拨、擦、拍打等手法。

（3）操作方法：患者俯卧位。医者先用按揉、滚等手法放松患者局部肌肉；再用一指禅推、点按或弹拨以上诸穴,以得气为度；然后再放松局部肌肉；擦督脉两侧之华佗夹脊穴,用掌擦膀胱经第1、第2侧线,横擦肾俞-命门-肾俞一线、八髎,以透热为度；最后施以拍打法结束操作。

3.辨证加减

1）肾阳虚损

（1）重点点按或弹拨神阙、气海、关元、公孙、脾俞、肾俞、腰阳关、八髎及阿是穴等,以得气为度。

（2）竖擦膀胱经,横擦带脉、肾俞-命门-肾俞一线、八髎,以透热为度。

2)气血亏虚

重点点按或弹拨中脘、神阙、气海、关元、血海、足三里、膏肓、脾俞、胃俞及阿是穴等,以得气为度。

3)气滞血瘀

重点点按或弹拨膻中、府舍、归来、气冲、血海、气海、膈俞、肝俞、阴陵泉、地机、三阴交、丘墟、太冲及阿是穴等。

4)湿热瘀结

重点点按或弹拨肺俞、膈俞、脾俞、肾俞、膻中、中脘、气海、关元、水道、归来、气冲、府舍、血海、阴陵泉、足三里、三阴交及阿是穴等。

(五)其他疗法

1.针灸治疗

选穴肺俞、膈俞、脾俞、肾俞、腰阳关、膻中、中脘、气海、关元、水道、归来、气冲、府舍、血海、阴陵泉、足三里、三阴交及阿是穴等。平补平泻,留针30min,每日1次,10d为1个疗程。

2.热敏灸疗法

选穴肺俞、膈俞、脾俞、肾俞、腰阳关、膻中、神阙、气海、关元及阿是穴等。以循经灸、往返灸、雀啄灸、定灸4个步骤施灸,至灸感消失为度。每天1次,10次为1个疗程。

3.穴位注射

采用当归注射液,取归来、水道、四满、大巨及腹部阿是穴,每次选用2~3个穴位行穴位注射,每穴注射1~2mL,隔日1次,10次为1个疗程。

4.中药保留灌肠

紫花地丁、野菊花、败酱草、红藤、赤芍、丹参、白花蛇舌草、鸭跖草、蒲公英各10g,加水适量,浓煎至100mL,保留灌肠,每日1次,10次为1个疗程。

(六)预防调护

患者避免情志刺激,保持心情舒畅;注意保暖,常晒被褥,避免寒湿之邪侵入;注意个人卫生,避免邪毒侵入人体;加强体育锻炼,提高机体免疫力。

(七)按语

此病为常见病、疑难病,病情常较顽固,病程长者可出现腹内周围组织粘连,单纯用现代医学的抗炎药物不容易彻底治愈。推拿治疗本病能促进局部炎症反应吸收,增强抗炎效果,并且可以防治输卵管、卵巢粘连,包块的形成。推拿治疗本病有很好的疗效,若与针灸、中药等配合治疗会收到理想效果。

八、乳痈

乳痈是由热毒侵入乳房而引起的急性化脓性疾病,相当于现代医学的"急性乳腺炎",是由细菌侵入乳管和乳腺组织而引起的急性炎症。患者多为产后 3～4 周的哺乳期妇女,尤其是初产妇。初起乳部焮红肿痛,同时伴有发热、恶寒、头痛等全身症状,日久化脓溃烂。"乳痈"病名最早见于晋代《刘涓子鬼遗方》。

(一)病因病机

本病病机主要为热毒郁积,乳络不通。现代医学称为感染性疾病,主要致病菌为金黄色葡萄球菌。感染途径有 2 种,一种是细菌自乳头破损或皲裂处侵入,沿淋巴管蔓延全腺叶间和腺小叶间的脂肪、纤维组织,引起脓性蜂窝织炎。一种是病菌直接侵入乳管,上行至腺小叶,停留在乳汁中,继而扩散至乳腺实质引起乳汁的积滞,常促使急性炎症的发生。故乳痈多由乳汁郁积、肝胃郁热、感受外邪而致。

1. 乳汁郁积

乳汁郁积是最常见的病因。初产妇乳头皲裂、畸形、凹陷而影响乳汁分泌或哺乳方法不当,乳汁多而少饮,均可导致乳汁郁积,乳络阻塞不通而成脓化痈。

2. 肝郁胃热

产妇情志不畅,肝气郁滞,饮食不节,喜食辛辣脂腻之品,阳明胃热壅滞而热郁络阻成痈。

3. 感受外邪

产妇体虚汗出受风或露胸哺乳感风寒,郁而化热成脓。

(二)临床表现

本病可分 3 期:

1. 郁乳期

患侧乳头皲裂,乳房刺痛,哺乳时尤甚,皮肤微红或不红,乳汁分泌不畅,乳房结块或有或无,全身症状可不明显或伴有全身不适,恶寒发热,周身骨节酸痛,口渴纳差,胸闷烦躁。舌苔薄黄,脉浮数或弦数。

2. 酿脓期

局部乳房变硬,肿块逐渐增大,此时可伴有明显的全身症状,如高热、寒战、全身无力、大便干燥、小便短赤。舌红苔黄腻,脉洪数等。脓肿常可在 4～5d 内形成,表现为乳房搏动性疼痛,如鸡啄样,局部皮肤红肿、透亮,成脓时肿块中央变软,按之有波动感,患侧腋窝淋巴结肿大、有触痛,白细胞总数和中性粒细胞数增加。若为乳房深部脓肿,可出现全乳房肿胀、疼痛、高热,但局部皮肤红肿及波动不明显。

3.溃脓期

破溃出脓后,脓液引流通畅,肿消痛减而愈。若治疗不善,失时失当,脓肿就有可能穿破胸大肌筋膜前疏松结缔组织,形成乳房后脓肿,或乳汁自创口处溢出而形成乳漏或脓液波,以及其他乳络形成传囊乳痈或脓出不畅形成袋脓,严重者可发生脓毒败血症。

若大量使用抗生素或用寒凉中药,常可致肿块消散缓慢或形成僵硬肿块,迁延难愈。

(三)诊断与鉴别诊断

1.诊断依据

多发生于哺乳期,尤其以初产妇为多见。发病前多有乳头皲裂破损史及乳汁淤积不畅史,乳房红肿热痛化脓,患侧腋窝淋巴结可有肿大,伴有寒战、高热、白细胞计数增高。在妊娠期发生的称为内吹乳痈,在哺乳期发生的称为外吹乳痈。

2.鉴别诊断

(1)乳疽:乳房深部或乳房后部的脓肿,乳房结块,坚硬漫肿,皮色不变,伴有酸痛,全身症状不明显,成脓迟缓,病程长,易成漏。

(2)乳中结核:以乳房出现结块为特征,偶有与痈证混淆者,但无寒热,肤色正常,疼痛多在月经期或情志不畅时出现或加重,生长速度慢,病程长,多不溃脓。

(四)推拿治疗

1.治疗原则

清热消肿。

2.基本操作

1)胸腹部操作

(1)选穴及部位:乳根、天溪、食窦、屋翳、膺窗、膻中、中脘、天枢、气海。

(2)主要手法:揉、摩、推、捻、按揉等手法。

(3)操作方法:患者取坐位。先揉、摩乳房红肿处及乳房周围的乳根、天溪、食窦、屋翳、膺窗、膻中,约2min;自乳根部向乳头方向推进数次,然后用右手拇指、食指轻捻乳头、按揉乳房,使乳汁流出,反复进行3~5次,使淤积的乳汁充分排出。患者仰卧位。按揉中脘、天枢、气海,每穴约2min;顺时针摩胃脘部及腹部,分别为5min。

2)腰背部操作

(1)选穴及部位:肝俞、脾俞、胃俞。

(2)主要手法:一指禅推法、按揉法。

(3)操作方法:患者俯卧位。医生坐或立于其体侧,用一指禅推或按揉法施于背部膀胱经第 1、第 2 侧线,反复操作;用拇指按揉肝俞、脾俞、胃俞,每穴 2min,以酸胀为度。

  3)肩、项及上肢部操作
  (1)选穴及部位:风池、肩井、少泽、合谷。
  (2)主要手法:按揉法、拿法。
  (3)操作方法:患者坐位。先按揉风池,再沿颈椎两侧向下到大椎两侧,往返按揉 30 遍,然后拿风池、肩井、少泽、合谷,每穴约 1min。

(五)其他疗法

1.放血疗法

取膈俞、肝俞及疼痛敏感反应点 2~3 个,毫针刺入 1~1.5 寸后摇大针孔,挤出血数滴,每日 1 次。

2.外治及中药外敷

初期可热敷加以上的按摩手法;成脓时应在波动感及压痛最明显处及时切开排脓;溃后,切开排脓后,用八二丹或九一丹提脓拔毒,并用药线插入切口内引流。大青膏方:大青叶 100g,芙蓉叶 50g,乳香 50g,没药 50g,黄连 50g,大黄 50g,黄柏 50g,白矾 50g,铅丹 50g,铜绿 50g,胆矾 50g;基质处方:白凡士林 400g、香油 350g 制成膏剂,取适量大青膏外敷初期乳痈处,外用无菌纱布及医用胶布固定,24h 换药 1 次,直至症状及结块消失。

3.中药内治

初期用栝楼牛蒡汤加减,成脓期用透脓散加味,正虚毒恋证用托里消毒散加减。

4.抗生素治疗

青霉素类治疗,或根据细菌培养结果选择。

(六)预防调护

做好妊娠期的乳头保健工作,保持乳头清洁;哺乳时避免露乳当风,注意胸部保暖;养成良好哺乳习惯,防止乳汁潴留;注意婴儿口腔卫生,不让婴儿口含乳头睡眠;及时医治乳头破损或皲裂,待伤口愈合后再行哺乳;断乳应先减少哺乳的时间和次数,断乳前用生麦芽 60g、生山楂 60g 煎汤代茶,皮硝 60g 装布袋内外敷;饮食宜清淡,易消化,忌辛辣刺激食物;保持心情舒畅,避免情绪激动或抑郁;保持充足的睡眠,劳逸结合等。

(七)按语

一般在乳痈初起尚未成脓时推拿疗效较佳。治疗时医生应清洗双手及患者乳房部,手法宜轻快柔和,切忌在硬结部位使用重刺激手法。推拿治疗的同时可适当配合抗生素治疗，以提高疗效。

九、乳癖

乳癖是非炎症、非肿瘤的乳腺内组织良性增生性疾病，相当于现代医学的乳腺增生性疾病，其特点是单侧或双侧乳房疼痛并出现肿块。乳痛和肿块与月经周期及情志变化密切相关，是临床最常见的乳房疾病，是中青年女性的常见病和多发病，病程较长，少数病例可发生癌变。

(一)病因病机

现代医学认为，乳癖主要是由于内分泌激素失调所致。雌激素与孕激素平衡失调，表现为孕酮孕激素分泌减少、雌激素量相对增多，致使雌激素长期刺激乳腺组织，而缺乏孕激素的节制与保护作用，乳腺导管和小叶在周而复始的月经周期中增生过度而复旧不全，导致乳癖的发生。

传统医学则认为，该病多因肝郁痰凝、冲任失调所致。

1.肝郁痰凝

平素情志抑郁，气滞不舒，气血蕴结于乳络，不通则痛，引起乳房疼痛；肝气犯胃，脾失健运，痰湿内生，导致气滞血瘀夹痰结聚而成乳中结块。

2.冲任失调

肾气不足，冲任失调，气血瘀滞或阳虚痰湿内生，积瘀聚于乳房，经脉阻塞而引起乳房疼痛而结块。

(二)临床表现

1.乳房疼痛

常为胀痛或刺痛，以胀痛为主，可累及一侧或两侧乳房，以一侧偏重多见，疼痛严重者不可触碰。疼痛以乳房肿块处为主，亦可向患侧腋窝、胸胁或肩背部放射；有些则表现为乳头疼痛或痒。疼痛常于月经前数天出现或加重，行经后疼痛明显减轻或消失，亦可随情绪变化而波动。

2.乳房肿块

肿块可发于单侧或双侧乳房内，单个或多个，好发于乳房外上象限，亦可见于其他象限。肿块形状分为片块状、结节状、混合型、弥漫型，其中以片块状多见。质地中等或稍硬，活动好，与周围组织无粘连，常有触痛。肿块可随月经周期而变化，月经前肿块增大变硬，月经来潮后肿块缩小变软。

3.乳头溢液

少数患者可出现自发性乳头溢液，为草黄色或棕色浆液性液体。

4.月经失调

患者可兼见月经前后不定期,量少或色淡,可伴痛经。

5.情志改变

患者常感情志不畅或心烦易怒,每遇生气、精神紧张或劳累后加重。

根据乳癖的病因病机,在临床上常分为 2 种证型:

1.肝郁痰凝

一侧或两侧乳腺出现肿块和疼痛,肿块和疼痛与月经周期有关,肿块较小,发展缓慢,不红不热,推之可移,经前加重,行经后减轻,伴有情志不舒,心烦易怒,失眠多梦,胸闷嗳气,胸胁胀满。舌质淡,苔薄白,脉细弦。

2.冲任失调

一侧或两侧乳腺出现肿块和疼痛,肿块较大,坚实较硬,重坠不适,伴有月经不调,前后不定期,经量减少,色淡或闭经,全身症状可见怕冷,腰膝酸软,神疲乏力,耳鸣。舌质淡胖,苔薄白,脉濡细。

(三)诊断与鉴别诊断

乳房钼靶 X 线摄片、超声检查及红外线热图像有助于诊断与鉴别诊断。

1.诊断依据

一侧或两侧乳房出现单个或多个结节,质韧,与周围组织无粘连,可被推动,有周期性乳房疼痛,与情绪及月经周期关系明显,月经来潮前 1 周左右症状加重,行经后肿块及疼痛明显减轻,连续 3 个月不能自行缓解。

2.鉴别诊断

(1)乳腺纤维腺瘤:乳房肿块大多为单侧单发,肿块多为圆形或卵圆形,边界清楚,活动度大,质地一般韧实;亦有多发者,但一般无乳房胀痛或仅有轻度经期乳房不适感,无触痛,乳房肿块的大小性状不因月经周期而发生变化。乳房的钼靶 X 线片上,乳腺纤维腺瘤常表现为圆形或卵圆形密度均匀的阴影及其特有的环形透明晕,可作为鉴别诊断的一个重要依据。

(2)乳腺癌:乳房肿块质地一般较硬,有的坚硬如石,肿块大多为单侧单发,肿块可呈圆形、卵圆形或不规则形,可长到很大,活动度差,易与皮肤及周围组织发生粘连,患侧淋巴结可肿大,后期溃破呈菜花样,肿块与月经周期及情绪变化无关,可在短时间内迅速增大,好发于中老年女性。乳房的钼靶 X 线片上,乳腺癌常表现为肿块影、细小钙化点、异常血管影及毛刺等,也可以帮助诊断。

(四)推拿治疗

1.治疗原则

疏肝解郁,调摄冲任,散结止痛。肝郁痰凝者宜解郁化痰,冲任失调者宜调摄冲任。

2.基本操作

1)胸腹部操作

(1)选穴及部位:乳根、膻中、中脘、天枢、气海。

(2)主要手法:揉、摩、按揉等手法。

(3)操作方法:患者仰卧位。先揉、摩乳房及其周围的乳根、膻中,约2min,然后按揉中脘、天枢、气海,每穴约1min,接着顺时针摩胃脘部及腹部,分别为5min。

2)腰背部操作

(1)选穴及部位:肝俞、脾俞、胃俞。

(2)主要手法:一指禅推法、按揉法。

(3)操作方法:患者俯卧位。先用一指禅推、按揉或擦背部膀胱经第1、第2侧线,反复操作,然后用拇指按揉肝俞、脾俞、胃俞,每穴2min,以酸胀为度。

3)肩、项及上肢部操作

(1)选穴及部位:风池、肩井、天宗、曲池、内关。

(2)主要手法:按揉法、拿法、点按法。

(3)操作方法:患者坐位。先按揉其风池穴,再沿颈椎两侧向下到大椎两侧,往返按揉30遍,然后拿风池、肩井,点按天宗、曲池、内关,每穴约0.5min。

3.辨证加减

1)肝郁痰凝

(1)按揉小腿内侧胫骨后缘(足三阴经)及行间至太冲各约5min。

(2)点按压阴陵泉、蠡沟,每穴约1min。

(3)乳头向下至期门穴推按36次,并于期门穴上轻揉72次。

2)冲任失调

(1)按揉肾俞、丰隆、足三里、三阴交,每穴约1min。

(2)横擦腰骶部,以透热为度。

(五)其他疗法

1.中药外敷

用阳和解凝膏掺黑退消或麝香散盖贴。或大黄粉醋调外敷。或用芒硝200g、冰片10g、黄柏30g,先将黄柏焙干,再与芒硝、冰片共研细末。以上为3~5次用量,视肿块大小而定。用时取药1份平铺在3层纱布上,其范围与肿块大小相似,包起敷于患处,再用乳罩固定。粉末变硬后更换一份,一般敷3~4d即可。

2.药线点灸

患处采用梅花穴(即定准肿块四周为4个穴位,再加中间1个穴位),还可选加膻中、期门、丰隆、足三里等。每天1次,10d为1个疗程,经期停灸。

3.中成药

逍遥丸:3g/次,3次/d;乳癖消片:3片/次,3次/d。

4.针灸

选取乳根、膺窗、膻中、期门、内关、行间、太冲等穴,以开郁止痛散结,调理气血冲任。

(六)预防调护

注意平素保持心情舒畅,调整生活节奏,减轻各种压力;注意建立低脂饮食,不吸烟、不喝酒,多活动等良好的生活习惯;注意防止乳房部的外伤;及时治疗月经失调等妇科疾病和其他内分泌疾病;对高危人群或有乳腺癌家族史的患者要定期检查等。

(七)按语

患有乳癖的妇女,发生乳腺癌的危险性较正常人群大,特别是有乳腺癌家族史者。患者应积极治疗,调整机体的气血阴阳,注意改变生活中的一些环境行为,从根本上防止乳癖的进一步发展。本病目前无特效治疗方法,应定期观察病情变化,出现增长快而变硬的肿块,应高度怀疑恶性变的可能,立即手术切除。

第四节 儿科疾病推拿治疗

一、发热

小儿发热是指体温超过正常范围,为小儿常见的一种病证。主要是由于小儿体质偏弱,寒温失宜,风寒风热之邪侵袭体表,卫阳被郁而致发热;或是由于乳食内伤,致肺胃壅盛,郁而发热;或是先天不足,后天失养,致肺阴不足而发热。本病病位在肺。

西医学的上呼吸道感染、急性扁桃体炎、流行性感冒、肺炎和消化不良引起的发热属于本病的范畴。

(一)辨证要点

临床主要根据病情轻重、全身兼症等进行辨证。

1.主症

发热,体温超过37.2℃。

2.兼症

兼头痛,无汗,鼻塞,流涕,苔薄白,指纹鲜红为外感风寒;兼发热,微汗出,咽痛,流黄涕,苔薄黄,指纹红、紫为外感风热;兼高热,面赤,气促,腹满,舌红苔燥,指纹深紫为肺胃实热;兼低热,午后、夜间发热,盗汗,舌质红,少苔或无苔,脉细数,指纹淡紫为阴虚发热。

(二)推拿治疗

1.外感发热

治则为清热解毒,发散外邪。处方:开天门,推坎宫,运太阳,清天河水,清肺经。风寒者加推三关、揉二扇门、拿风池、推天柱骨;风热者多清天河水,加推脊,揉大椎、曲池、外关、合谷。若兼咳嗽、痰鸣气急者,加推揉膻中、揉肺俞、运内八卦、揉丰隆;兼脘腹胀满、不思乳食、嗳酸呕吐者,加揉板门、分推腹阴阳、摩中脘、推天柱骨;兼惊惕不安、睡卧不宁者,加清肝经、捣揉小天心、掐揉五指节。

2.肺胃实热

治则为清泻里热,理气消食。处方:清肺经,清胃经,清大肠,揉天枢,清天河水,退六腑,揉板门,运内八卦。若大便干燥难以排出者,加推下七节骨、顺时针摩腹、揉膊阳池、搓摩胁肋等。

3.阴虚内热

治则为滋阴清热。处方:补脾经,补肺经,揉上马,清天河水,推涌泉,揉足三里,运内劳宫。若盗汗自汗,加揉肾顶、补肾经、补脾经、捏脊;烦躁不眠者,加清肝经、开天门、揉百会、掐揉五指节、猿猴摘果法。

4.气虚发热

治则为健脾益气,佐以清热。处方:补脾经,补肺经,运内八卦,摩腹,分手阴阳,揉脾俞,揉肺俞,清天河水,捏脊。若腹胀、纳呆者,加运板门、分推腹阴阳、摩中脘;若大便稀薄,夹有不消化食物残渣者,加逆时针摩腹、上推七节骨、补大肠、板门推向横纹;若恶心呕吐,加推天柱骨、推中脘、横纹推向板门、揉右端正。

二、急性上呼吸道感染

急性上呼吸道感染系由各种病原引起的上呼吸道的急性感染(简称上感),是小儿最常见的疾病,以发热、鼻塞流涕、喷嚏、咳嗽为主要临床特征。该病主要侵犯鼻、鼻咽和咽部,根据主要感染部位的不同,可诊断为急性鼻炎、急性咽炎、急性扁桃体炎等。婴幼儿时期,由于上呼吸道的解剖和免疫特点而易患本病。

本病属于中医"感冒"范畴,病变部位主要在肺,可累及肝脾。病机关键为肺卫失宣。肺主皮毛,司腠理开阖,开窍于鼻,外邪自口鼻或皮毛而入,客于肺卫,致卫表调节失司,卫阳受遏,肺气失宣,因而出现发热、恶风寒、鼻塞流涕、喷嚏、咳嗽等症状。小儿感冒的病因与小儿卫气不足有密切关系,正如《幼科释谜·感冒》所说:"感冒之原,由卫气虚,元府不闭,腠理常疏,虚邪贼风,卫阳受摅。"感冒的治疗以疏风解表为基本原则,根据不同的证型分别治以辛温解表、辛凉解表、清暑解表、清热解毒。

(一)中医辨证分型要点

1. 风寒感冒

证候:发热,恶寒,无汗,头痛,鼻流清涕,喷嚏,咳嗽,咽部不红肿。舌淡红,苔薄白,脉浮紧或指纹浮红。

辨证要点:以恶寒,无汗,鼻流清涕,咽不红,脉浮紧或指纹浮红为特征。

2. 风热感冒

证候:发热重,恶风,有汗或少汗,头痛,鼻塞,鼻流浊涕,喷嚏,咳嗽,痰稠色白或黄,咽红肿痛,口干渴。舌质红,苔薄黄,脉浮数或指纹浮紫。

辨证要点:以发热重,鼻塞流浊涕,咳痰黏稠,咽红。舌质红,苔薄黄,脉浮数或指纹浮紫为特征。

3. 暑邪感冒

证候:发热,无汗或汗出热不解,头晕,鼻塞,身重困倦,胸闷,泛恶,口渴心烦,食欲缺乏或有呕吐、泄泻,小便短黄。舌质红,苔黄腻,脉数或指纹紫滞。

辨证要点:发于夏季。以发热,头痛,身重困倦,食欲缺乏,舌红,苔黄腻为特征。

4. 时邪感冒

证候:起病急骤,全身症状重。高热,恶寒,无汗或汗出热不解,头痛,心烦,目赤咽红,肌肉酸痛,腹痛或有恶心、呕吐。舌质红,舌苔黄,脉数。

辨证要点:以起病急骤,肺系症状轻、全身症状重,发热恶寒,无汗或汗出热不解,目赤咽红,全身肌肉酸痛,舌红,苔黄为特征。

5. 兼证

1)夹痰

证候:感冒兼见咳嗽较剧,痰多,喉间痰鸣。

辨证要点:以咳嗽加剧,痰多,喉间痰鸣为特征。

2)夹滞

证候:感冒兼见脘腹胀满,不思饮食,呕吐酸腐,口气秽浊,大便酸臭或腹痛泄泻或大便秘结,小便短黄。舌苔厚腻,脉滑。

辨证要点:以脘腹胀满,不思饮食,大便不调,舌苔厚腻,脉滑为特征。

3)夹惊

证候:感冒兼见惊惕哭闹,睡卧不宁,甚至骤然抽搐。舌质红,脉浮弦。

辨证要点:以惊惕哭闹,睡卧不宁,甚至抽搐为特征。

(二)推拿疗法

1.风寒感冒与风热感冒从肺经论治

基础手法:清肺经 100 次,揉按肺俞、曲池、合谷各 50 次。风寒者加掐揉二扇门、推三关各 100 次,风热者加推天柱骨、退六腑、清天河水 200 次。

2.暑邪感冒从脾胃经论治

具体操作:揉头维、天枢、足三里、内庭、三阴交、阴陵泉穴各 100 次,清天河水 200 次,运八卦 100 次。

3.时疫感冒从奇经论治

具体操作:开天门 100 次,推坎宫 100 次,揉按太阳、百会、风池各 100 次,清天河水 200 次,捏脊 6 遍。

4.兼证治疗

(1)夹滞者推板门 100 次,清大肠经 100 次,清补胃经 100 次,摩腹 1min。

(2)夹痰者推膻中 50 次,分推肩胛骨 2min,揉按丰隆 100 次。

(3)夹惊者揉按小天心 100 次,开天门 100 次,推坎宫 100 次,平肝经 200 次。

(4)如鼻塞明显,开天门 100 次,推坎宫 100 次,揉迎香 50 次,黄蜂入洞 50 次。

三、急性支气管炎

急性支气管炎是指由于各种致病原引起的支气管黏膜炎症,由于气管常同时受累,故称为急性气管-支气管炎。常继发于上呼吸道感染或为急性传染病的一种表现,临床以咳嗽伴(或不伴)有支气管分泌物增多为特征,是儿童时期常见的呼吸道疾病,婴幼儿多见。

本病属于中医"咳嗽"范畴,咳嗽的病变部位在肺,常涉及脾,病机为肺失宣肃,肺气上逆。肺为娇脏,其性清宣肃降,上连咽喉,开窍于鼻,外合皮毛,主一身之气,司呼吸,外邪从口鼻或皮毛而入,邪侵于肺,肺气不宣,清肃失职而发生咳嗽。小儿脾常不足,脾虚生痰,上贮于肺或咳嗽日久不愈,耗伤正气,可转为内伤咳嗽。咳嗽治疗应分清外感、内伤。外感咳嗽以疏散外邪、宣通肺气为基本法则,根据寒、热证候不同治以散寒宣肺、解热宣肺。外感咳嗽一般邪气盛而正气未虚,治疗时不宜过早使用滋腻、收涩、镇咳之药,以免留邪。内伤咳嗽应辨别病位、病性,随证施治。

(一)中医辨证分型要点

1.外感咳嗽

1)风寒咳嗽

证候:咳嗽频作、声重,咽痒,痰白清稀,鼻塞流涕,恶寒无汗,发热头痛,全身酸痛。舌苔薄白,脉浮紧或指纹浮红。

辨证要点:以起病急、咳嗽频作、声重,咽痒,痰白清稀为特征。

2)风热咳嗽

证候:咳嗽不爽,痰黄黏稠,不易咯出,口渴咽痛,鼻流浊涕,伴有发热恶风,头痛,微汗出。舌质红,苔薄黄,脉浮数或指纹浮紫。

辨证要点:以咳嗽不爽,痰黄黏稠为特征。

2.内伤咳嗽

1)痰热咳嗽

证候:咳嗽痰多,色黄黏稠,难以咯出,甚则喉间痰鸣,发热口渴,烦躁不宁,尿少色黄,大便干结。舌质红,苔黄腻,脉滑数或指纹紫。

辨证要点:以咳嗽痰多,色黄黏稠,难以咯出为特征。

2)痰湿咳嗽

证候:咳嗽重浊,痰多壅盛,色白而稀,喉间痰声辘辘,胸闷纳呆,神乏困倦。舌淡红,苔白腻,脉滑。

辨证要点:以痰多壅盛、色白而稀为特征。

3)气虚咳嗽

证候:咳而无力,痰白清稀,面色苍白,气短懒言,语声低微,自汗畏寒。舌淡嫩,边有齿痕,脉细无力。

辨证要点:常为久咳,尤多见于痰湿咳嗽转化而成,以咳嗽无力、痰白清稀为特征。

4)阴虚咳嗽

证候:干咳无痰或痰少而黏,不易咯出或痰中带血,口渴咽干,喉痒,声音嘶哑,午后潮热或手足心热。舌红,少苔,脉细数。

辨证要点:以干咳无痰,喉痒声嘶为特征。

(二)推拿疗法

1.外感咳嗽

基础手法:开天门、推坎宫、清肺经、推三关各100次,分推肩胛骨1min,推膻中50次,捏脊6遍。

配穴:以外感风寒为主者,加揉二扇门、拿风池各100次;以外感风热证为主者,加清天河水、退六腑各100次。

2.内伤咳嗽

基础手法:补脾经、补(清)肺经、运内八卦、退六腑、揉肺俞各100次,捏脊6遍。

配穴:①痰热蕴肺者,以清肺经、退六腑为主;②肺气亏虚者,以揉肺俞、捏脊治疗为主,并加以补肺经;③肺阴亏耗者,以补肺经、运内八卦为主,揉二马100次,加补肾经;④兼有食欲缺乏、形体消瘦者,应着重补脾经,加揉中脘、分推腹阴阳;⑤咳喘甚、胸闷痰多者,加揉天突、分推膻中、按揉丰隆穴各100次。

四、肺炎

肺炎是指不同病原体或其他因素(如吸入羊水、油类或过敏反应)等所引起的肺部炎症,主要临床表现为发热、咳嗽、气促、呼吸困难和肺部固定性中、细湿啰音。重症患者可累及循环、神经及消化系统而出现相应的临床症状,如心力衰竭、中毒性脑病及中毒性肠麻痹等。肺炎为婴儿时期重要的常见病,严重威胁小儿健康。

本病属于中医"肺炎喘嗽"范畴,病名首见于《麻科活人全书》。肺炎喘嗽的病变主要在肺,常累及脾,亦可内窜心肝。肺为娇脏,性喜清肃,外合皮毛,开窍于鼻。感受风邪,首先侵犯肺卫,致肺气郁闭,清肃之令不行,而出现发热、咳嗽、痰壅、气促、鼻扇等症状。痰热是其病理产物,常见痰热胶结,阻塞肺络,亦有痰湿阻肺者,肺闭可加重痰阻,痰阻又进一步加重肺闭,形成宣肃不行,症情加重。本病外因责之于感受风邪或由其他疾病传变而来;内因责之于小儿形气未充,肺脏娇卫外不固。核心病机是肺气郁闭。本病的治疗以开肺化痰,止咳平喘为主法。

(一)中医辨证分型要点

1.风寒闭肺

证候:恶寒发热,无汗,呛咳不爽,呼吸气急,痰白而稀,口不渴,咽不红。舌质不红,舌苔薄白或白腻,脉浮紧,指纹浮红。

辨证要点:恶寒发热,无汗,口不渴,咽红不著,呼吸气急,痰色白。

2.风热闭肺

证候:初起证候稍轻,发热恶风,微有汗出,口渴欲饮,咳嗽,痰稠色黄,呼吸急促,咽红,舌尖红,苔薄黄,脉浮数;重症则见高热烦躁,咳嗽微喘,气急鼻扇,喉中痰鸣,面色红赤,便干尿黄,舌红苔黄,脉滑数。

辨证要点:发热较重或有明显的热证表现,如发热恶风、咽红口渴、舌红苔黄等。

3.痰热闭肺

证候:壮热烦躁,喉间痰鸣,痰稠色黄,气促喘憋,鼻翼扇动或口唇青紫。舌红,苔黄腻,脉滑数。

辨证要点:以发热、咳嗽、痰壅、气急、鼻扇为特征。

4.毒热闭肺

证候:高热持续,咳嗽剧烈,气急鼻扇,甚至喘憋,涕泪俱无,鼻孔干燥如烟煤,面赤唇红,烦躁口渴,溲赤便秘。舌红而干,舌苔黄腻,脉滑数。

辨证要点:高热不退,咳嗽剧烈,气急喘憋。

5.阴虚肺热

证候:病程较长,低热不退,面色潮红,干咳无痰。舌质红而干,苔光剥,苔少或无苔,脉细数。

辨证要点:以病程较长、干咳无痰、舌红少津为特征。

6.肺脾气虚

证候:低热起伏不定,面白少华,动则汗出,咳嗽无力,纳差便溏,神疲乏力。舌质偏淡,舌苔薄白,脉细无力。

辨证要点:以咳嗽无力、动则汗出为特征。

(二)推拿疗法

基础手法:补脾经、清肺经、清天河水、退六腑、运内八卦、推三关、按揉天突、揉膻中穴、揉肺俞各100次。

配穴:风寒闭肺者,加推三关、掐揉二扇门各100次;风热闭肺者,加清天河水100次,揉太阳、开天门各50次;肺脾气虚者,加揉关元、足三里各100次;阴虚肺热者,加揉二马、三阴交各100次;久咳体虚喘促者,加补肾经100次、捏脊6遍。每天1次,5d为1个疗程。

五、慢性咳嗽

以咳嗽为唯一或主要症状,病程超过4周,胸部X线片检查无异常者定为慢性咳嗽。常见病因有咳嗽变异性哮喘、上气道咳嗽综合征、(呼吸道)感染后咳嗽、胃食管反流性咳嗽、心因性咳嗽、其他原因(过敏性咳嗽、药物诱发性咳嗽、耳源性咳嗽、非哮喘性嗜酸性粒细胞性支气管炎)等。

中医认为,慢性咳嗽属于"久咳""久嗽"范畴,多为脏腑功能失调,肺、脾、肾虚损最常见。外邪入侵,未及时治疗或素体脾虚,痰湿内生,痰热互阻或肾不纳气等,导致肺气不利,肺失宣降,而发生咳嗽、咳痰、喘憋等。《内经》指出,咳嗽的病变在肺而涉及五脏六腑,《素问·咳论》曰:"五脏六腑皆令人咳,非独肺也。"《景岳全书》把咳嗽明确分为2类:"咳嗽之要,止惟二证,何为二证?一曰外感,一曰内伤。"根据不同证型,分别予以泻肺清热、清肺泻肝、燥湿化痰、健脾益气、养阴润肺、温肺化饮等治疗。

(一)中医辨证分型要点

1.痰热壅肺

证候:咳嗽痰多,色黄黏稠,喉间痰鸣,口渴烦躁,大便干,小便赤。舌红苔黄腻,脉滑数。

辨证要点:咳嗽痰多,痰色黄。舌红,苔黄腻。

2.痰湿蕴肺

证候:咳嗽重浊,痰多壅盛,色白而稀,伴有喉中痰鸣,神乏,纳差,大便不调。舌淡苔白厚腻,脉滑。

辨证要点:咳嗽痰多,痰色白。舌淡苔白腻。

3.肝火犯肺

证候:咳嗽阵作,气逆,咳时面赤,痰黄黏稠,难以咯出,症状随情绪波动增减,平素急躁易怒。舌质红,苔薄黄少津,脉弦。

辨证要点:阵发性咳嗽,痰黄难咯,性情急躁。脉弦。

4.肺脾气虚

证候:咳嗽反复不已,咳而无力,痰白清稀,纳差,便溏,面色少华,气短懒言,多汗。舌质淡嫩,脉细少力。

辨证要点:反复咳嗽,咳嗽无力,痰白清稀,纳差,乏力。

5.阴虚肺热

证候:干咳无痰,痰少而黏或痰中带血,口渴咽干,喉痒,声音嘶哑,午后潮热或手足心热。舌红少苔,脉细数。

辨证要点:咽痒,干咳,口渴咽干,手足心热。舌红少苔。

6.外寒内饮证

证候:咳嗽气逆,喉中痰鸣,痰白清稀,易咯出,食欲减退。舌淡,苔白腻或白滑,脉弦滑。

辨证要点:咳嗽,痰白清稀。舌淡,苔白腻或白滑。

(二)推拿疗法

慢性咳嗽的病程相对较长,病情反复发作,应选取手太阴肺经、足太阴脾经、足少阴肾经、足厥阴肝经、经外奇穴,以及任、督二脉。非急性期时应该以轻柔手法为主,重在肺、脾、肾的调整治疗。常规手法选用运法、推法、揉法、掐法、搓法,介质为滑石粉,每日1次。

基本手法:分推膻中、分推肩胛、揉按肺俞各100次。

辨证加减:①痰热壅盛兼咽喉不利者,加清肺经、掐揉天突穴、掐揉二马、掐揉小横纹或掌小横纹、揉乳根、揉乳旁各100次;②痰湿蕴阻,肺气不利者,加逆运内八卦、掐揉掌小横纹、揉乳根、揉乳旁、揉按丰隆各100次;③肺气亏虚者,加补肺经、补脾经、推三关、掐揉掌小横纹、揉乳根、揉乳旁、揉足三里各100次,捏脊6遍;④肺阴亏虚者,加补肺经、补肾经、揉天突、掐揉小横纹、掐揉二马各100次,捏脊6遍;⑤肺脾气虚者,加补脾经、揉板门、运内八卦、揉按脾俞各100次。

六、扁桃体炎

扁桃体炎有急性扁桃体炎与慢性扁桃体炎之分。急性(腭)扁桃体炎是指腭扁桃体的急性非特异性炎症,通常简称急性扁桃体炎,是上呼吸道感染的一种类型,多同时伴有程度不等的咽部黏膜和淋巴组织的急性炎症,临床表现以发热、咽痛、扁桃体肿大甚则化脓为特点,春、秋两季及气温变化时容易发生,可发生在任何年龄,多见于学龄前期和学龄期儿童;慢性扁桃体炎由急性扁桃体炎反复发作或因扁桃体隐窝引流不畅,窝内细菌、病毒滋生繁殖而演变为慢性炎症。亦可继发于某些急性传染病,如猩红热、流行性感冒、麻疹之后。

急性扁桃体炎相当于中医的"急乳蛾""风热乳蛾",正如《疡科心得集》说:"夫风温客热,首先犯肺,化火循经,上逆入络,结聚咽喉,肿如蚕蛾,故名乳蛾。"多因气候骤变,寒热失调,肺卫不固,致风热邪毒乘虚从口鼻而入侵喉核或因多食煎炸等,脾胃蕴热,热毒上攻,搏结于喉核或因外感风热失治,邪毒乘机内传肺胃,上灼喉核而发病。慢性扁桃体炎相当于中医的"慢乳蛾""虚火乳蛾",其发病与肺、脾、肾的关系密切,多因风热乳蛾或温病之后余毒未清,邪热耗伤肺阴,津伤则咽窍少濡,炼津为痰,痰热结聚喉核,故喉核红肿为病或因素体阴虚,加之劳倦过度,肾阴亏损,虚火上炎,熏蒸喉核而发病。治疗以清热解毒、利咽散结为基本原则。

(一)中医辨证分型要点

1.急性扁桃体炎

1)风热袭咽

证候:疾病初起,咽部干燥灼热,疼痛逐渐加剧,吞咽时疼痛尤剧,扁桃体红肿,伴有发热恶风,头痛,咳嗽。舌淡红,苔薄黄,脉细数。

辨证要点:发热,咽部不适,疼痛,扁桃体红肿,尚未化脓。

2)胃热熏咽

证候:咽喉疼痛剧烈,痛连耳根,吞咽困难,口臭,咳吐黄痰,小便黄,大便秘结,扁桃体红肿,有黄白色脓点或连成假膜,下颌角淋巴结肿大、压痛。舌红,苔黄,脉洪数。

辨证要点:咽痛剧烈,扁桃体红肿明显,表面有脓点,高热,口臭,便干。

2.慢性扁桃体炎

1)肺肾阴虚,火炎喉核

证候:咽部不适,微痒微痛,灼热干燥,午后症状加重。扁桃体肥大或萎缩,表面不平,色暗红或有黄白色脓点;扁桃体被挤压时,有干酪样物溢出,伴有咳嗽少痰,午后颧红,手足心热,耳鸣眼花,口干舌燥,腰膝酸软,大便干等症。舌红少苔,脉细数。

辨证要点:咽干咽痒,扁桃体肥大,口干舌燥,大便干,手足心热。舌红少苔。

2)脾胃虚弱,喉核失养

证候:咽部不适,微痒微干,异物梗阻感,扁桃体肥大,色淡红或微暗,挤压扁桃体肿时有白黏脓溢出,伴咳嗽痰白,倦怠纳呆,胸脘痞闷,口淡不渴,易恶心呕吐,大便时溏。舌质淡,苔白腻,脉缓弱。

辨证要点:咽部不适,咳嗽痰白,扁桃体肥大,口不渴。舌淡,苔白腻。

3)痰瘀互结,凝聚喉核

证候:咽干不利或刺痛胀痛,异物梗阻感,迁延不愈,扁桃体肥大质硬,表面凹凸不平,色暗红,下颌角淋巴结肿大。舌质暗有瘀点,苔白腻,脉细涩。

辨证要点:咽干,有异物感,扁桃体肥大、色暗红。舌质暗,苔白腻。

(二)推拿疗法

适用于慢性扁桃体炎。

揉按角孙、风池、扁桃体穴(为扁桃体体表投影部位)、足三里穴,每穴400次,掐少商、商阳穴各100次,提捏肩井穴5次,清水漱口。第1周每天治疗1次,后3周每周治疗2次,1个月为1个疗程。

七、咽炎

咽炎是咽部黏膜、黏膜下组织的炎症,依据病程的长短和病理改变性质的不同,分为急性咽炎、慢性咽炎两大类。急性咽炎是咽黏膜,并波及黏膜下及淋巴组织的急性炎症,常继发于急性鼻炎或急性扁桃体之后或为上呼吸道感染的一部分,亦常为全身疾病的局部表现或急性传染病的前驱症状。小儿因受凉等全身或局部抵抗力下降,致病原微生物乘虚而入引发急性咽炎。急性咽炎中,90%以上为病毒感染。慢性咽炎为咽部黏膜、黏膜下及淋巴组织弥散性炎症,主要症状有咽干、咽部不适、异物感、咽痒、咽部疼痛等,部分患者可出现晨起刺激性咳嗽。常因受凉、感冒、疲劳、多言等原因导致该病的发作,若感染向上蔓延,波及耳、鼻,可导致急性鼻炎、鼻窦炎、急性中耳炎;向下发展,可侵犯喉、气管等下呼吸道,引起急性喉炎、气管炎、支气管炎及肺炎。

本病属于中医"喉痹"的范畴,分为急喉痹和慢喉痹两类。急喉痹系因外邪客于咽部所致,证属肺胃实热,治宜清泄肺胃之火,利咽消肿;慢喉痹系因脏腑之阴阳气血津液失调,咽喉失养,气血痰浊瘀滞所致,是以咽部微干、痒、痛不适等为主要表现的常见咽部疾病。证属阴虚肺燥,治宜养阴清肺润燥。

(一)中医辨证分型要点

1.急性咽炎

1)风寒外袭型

证候:咽痛不甚严重,常伴有恶寒,发热,头痛,鼻塞,流清水涕,喷嚏,咳嗽,咳痰白稀。舌淡红,苔薄白,脉浮紧。检查可见咽部黏膜淡红。

辨证要点:咽痛不重,咽部黏膜淡红,伴有风寒感冒症状。舌淡红,苔薄白。

2)风热外侵型

证候:咽痛较重,发热,恶风,头痛,咳嗽,咳痰黄稠,口渴,流黄涕,便秘。舌尖红,苔薄黄,脉浮数。检查可见咽部黏膜鲜红、肿胀或颌下淋巴结肿大。

辨证要点:咽痛明显,咽部黏膜鲜红肿胀,伴有风热感冒症状。舌红,苔薄黄。

3)肺胃实热型

证候:咽痛较剧,吞咽困难,咽部鲜红,发热,口渴喜饮,口气臭秽,大便干,小便短赤。舌质红,舌苔黄,脉洪数有力。

辨证要点:咽痛较剧,吞咽困难,咽部鲜红,口渴,大便干。舌红,苔黄。

2.慢性咽炎

1)湿热型

证候:自觉咽部痰黏不易咯出。兼慢性咳嗽,痰黄黏稠,不易咯出,胸闷喜出大气,咽部黏膜充血或滤泡增生。舌质红,苔黄腻,脉滑数。

辨证要点:咽部痰黏不易咯,咽部黏膜充血或滤泡增生。舌红苔黄腻。

2)痰气郁结型

证候:咽部异物阻塞感,胸闷喜叹息,口淡不渴。舌质淡红,舌苔白厚,脉滑。患儿平素可有食少纳呆,性格内向等表现。

辨证要点:咽部异物阻塞,胸闷喜叹息。舌淡,苔白厚。

3)肺热津伤型

证候:咽干咽痛,口渴思饮,大便干,小便黄,咽部充血明显。舌红苔少,脉细数。

辨证要点:咽干咽痛,口渴,咽部充血,舌红苔少。

4)肺脾气虚型

证候:咽部不适感,短气,乏力,面色萎黄,纳少便溏,咽喉黏膜淡白。舌淡苔白,脉细弱无力。

辨证要点:咽部不活,咽喉黏膜淡白,短气乏力,纳少。舌淡苔白。

5)肺肾阴虚型

证候:咽喉干燥,口干不思饮,潮热盗汗,干咳无痰,舌红乏津。苔少、无苔或花剥无苔,脉细数无力。

辨证要点:咽喉干燥,口干不思饮,潮热盗汗。舌红少苔或花剥无苔。

(二)推拿疗法

适用于急性咽炎。

具体操作:开天门、推坎宫、揉太阳、揉耳后高骨、清天河水各100次,揉大椎穴、揉风门穴、揉肺俞穴、揉足三里、推涌泉穴各50次,捏脊6遍。每日2次,每次30min,10次为1个疗程。

八、变应性鼻炎

变应性鼻炎是指特应性个体接触致敏原后导致的包含IgE介导的炎症介质释放和多种免疫活性细胞、细胞因子参与的鼻黏膜慢性反应性疾病,其典型症状是喷嚏、流涕、鼻痒、鼻塞,昼夜交替。流行病学研究报道,变应性鼻炎在世界范围内的平均发病率在10%~20%之间,部分国家高达40%。在儿童时期,变应性鼻炎是常见的呼吸道疾病,不仅严重影响儿童生理、心理健康、社会功能和生活质量,还可能引起其他疾病,如支气管哮喘、分泌性中耳炎、上气道咳嗽综合征、睡眠呼吸障碍等。

中医谓之"鼻鼽",如《素问·脉解》:"所谓客孙脉,则头痛、鼻鼽、腹肿者,阳明并于上,上者则其孙络太阴也,故头痛、鼻鼽、腹肿也。"其病因病机为内有肺、脾、肾功能失调,外有感受风邪。小儿腠理疏松,卫表不固,外邪乘虚而入,犯及鼻窍,邪正相搏,肺气不得通调,津液停聚,鼻窍壅塞,遂致喷嚏、流涕。发作期以祛邪、控制局部症状为主;缓解期宜调理体质,补益肺、脾、肾,预防并减少发作。

(一)中医辨证分型要点

1.风寒袭肺

证候:见于过敏性鼻炎初期阶段,表现为鼻塞遇冷加重,打喷嚏,鼻涕清稀,量多,头昏头痛。舌质淡红,苔薄白,脉浮紧。

辨证要点:鼻塞遇寒冷加重,打喷嚏,流清涕。舌质淡红,苔薄白。

2.痰饮蕴肺

证候:由于先天禀赋或后天饮食环境的影响,素体气虚,寒饮内生,多见伴有哮喘的患儿,面色苍白,形体肥胖,动则气喘,喉间有痰鸣音,鼻塞,张口呼吸,喷嚏不多,鼻流清涕,时流浊涕,纳呆,眠可,大便溏,小便清。舌淡胖,苔白腻,脉沉。

辨证要点:鼻塞,喷嚏不多,鼻流浊涕,喉间痰鸣。舌淡胖,苔白腻。

3.湿热内壅

证候:由于胎热、胎毒等先天因素,导致体秉湿热内盛即湿热体质,在临床上表现为一派热象或湿热征象,患儿常常出现间断性鼻塞、打喷嚏、流清涕,伴咽红,饮食可,二便正常。舌质偏红,苔黄厚,脉数。

辨证要点:间断鼻塞,喷嚏,流清涕,咽红。舌红,苔黄厚。

4.肺脾气虚

证候:以鼻塞、鼻痒、喷嚏频作、流清涕为主症,每遇冷空气,感受风寒、花粉、粉尘等刺激而发。伴面色白,纳呆便溏,口不渴,疲乏无力。舌质淡,苔薄白,脉细缓。

辨证要点:以鼻塞、鼻痒、喷嚏频作、流清涕为主症,面色白,纳呆便溏。舌淡,苔薄白。

5.脾肾亏虚

证候:见于鼻病屡次发作者。鼻塞为间歇性,时通时塞,晨起鼻痒,喷嚏阵作,鼻涕色白而稀,量多,遇寒加重,平时神疲乏力,胸闷气短,食欲减退,眠少易醒。舌淡红,苔薄,脉细弱。

辨证要点:间歇性鼻塞,鼻涕色白而稀、量多,遇寒加重,神疲乏力,纳差。舌淡红,苔薄。

(二)推拿疗法

基础操作:开天门、推坎宫、揉太阳、揉耳后高骨、黄蜂入洞各50次,推上三关、擦鼻旁、掐揉二扇门、揉外劳宫各100次,拿肩井、按揉足三里各50次,补肺经、补脾经、补肾经各300次,擦肺俞200次,捏脊5遍,7次为1个疗程。

随症加减:痰多,涕黏稠加揉丰隆100次;涕黄,舌红加推天河水、清大肠经各100次;涕多稀白,神疲乏力,可在推拿结束后,艾条悬灸神阙,至局部发热微红。

九、鼻-鼻窦炎

鼻-鼻窦炎是儿童常见的疾病,多继发于上呼吸道感染。急性感染性鼻-鼻窦炎是指由病毒、细菌等病原微生物引起的鼻腔和鼻窦黏膜部位的急性感染,症状持续但不超过12周或脓涕伴有高热(体温≥39℃)持续至少3d,但需排除其他因素(特别是下呼吸道感染)导致的发热,也有非感染因素引起的急性鼻-鼻窦炎。儿童慢性鼻-鼻窦炎是指鼻腔及鼻窦黏膜的慢性炎症,鼻部症状持续超过12周,症状未完全缓解甚至加重,大多由于急性鼻窦炎反复所致。临床上以鼻塞、流脓性或黏液性鼻涕为主要症状,病重者可表现为精神不振、胃纳差、体重下降或低热,可能伴有腺样体肥大、急慢性扁桃体炎、急慢性中耳炎等。

小儿急性鼻炎中医称"伤风鼻塞",多由外感、肺热所致;小儿慢性鼻炎属中医"鼻窒""鼻鼽"范畴。《素问玄机原病式·六气为病》曰:"鼻窒,窒,塞也。"小儿为稚阴稚阳之体,肺为娇脏,上连咽喉,开窍于鼻,外合皮毛,卫表不同,外邪或污染、花粉等易从口鼻而入,犯及鼻窍,邪正相搏,肺气不得宣畅,津液停聚,鼻窍壅塞,致鼻塞不通、流涕,邪客肺系,失治或正虚邪恋,久则嗅觉减退,不闻香臭,亦有鼻痒、鼻干燥等不适。治疗重在通窍,急性鼻炎风寒者疏风散寒,风热者疏散风热;慢性鼻炎虚证宜补益肺脾、祛风鼻窍,实证宜清肺泻热、活血化瘀。

(一)中医辨证分型要点

1.急性鼻炎

1)外感风寒,邪滞鼻窍

证候:鼻塞,喷嚏,流鼻涕,鼻音重,鼻黏膜色略红或下鼻甲淡红带紫,鼻涕清稀,伴头痛,周身不适,微恶寒发热,口淡不渴。舌质淡,苔薄白,脉浮紧。

辨证要点:鼻塞,鼻涕清稀,微恶寒,口淡不渴,鼻黏膜略红。舌淡,苔薄白。

2)外感风热,邪犯鼻窍

证候:鼻塞,头痛,鼻息气热,喷嚏,涕黏或黏黄。鼻黏膜红肿,下鼻甲肿大,伴发热恶风,微汗出或有咽痛,咳嗽不爽,口微干渴。苔薄白或薄黄,脉浮数。

辨证要点:鼻塞,涕黏或黏黄,口干,鼻黏膜红肿。苔薄黄。

2.慢性鼻炎

1)肺经郁热,邪犯鼻窍

证候:间歇性或交替性鼻塞,涕稍黏黄,有时鼻内灼热感或有嗅觉减退、头额胀痛,鼻黏膜暗红,下鼻甲肥厚肿胀,全身或见口微干渴,小便黄,大便干。舌质红胖,苔微黄,脉略数或洪而有力。

辨证要点:间歇性或交替性鼻塞,涕稍黏黄,鼻黏膜暗红,下鼻甲肥厚肿胀,大便干,舌红。苔微黄。

2)肺脾气虚,邪滞鼻窍

证候:间歇性或交替性鼻塞,受凉益甚,涕稍黏白或有嗅觉减退、头昏沉重,下鼻甲肿胀,色淡暗或见体倦乏力,面色不华。舌质淡胖,边有齿痕,苔白,脉缓弱。

辨证要点:间歇性或交替性鼻塞,受凉益甚,涕稍黏白,下鼻甲肿胀,乏力,面色不华。

3)邪毒久留,瘀阻鼻窍

证候:病程长,持续性鼻塞,嗅觉明显减退,闭塞性鼻音或有少量黏涕,鼻甲肿胀硬实,表面不平或鼻甲呈桑葚样变,收缩反应差。舌质暗或有瘀点。

辨证要点：持续性鼻塞，鼻甲肿胀硬实。舌暗或有瘀点。

(二)推拿治疗

1.适用于急慢性鼻炎各型

(1)基础手法：开天门，推坎宫，揉太阳各1min，黄蜂入洞30次，按揉治鼻穴(下关穴前1寸凹陷中)、迎香穴、山根穴各1min；振揉鼻通(鼻骨与鼻翼交界处)2min，揉三振一；擦鼻根至迎香，以透热为度；捏脊5遍。

(2)加减：邪实清肺经2min，正虚补脾经2min，摩百会、擦涌泉各2min，拿肩井5遍收式。推拿每日1次，10d为1个疗程，连续治疗1～4个疗程。

(3)基础手法：头面4大手法(开天门24次，推坎宫24次，揉太阳24次，掐耳后高骨约24次)，黄蜂入洞(以食、中二指指端置于两鼻孔下揉30～40s)，揉迎香穴(揉3次向上方提拉1次，局部可有酸胀感，操作2min)，揉上迎香穴(以两手中指指腹内上方交替揉按，揉三振一，操作1～2min)，扳鼻梁(两手拇指分别置于一侧鼻根部和另一侧鼻翼部，两手一上一下同时协调用力扳动鼻梁，操作20～30次)，擦鼻旁(用一手食、中二指擦鼻之两旁，从鼻根至迎香，透热为度)。

2.适用于慢性鼻炎

主穴：神庭、印堂、迎香、攒竹、鼻通、风府、大椎、风门、肺俞、肾俞、脾俞、足三里。

具体操作：仰卧体位。首先术者使用右手拇指对患儿印堂穴按揉2min，并用两手拇指桡侧在患儿神庭穴和印堂穴之间连续回推50余次，在进行回推时，力量适中即可；然后术者再用两手中指指腹沿迎香穴推至攒竹穴，如此反复20次，将手掌搓热，使用手掌小鱼际部对患儿鼻唇沟反复擦10次；术者使用食指对患儿迎香穴、鼻通穴按揉2min。患儿取俯卧体位，术者使用拇指依次按揉其风府、大椎、风门及肺俞等穴位，每个穴位5min，然后从患儿胸椎至腰椎，对督脉进行直推；最后对肾俞、脾俞、足三里等穴位按揉2min。每天治疗1次，20d为1个疗程，连续治疗2个疗程。

十、小儿胃炎

胃炎是儿童常见的消化系统疾病，好发于学龄前期及学龄期，临床表现为胃脘部疼痛，可伴有恶心呕吐、食纳欠佳、嗳气泛酸等症状。其发病机制目前尚不明确，可能与社会心理、饮食、幽门螺杆菌感染及家族遗传等综合因素相关。胃炎分为急性胃炎和慢性胃炎，小儿大多为慢性胃炎，少有急性胃炎。

中医学并无胃炎的病名，根据其主要临床症状，应属于"胃脘痛"的范畴，其病位在胃腑，与肝脾密切相关。小儿脾胃虚弱，经脉未盛，易为饮食、外邪等因素所干扰。六腑以通为顺,若胃腑感受寒邪或为乳食所伤或因情志怫郁,皆可使中焦气机塞阻,胃气凝滞不通而出现胃脘疼痛。小儿素体虚寒,脏腑虚冷或寒湿内停,损伤阳气,则阴寒内盛,气机不畅,故出现腹痛;若素体阴虚或热病伤阴,致阴虚胃火偏亢,灼伤胃络而出现胃脘疼痛。故临床辨证应辨清寒热虚实,治疗以健脾和胃、理气止痛为基本原则,同时应根据不同的证型加以辨治。

(一)中医辨证分型要点

1.寒邪犯胃

证候:胃脘冷痛,常见绞痛,痛甚则额冷汗出,疼痛遇寒加重、得温则缓,可伴有纳呆、呕吐清水痰涎或不消化残余乳食,面色苍白,小便清长,大便溏薄。舌淡红,苔白,脉弦紧或弦迟或脉细。

辨证要点:胃脘冷痛,遇寒加重、得温则缓,大便溏薄。舌淡苔白,脉弦紧或弦迟或脉细。

2.食滞胃肠

证候:脘腹胀满,疼痛拒按,进食后痛甚,嗳腐吞酸,口气臭秽,不思乳食,恶心呕吐,吐物呈酸臭乳块或不消化食物,吐后痛缓,泻下酸臭,大便不爽,夜卧不安。舌红,苔厚腻或苔厚微黄,脉实有力或脉滑。多有饮食不洁史。

辨证要点:脘腹胀满,进食后痛甚,口气臭秽,不思乳食,吐后痛缓,泻下酸臭。苔厚腻微黄。多有饮食不洁史。

3.湿热中阻

证候:脘腹胀满疼痛,痛势急迫,疼痛拒按,嘈杂吐酸,口苦或黏,口臭,口疮,口干心烦,恶心呕吐,渴喜冷饮,大便干或大便不畅,小便黄。舌红,苔黄或黄腻,脉滑数。

辨证要点:脘腹胀满疼痛,嘈杂吐酸,口苦或黏,渴喜冷饮。舌红,苔黄腻,脉滑数。

4.肝胃气滞

证候:脘腹胀满疼痛或两胁作胀,晨起或情绪紧张时加重,嗳气泛酸,得嗳气或矢气舒,胃脘饱胀,餐后尤甚,不思乳食,恶心呕吐,厌恶油腻,烦躁易怒,胸闷气短,睡卧不安,大便不调。舌红,苔薄白,脉弦。

辨证要点:脘腹胀痛或两胁作胀,晨起或情绪紧张时加重,嗳气泛酸,得嗳气或矢气舒,烦躁易怒。舌红,苔薄白,脉弦。

5.脾胃虚寒

证候:腹部隐痛,空腹痛甚,得食痛减,受凉加重,痛处喜按喜暖,泛吐清水,食纳欠佳,食后腹胀,四肢清冷,少气乏力,神疲倦怠,面色㿠白,大便溏薄或大便不调。舌淡边有齿痕,苔薄白,脉沉缓或脉细。

辨证要点:腹部隐痛,痛处喜按喜暖,泛吐清水,四肢清冷,大便溏薄。舌淡边有齿痕。

6.胃阴不足

证候:脘腹隐隐灼痛,嘈杂似饥,餐后饱胀,饥不欲食,烦渴喜冷饮,手足心热,大便干结。舌燥咽干,舌红少津,苔少或花剥,脉细数。

辨证要点:脘腹灼痛嘈杂,烦渴喜冷饮,大便干结。舌燥咽干,舌红少津,苔少或花剥,脉细数。

7.瘀阻胃络

证候:胃脘刺痛为主,疼痛较剧,痛处固定拒按,胃痛日久不愈,不思饮食或吐血、血便。舌暗红或紫暗或有瘀斑,苔薄白,脉弦涩或脉细。

辨证要点:刺痛为主,痛处固定拒按或伴吐血、血便。舌暗有瘀斑。

(二)推拿疗法

适用于小儿胃炎各型。

基础操作:补脾经、推板门、揉中脘、运八卦、揉胃俞各 100~200 次,摩腹 2min,捏脊 3~5 遍。

辨证选穴:①寒邪犯胃证,推三关、揉外劳宫、揉足三里各 100~200 次;②食滞胃肠证,清胃经、推四横纹、退六腑各 100~200 次;③湿热中阻证,清胃经、清天河水、分推腹阴阳各 100~200 次;④肝胃气滞证,平肝、揉太冲、揉天枢各 100~200 次;⑤脾胃虚寒证,揉脾俞、揉足三里、推三关各 100~200 次;⑥胃阴不足证,揉二人上马、分手阴阳、清天河水各 100~200 次。

伴呕吐时推天柱骨,伴口臭时清胃经,伴发热时清天河水,伴便秘时清大肠,次数 100~200 次。

以上操作每日 1 次,5~7d 为 1 个疗程,连做 2~3 个疗程。

十一、小儿腹泻

小儿腹泻为多种病原、多种因素引起的,以大便次数增多和大便性状改变为特点的一组疾病,是儿童患病和死亡的主要原因,也是营养不良的重要原因。本病一年四季均可发生,夏秋季节发病率高,临床根据病程长短分为急性腹泻、迁延性腹泻、慢性腹泻。

本病在中医中属于"泄泻"范畴。小儿泄泻发生的原因,有外因和内因之分。外因责之于感受湿邪或兼风、寒、暑、热等邪而为病,其中以湿热为多见;内因责之于伤于乳食或脾胃虚弱。其主要病变在脾胃,病机关键为脾胃受损,升降失司,水谷不分,混杂而下。中医治疗以运脾化湿为基本原则。

(一)中医辨证分型要点

1.湿热泻

证候:大便水样或如蛋花汤样,泻下急迫,量多次频,气味秽臭或见少许黏液,腹痛时作或伴呕恶或发热烦躁,口渴,小便短黄。舌质红,苔黄腻,脉滑数,指纹紫。

辨证要点:蛋花汤样大便次频量多,发热烦躁,口渴。舌红,苔黄腻,脉滑数。

2.风寒泻

证候:大便清稀,夹有泡沫,臭气不甚或肠鸣腹痛或伴恶寒发热,鼻流清涕,咳嗽。舌质淡,苔薄白,脉浮紧,指纹淡红。

辨证要点:大便清稀有泡沫,腹痛肠鸣。舌淡苔白,脉浮紧,指纹淡红。

3.伤食泻

证候:大便稀溏,夹有乳凝块或食物残渣,气味酸臭或如败卵,脘腹胀满,便前腹痛,泻后痛减,腹痛拒按,嗳气酸馊或有呕吐,不思乳食,夜卧不安。苔白厚腻或微黄,脉滑实,指纹滞。

辨证要点:大便酸臭如败卵,脘腹胀满,腹痛拒按,夜卧不安。苔白厚腻,脉滑实,指纹滞。

4.脾虚泻

证候:大便稀溏,色淡不臭,多于食后作泻,时轻时重,面色萎黄,形体消瘦,神疲倦怠。舌淡苔白,脉缓弱,指纹淡。

辨证要点:大便稀溏,食后作泻,面色萎黄,神疲倦怠。舌淡苔白,脉缓弱,指纹淡。

5.脾肾阳虚泻

证候:久泻不止,大便清稀,澄澈清冷,完谷不化或见脱肛,形寒肢冷,面色㿠白,精神萎靡,睡时露睛。舌淡苔白,脉细弱,指纹色淡。

辨证要点:大便完谷不化,形寒肢冷,精神萎靡。舌淡苔白,脉细弱,指纹色淡。

(二)推拿疗法

基础操作:龟尾七节,摩腹揉脐,称为止泻四法。

上推七节骨,逆时针摩腹,轻手法摩、揉、振、按肚脐和龟尾轻刺激为补,用于虚证泄泻;下推七节骨,顺时针摩腹、肚脐和龟尾重刺激为泻,用于实证泄泻。

辨证加减:①湿热泻。清脾土,清大肠,清胃,下推七节骨,揉板门,捏脊。②风寒泻。揉补脾,补大肠,揉一窝风、外劳宫,推三关,揉龟尾。③伤食泻。推板门,清大肠,补脾土,摩腹,逆运内八卦,点揉天突,抱肚法(其法为患儿后背贴医者前胸,医者抱小儿同向坐于腿上,两手从小儿腋下插入,并置于患儿胸前,两手掌重叠,掌心向后；施法时两手用力向后挤按，同时配合挺胸、挺腹，从胸腔起逐一向下直至盆腔为1遍，临床操作5~10遍。其要点为：从上至下逐一挤按；手掌要紧贴患儿胸壁，并尽可能使面积最大化；手掌向后与挺胸、挺腹协调配合；挤按时最好在患儿呼气末或啼哭声音发出时进行）。④脾虚泻。运八卦，补脾土，补大肠，摩腹，推上七节骨，捏脊。

以上操作除抱肚法外，每穴推拿100~200次，每日1次，5d为1个疗程。

十二、功能性便秘

功能性便秘是一种常见的消化系统功能性肠病，表现为持续困难的、不频繁的或不完全的排便感。功能性便秘是一种慢性便秘，缺乏器质性病因，没有结构异常和代谢障碍，又除外肠易激综合征。在儿科临床中，功能性便秘占90%~95%之多。

本病属于中医"便秘"范畴，又称为"大便涩""大便难"。便秘之病位在大肠，是由大肠传导功能失常所致，但与肺、脾、肝、肾关系也很密切。小儿脾常不足，若饮食调摄不当，感受外邪，久病不愈，则易造成脾胃虚弱，运化无权，脾升胃降失常，浊阴不降，影响大肠气机，致传导功能低下，糟粕内留，滞热消耗脾阴，大肠津液亏虚，则大便干燥。肺与大肠相表里，肺之燥热移至大肠或肺气壅滞，气机升降失常，均可使大肠传导失职。小儿肝常有余，肝郁不舒，气郁化火，阴液耗伤，肠道失润，而致便秘。便秘的基本病机特点为大肠传导失职，气机不畅，糟粕内停，临床治疗多以补其不足、泻其有余为原则。

（一）中医辨证分型要点

1.燥热便秘

证候：大便干结，排出困难，腹胀或痛，口干口臭，口舌生疮，面红身热，小便黄。舌红，苔黄燥，脉滑数，指纹紫滞。

辨证要点：大便干硬，排出困难，口臭。舌质红，苔黄燥。

2.乳食积滞

证候：大便秘结，排便困难，腹胀腹痛，不思乳食或恶心呕吐，手足心热，心烦，睡眠不安，小便短黄。舌红，苔黄厚，脉沉有力，指纹紫滞。

辨证要点：有伤乳、伤食史，便秘腹胀。舌苔黄厚。

3.气滞便秘

证候：大便秘结，嗳气频作，肠鸣矢气，胸胁痞闷，腹中胀痛。舌红，苔薄白，脉弦，指纹滞。

辨证要点：情志不畅或久坐少动，大便闭涩，胸胁痞闷。

4.气血亏虚

证候:类质干结或并不干硬,虽有便意,但挣扎、乏力,不易排出,用力排便则汗出乏力,神倦懒言,面色无华,唇甲色淡,头晕心悸,健忘,多梦。舌淡,苔白,脉弱,指纹淡。

辨证要点:虽有便意,但排出困难,神倦懒言,面白无华。

(二)推拿疗法

适用于便秘各证型。

基础操作:清大肠,顺摩腹,揉龟尾,下推七节骨、脾俞、大肠俞、足三里,捏脊。

辨证操作:实秘加推三关,退六腑;虚秘加补脾经,补肾经;血虚便秘加用血海、三阴交。每个穴位推拿不少于100次,每日1次,10次为1个疗程。

十三、功能性消化不良

功能性消化不良又称消化不良,是指具有上腹痛、上腹胀、早饱、嗳气、食欲缺乏、恶心、呕吐等不适症状,经检查排除引起上述症状的器质性疾病的一组临床综合征,症状可持续或反复发作,病程超过1个月或在过去的12个月中累计超过12周。是临床上最常见的一种功能性胃肠炎。

本病属于中医"积滞"的范畴。积滞的病变脏腑在脾胃,主要病因为喂养不当、饮食不节,损伤脾胃,导致脾胃运化功能失调或脾胃虚弱,腐熟运化不及,乳食停滞不化。其病机关键为乳食停聚不消,积而不化,气滞不行。本病治疗以消食化积、理气导滞为基本原则。

(一)中医辨证分型要点

1.乳食内积

证候:不思乳食,嗳腐酸馊或呕吐食物、乳片,脘腹胀满,疼痛拒按,烦躁哭闹,夜寐不安,大便酸臭。舌质红,苔厚,脉弦滑,指纹紫滞。

辨证要点:多有饮食不洁史,嗳腐酸馊,脘腹胀满,大便酸臭。舌红苔厚。

2.脾虚夹积

证候:不思乳食,稍食即饱,腹满喜按或喜伏卧,大便酸臭或夹有不消化食物残渣,面黄神疲,形体偏瘦。舌质淡,苔白,脉细弱,指纹滞。

辨证要点:腹满喜按,面黄神疲,形体消瘦。舌质淡,苔白,脉细弱。

(二)推拿疗法

1.乳食内积

清胃经,揉板门,运内八卦,推四横纹,揉按中脘、足三里,推下七节骨,分推腹阴阳,捏脊3～5遍。

2.脾虚夹积

补脾经,运内八卦,摩中脘,清补大肠,按揉足三里,捏脊3～5遍。

以上操作每穴100次,每日1次,10d为1个疗程。

十四、小儿腹痛

腹痛是儿童时期常见的症状之一,可见于任何年龄。导致腹痛的疾病很多,以功能性腹痛最为多见。功能性腹痛是以腹痛为主要表现的功能性胃肠病,多位于脐周,常伴有厌食、呕吐、头痛、头晕、腹泻或便秘等症状,腹痛反复发作或持续存在,影响儿童的生活质量。

中医认为,引起小儿腹痛的原因主要有感受寒邪、伤于乳食、脾胃虚寒、情志不畅、外伤络等,病位主要在脾、胃、小肠、大肠,亦与肝有关。小儿脾胃薄弱,经脉未盛,易为各种病邪侵扰。六腑以通降为顺,经脉以流通为畅,凡外邪内侵或乳食积滞或脾胃虚寒或情志内伤或外伤络,而致脾胃纳化失司,肠腑壅滞不通者,皆可发生腹痛,故腹痛的病机关键为脾胃肠腑气滞,不通则痛。治疗以调理气机,疏通经脉为主,根据不同的证型分别治以温散寒邪、消食导滞、通腑泄热、温中补虚、活血化瘀。

(一)中医辨证分型要点

1.腹部中寒

证候:腹部疼痛,阵阵发作,痛处喜暖,得温则舒、遇寒痛甚,肠鸣辘辘,面色苍白,痛甚者,额冷汗出,唇色紫暗,肢冷或兼吐泻,小便清长。舌淡红,苔白滑,脉沉弦紧,指纹红。

辨证要点:疼痛阵阵发作,痛处喜暖,得温则舒、遇寒痛甚。舌淡红,苔白滑,脉沉弦紧,指纹红。

2.乳食积滞

证候:脘腹胀满,疼痛拒按,不思乳食,嗳腐吞酸或腹痛欲泻,泻后痛减或时有呕吐,吐物酸馊,矢气频作,粪便秽臭,夜卧不安,时时啼哭。舌淡红,苔厚腻,脉象沉滑,指纹紫滞。

辨证要点:脘腹胀满,不思乳食,嗳腐吞酸,粪便秽臭。舌淡红,苔厚腻,脉象沉滑,指纹紫滞。

3.胃肠结热

证候:腹部胀满,疼痛拒按,大便秘结,烦躁不安,潮热口渴,手足心热。唇舌鲜红,舌苔黄燥,脉滑数或沉实,指纹紫滞。

辨证要点：腹痛拒按，大便秘结，手足心热。唇舌鲜红，舌苔黄燥，脉滑数或沉实，指纹紫滞。

4.脾胃虚寒

证候：腹痛绵绵，时作时止，痛处喜温喜按，面白少华，精神倦怠，手足清冷，乳食减少或食后腹胀，大便稀溏。唇舌淡白，脉沉缓，指纹淡红。

辨证要点：腹痛绵绵，喜温喜按，面白少华，手足清冷，大便稀溏。唇舌淡白，脉沉缓，指纹淡红。

5.气滞血瘀

证候：腹痛经久不愈，痛有定处，痛如锥刺或腹部症块拒按，肚腹硬胀，青筋显露。舌紫暗或有瘀点，脉涩，指纹紫滞。

辨证要点：腹痛日久，痛有定处，拒按。舌紫暗或有瘀点，脉涩，指纹紫滞。

(二)推拿疗法

适用于小儿腹痛各型。

1.基础操作1

补脾经、拿肚角、分推腹阴阳、揉天枢、揉足三里各100～300次，摩腹5min，捏脊3～6遍。

辨证施治：腹部中寒证，揉外劳宫、掐揉一窝风、推三关各100～300次；乳食积滞证，清大肠、推四横纹、揉板门各100～300次；胃肠结热证，清胃经、清大肠、退六腑各100～300次；脾胃虚寒证，揉脾俞、揉关元、揉中脘各100～300次。伴腹泻者加补大肠200次，呕吐者加推天柱骨200次、横纹推向板门200次，发热者加清天河水200次。以上操作每日1次，7d为1个疗程，连做1～2个疗程。

2.基础操作2

捏脊疗法。让患儿裸露背部，俯卧位，操作者两手半握拳，两食指抵于脊背上，两拳眼向前，与脊背垂直，再以两手拇指对准食指的前半段，同时用力捏拿皮肤提起，然后做食指向前推、拇指向后拉的动作，双手交替捻动向前，不可间断。由龟尾至大椎，捏3次提拿1次，效果以听到响声为佳。连续捏3遍，再点压十二脏腑腧穴1遍，以皮肤潮红为度。每日1次，10d为1个疗程。

辨证施治：腹部中寒者加摩腹、揉外劳宫，乳食积滞加揉中脘、分推腹阴阳，脾胃虚寒加推三关、按足三里，气滞血瘀加摩腹、揉脐。每日1次，每次15～30min。

十五、疳积

疳积是疳证和积滞的总称。积滞是指小儿伤于乳食，损伤脾胃，而致脾胃运化失司，积聚留滞于中；疳证是指气液干涸，身体羸瘦，往往是积滞的进一步发展，所以古人有"无积不成疳""积为疳之母"的说法。疳证中的"疳"有2种含义:其一,"疳"就是"甘",因本病多是由于过食肥甘而致,这是对本病的起始原因加以概括;其二,"疳"就是"干",因为本病会出现消瘦、干瘪、气血津液不足等临床表现。临床"上积""和疳"两者关系密切难以分开,故统称为"疳积"。

现代医学所说的小儿营养不良与疳证的临床表现相似,小儿营养不良是指摄食不足或摄入食物不能充分利用的结果。

(一)病因病机

1.积滞伤脾

乳食不节,伤及脾胃,脾主运化,胃主受纳,小儿乳食不节,过食肥甘生冷,伤及脾胃,脾胃失司,受纳运化失职,升降不调,乃成积滞;积滞日久,脾胃更伤,转化为疳。

2.脾胃虚寒

脾胃虚寒薄弱,则乳食难于腐熟,而使乳食停积,壅聚中州,阻碍气机,时日渐久,致使营养失调,患儿羸瘦,气血虚衰,发育障碍。

乳食积滞与脾胃虚弱互为因果,积滞可伤及脾胃,脾胃虚弱又能产生积滞,故临床上多互相兼杂为患。此外,感染虫症和某些慢性疾病也常为本病的原因。

(二)辨证施护

1.证型评估

(1)积滞伤脾:形体消瘦,体重不增,腹部胀满,纳食不香,精神不振,夜眠不安,大便不调,常有恶臭或便秘。夹寒者面色㿠白,舌苔腻,口吐清水,食物不化,手足时冷;夹热者则面赤唇干、口渴,舌苔黄腻,积久伤脾延成疳疾。

(2)气血两亏:面色萎黄或㿠白,毛发枯黄稀疏,骨瘦如柴,精神萎靡或烦躁,睡卧不宁,啼声低小,四肢不温,发育障碍,腹部凹陷,大便溏泄。舌淡苔薄,指纹色淡。

2.推拿治疗

(1)积滞伤脾:治则为消积导滞,调理脾胃。处方:揉板门、中脘,分推腹阴阳,揉天枢,推四横纹,运内八卦,补脾经,按揉足三里。

(2)气血两亏:治则为温中健脾,补益气血。处方:补脾经,推三关,揉中脘,捏脊,运内八卦,揉外劳宫,掐揉四横纹,按揉足三里。

辨证加减:若五心烦热,盗汗,舌红苔剥,阴液不足者,宜去推三关、揉外劳,加清肝经、补肾经、揉上马、运内劳宫;烦躁不安者,加掐揉五指节、清肝经;口舌生疮者,加掐揉小横纹;目赤多泪、隐涩难睁者,加清肝经、揉肾纹;若兼见咳嗽痰喘,加推肺经,推揉膻中、肺俞;便溏加补大肠,便秘加清大肠、推下七节骨。

3.健康指导

(1)告知本次操作后的注意事项:向患儿家属介绍本病的发病原因及保健知识,强调护理和预防较治疗更为重要,积极治疗并发症及原发慢性疾病。

(2)生活起居护理:①患儿居处宜温暖,保持空气清新,慎避外邪;②经常带小儿到户外,呼吸新鲜空气,多晒阳光,增强体质。

(3)饮食护理:①治疗同时必须配合饮食调节,合理喂养,提倡母乳喂养;②不要过早断乳,断乳后给予易消化而富有营养的食物;③小儿喂养要定质、定量、定时,添加辅食,要掌握先稀后干、先素后荤、先少后多的原则。

(4)情志护理:关心体贴患儿,做好患儿及家属的解释工作,及时了解患儿的情绪变化,分析疳证的病因,点刺四缝时,向患儿及家属解释其作用及必要性,及时表扬患儿的勇敢表现,缓解其紧张情绪。

十六、癫痫

癫痫是一种慢性的、反复出现的发作性疾病,是多种原因引起的脑功能障碍的表现。本病属于"痫证"范畴,俗称"羊痫风""羊吊风"。痫病病位在心肝脾肾,病因包括先天因素、后天因素及诱发因素。先天因素主要责之于胎禀不足、胎产损伤和胎中受惊,后天因素包括痰浊内伏、惊风频发、暴受惊恐、瘀血阻络。诱发因素如发热、疲劳、睡眠不足、过度换气、精神刺激、心理压力过大、饮食不当、视听觉刺激、玩电子游戏等均可致气机逆乱,触动伏痰,痰随气逆,发为痫病。其病机关键为痰气逆乱,蒙蔽心窍,引动肝风。痫病的治疗应分标本虚实,频繁发作者治标为主,着重豁痰息风、开窍定痫,并酌情配合镇惊、化瘀法;病久致虚者,治本为重,以益肾填精为主。癫痫持续状态须中西药配合抢救。

(一)中医辨证分型要点

1.惊痫

证候:发作时惊叫,急啼,惊惕不安,神志恍惚,面色时红时白,四肢抽搐,神昏,平素胆小易惊,精神惶恐或烦躁易怒,夜寐不安。舌淡红,苔白,脉弦滑,指纹青。

辨证要点:发作时惊叫,惊惕不安,平素胆小易惊。脉弦滑。

2.痰痫

证候:发作时突然跌仆,神昏,瞪目直视,喉中痰鸣,四肢抽搐,口黏多痰,胸闷呕恶。舌苔白腻,脉滑。

辨证要点:突然昏仆,喉中痰鸣,口黏多痰。舌苔白腻,脉滑。

3.风痫

证候:发作时突然仆倒,意识丧失,两目上视或斜视,牙关紧闭,口吐白沫,口唇及面部色青,颈项强直,频繁抽搐。舌质淡红,苔白,脉弦细。

辨证要点:突然仆倒,双目上视,口唇及面部色青,颈项强直。

4.瘀痫

证候:发作时头晕眩仆,意识不清,单侧或四肢抽搐,抽搐部位及动态较为固定,头痛,大便干硬如羊屎。舌红少苔或见瘀点,脉涩,指纹沉滞。

辨证要点:抽搐部位及动态较为固定,头痛,大便干结。舌红少苔或见瘀点,脉涩。

5.虚痫

证候:发病日久,屡发不止,瘛疭抖动,年长女孩发作时常与月经周期有关,行经前或经期易发作,时有头晕乏力,腰膝酸软,四肢不温,可伴智力发育迟滞,记忆力差。舌质淡,苔白,脉沉细无力,指纹淡红。

辨证要点:发病日久,头晕乏力,腰膝酸软。脉沉细无力。

(二)推拿疗法

癫痫发作时,让小儿平躺,清除其口中异物,掐其小天心、人中、老龙、中冲、太溪、合谷,以开窍止抽。意识状态和抽搐的频率得以控制后,采取以下方法:①开窍手法,开天门、推坎宫、推太阳、按总筋、分推手阴阳各 24 次。②推五经,医者用右手拇指指面从患儿左手螺纹面做直线推动的方法称为清法,在患儿左手螺纹面做顺时针方向旋转推动的方法称补法。③拇指点按百会及四神聪各 2~3min,双手掌自上而下沿着患儿肋间隙分推胸胁部 100~150 次。患儿俯卧位,术者立于一侧,以手掌食、中二指自上而下,即从大椎直推至长强 150 次;双拇指点按双侧心俞、肝俞、脾俞、足三里各 2min,虚掌拍打大椎穴 24 次;捏脊 15~25 遍,按肩井 2~3 次。每天 1 次,每次 20min,10d 为 1 个疗程,连续治疗 3 个月。

十七、小儿肥胖

肥胖是由于能量代谢失衡、摄食过多和(或)耗能不足导致机体脂肪容量增多的状态,是多种疾病(如糖尿病、心脑血管疾病等)的始发因素。近年来,随着物质生活水平的不断提高,儿童肥胖症的发病率大幅增加。儿童肥胖症不但影响生长发育,还与成年期代谢综合征密切相关,既是代谢综合征的表现之一,又在代谢综合征的形成中起重要作用。儿童肥胖症中 95% 是单纯性肥胖,即只有肥胖而无任何器质性疾病的肥胖症。

中医学无肥胖症病名,古医籍所记载之"肥人""膏者""肉人"等与之类似。肥胖形成的原因多为过食肥甘,久坐久卧,以致食积、痰湿内生或素体为痰湿体质或因七情过度,脾胃运化失常,致使痰湿阻碍气机,致脾胃升降失常,水谷精微不归正化,酿成膏脂痰浊,发为肥胖。本病多属本虚标实之证,病位在脾胃,与肝肾相关,病机关键为痰湿内阻,故治疗重在调理脾胃、化痰利湿。

(一)中医辨证分型要点

1.脾虚湿阻

证候:形盛臃肿,乏力自汗,少气懒言,身困肢重,胸满痞塞,腹胀纳呆。舌质淡红,苔腻,脉濡或沉细。

辨证要点:形盛臃肿,乏力自汗,身困肢重。舌质淡红,苔腻,脉濡或沉细。

2.胃热亢盛

证候:多食,消谷善饥,形体肥胖,面色红润,口臭,口渴喜饮,大便秘结。舌红,苔薄黄,脉滑或滑数。

辨证要点:肥胖,多食,消谷善饥,口臭,大便秘结。舌红,苔薄黄,脉滑或滑数。

3.肝郁气滞

证候:情绪急躁,易怒,形体肥胖,食欲旺盛,大便干结。舌质红,苔薄,脉弦。

辨证要点:形体肥胖,情绪急躁,易怒。舌质红,苔薄,脉弦。

4.脾肾阳虚

证候:肥胖,自汗,气短,动则气喘,畏寒肢冷,疲乏无力,腰膝酸软,大便次数增多或次数正常而便溏。舌质淡,苔白,舌体胖大,脉沉细无力。

辨证要点:肥胖,畏寒肢冷,乏力,腰膝酸软,便溏。舌质淡,舌体胖大,脉沉细无力。

(二)推拿疗法

适用于小儿肥胖各型。

1.基础操作1

补脾经200次,清大肠200次,顺揉板门50次,顺运内八卦100次,顺揉膊阳池100次,逆揉中脘100次,顺摩腹3min,顺揉脾俞100次,捏脊5遍。

辨证选穴:①脾虚湿阻证,揉丰隆、阴陵泉、足三里各100次;②胃热亢盛证,清胃经、清天河水、退六腑各100次;③肝郁气滞证,清肝经、揉太冲、揉肝俞各100次;④脾肾阳虚证,补肾经、揉肾俞、揉关元各100次。

以上操作每日1次,10次为1个疗程,连做3个疗程。

2.基础操作2

掌摩全腹,提拿腹部脾、胃经,团揉腹部,掌运腹部,拇指推左侧肋弓下区,按揉中脘、下脘、关元、气海、天枢、滑肉门、大横、外陵各30s,捏脊。每次治疗30min,每日1次,10次为1个疗程,连续治疗3个疗程。

十八、汗证

汗证是指小儿在正常环境和安静状态下,全身或局部无故出汗过多,甚则大汗淋漓的一种病证。小儿汗证有自汗、盗汗之分。睡中出汗、醒时汗止者,称为盗汗;不分寤寐、无故出汗者,称为自汗。汗是人体五液之一,由阳气蒸化津液而来。汗为心之液,卫气为阳,营血为阴,阴阳平衡,营卫调和,则津液内敛;若阴阳脏腑气血失调,营卫不和,卫阳不固,腠理开阖失司,则汗液外泄。小儿汗证的发生,多责之于体虚,为阴阳失衡所致,有虚实之分,临床以虚证多见。虚证中常见表虚不固、气阴两虚;实证为心脾积热。汗证治疗以补虚为其基本治疗原则。根据不同证型分别予以益气固表、益气养阴、清心泻脾,凡虚证皆可配合敛阴止汗,标本兼施。

(一)中医辨证分型要点

1. 表虚不固

证候:以自汗为主,兼有盗汗,汗出遍及全身,动则更甚,面色少华,纳呆,神疲乏力,平时常反复感冒。舌质淡,苔薄白,脉细弱。

辨证要点:自汗为主,动则汗出,面色少华,神疲乏力。舌淡苔白,脉细弱。

2. 气阴两虚

证候:多见于热病或久病后,以盗汗为主,也常伴自汗,汗出遍及全身,形体消瘦,神疲乏力,心烦少寐或低热颧红,口渴喜饮,手足心热。舌质淡红,苔少或剥苔,脉细弱而数。

辨证要点:盗汗为主,形体消瘦,心烦少寐,手足心热。舌淡红,苔少或剥苔。

3. 心脾积热

证候:自汗或盗汗,出汗以头部、心胸为主,汗出肤热,汗渍色黄酸臭,口气臭秽或见口舌生疮,面赤唇红,口干渴,烦躁少寐,尿黄便干。舌质红,苔黄,脉滑数。

辨证要点:汗出肤热,口臭秽或见口舌生疮,面赤唇红,尿黄便干。舌红苔黄,脉滑数。

(二)推拿疗法

1. 表虚不固证

补脾经100次,揉肾顶100次,补肾经100次,揉二人上马100次,捏脊6遍。

2. 气阴两虚证

补肾经100次,揉肾顶100次,补脾经100次,补肺经100次,推三关100次,分手阴阳100次,揉小天心100次,捏脊6遍。

3. 心脾积热证

补肾经100次,揉二人上马100次,清胃经100次,清天河水100次,退六腑100次,捏脊6遍。

以上操作每日1次,10d为1个疗程。

十九、夜啼

夜啼是指白天能安静入睡,入夜则啼哭不安,时哭时止或每夜定时啼哭,甚则通宵达旦的一类临床症状,多见于初生婴儿和半岁以下的婴幼儿,是婴幼儿时期常见的一种睡眠障碍。

中医认为,其病位主要在于心、脾,病因病机主要为寒、热、惊。脾寒,心热,惊恐,寒则痛而啼,热则烦而啼,惊则神不安而啼,故治疗上以调整脏腑的虚实寒热,使脏器安和,血脉调匀为治疗原则。因脾寒气滞者,治以温脾行气;因心经积热者,治以清心安神;因惊恐伤神者,治以定惊凝神。

(一)中医辨证分型要点

1.脾寒气滞

证候:啼哭时哭声低弱,时哭时止,睡喜蜷曲、腹喜摩按,四肢欠温,吮乳无力,胃纳欠佳,大便溏薄,小便色清,面色青白。唇舌淡红,舌苔薄白,指纹多淡红。

辨证要点:夜啼伴睡喜蜷曲、腹喜摩按,大便溏薄,小便色清,面色青白。

2.心经积热

证候:啼哭声较响,见灯尤甚,哭时面赤唇红,烦躁不宁,身腹俱暖,大便秘结,小便短赤。舌尖红,苔薄黄,指纹多紫。

辨证要点:哭声响亮,延声不休,面赤唇红。

3.惊恐伤神

证候:夜间突然啼哭,似见异物状,神情不安,时作惊惕,紧偎母怀,面色乍青乍白,哭声时高时低,时急时缓。舌苔正常,脉数,指纹色紫。

辨证要点:睡中突然啼哭,哭声不已,神情不安,时作惊惕。

4.乳食积滞

证候:夜间啼哭,厌食吐乳,嗳腐泛酸,腹痛胀满,睡卧不安,大便酸臭。舌苔厚腻,指纹紫滞。

辨证要点:夜间啼哭,厌食吐乳,腹痛胀满,大便酸臭。

(二)推拿疗法

适用于各型。

基础操作:补脾经100次,清肝经100次,揉内劳宫100次,揉小天心100次,揉心俞、脾俞约2min,捏脊6遍。

辨证选穴:脾寒气滞证,加推三关100次,摩腹3min;心经积热证,加清小肠经、清天河水100次,退六腑100次,揉总筋2min;惊恐伤神证,加揉精宁、威灵各100次;乳食积滞证,加推板门100次,摩腹3min,运八卦2min。每天1次,7~10d

为1个疗程。

二十、尿频

尿频是小儿常见的一种泌尿系疾病,常见于尿路感染和日干尿频综合征。本病以小便频急而数为特征,多发于学龄前儿童,尤以婴幼儿时期发病率高。本病经恰当治疗后预后良好,若治疗不彻底,可反复发作,影响小儿身心健康。

本病属中医"淋证"范畴,以热淋为多。其病位在肾与膀胱,发生原因分内、外2个方面,外因责之于湿热,多因外感湿热或坐地、粪便污染感受湿热邪毒或因有积滞内蕴化为湿热流注下焦而致;内因责之于脾肾亏虚,多有先天禀赋不足,素体虚弱或后天失调,导致脾肾气虚,气不化水,而致小便频数,淋漓不畅。湿热内蕴、脾肾气虚是其主要病机,故治疗上实证宜清热利湿,虚证宜温补脾肾或滋阴清热。

(一)中医辨证分型要点

1.湿热下注

证候:起病较急,小便频数短赤,尿道灼热疼痛,尿液淋漓混浊,小腹坠胀,腰部酸痛,婴儿啼哭不已,常伴发热、烦躁口渴、恶心呕吐。舌质红,苔薄腻微黄或黄腻,脉数有力。

辨证要点:起病急,尿频、尿急、尿痛,小便短赤或见发热、烦渴、恶心呕吐。舌红苔腻。

2.脾肾气虚

证候:病程日久,小便频数,淋漓不尽,尿液不清,神倦乏力,面色萎黄,食欲缺乏,甚则畏寒怕冷,手足不温,大便稀薄,眼睑浮肿。舌质淡或有齿痕,苔薄腻,脉细弱。

辨证要点:病程长,小便频数,淋漓不尽,无尿痛、尿热。

3.阴虚内热

证候:病程日久,小便频数或短赤,低热,盗汗,颧红,五心烦热,咽干口渴,唇干。舌质红,舌苔少,脉细数。

辨证要点:尿频伴低热,盗汗,颧红,五心烦热,舌红、苔少、脉细数等阴虚内热的全身证候。

(二)推拿疗法

基础操作:揉丹田200次,摩腹5min,揉龟尾50次,擦肾俞、八髎各50次。

辨证加减:①湿热内蕴证。清小肠经200次,清补胃经、脾经各100次,运内八卦100次。②脾肾气虚证。补脾经、肾经各100次,捏脊6遍。③阴虚内热证:揉二人上马200次,补肾经100次,清小肠经100次,捏脊6遍。

参考文献

[1] 凌宗元.针灸操作技术实训指导[M].北京:科学出版社,2020.

[2] 刘存志.现代针灸学[M].北京:中国中医药出版社,2020.

[3] 周运峰.推拿治疗学[M].2版.上海:上海科学技术出版社,2020.

[4] 符文彬,徐振华.针灸临床特色技术教程[M].北京:科学出版社,2019.

[5] 范炳华.推拿治疗学[M].北京:中国中医药出版社,2019.

[6] 吕明.针灸推拿学[M].北京:中国中医药出版社,2019.

[7] 石学敏.针灸推拿学[M].2版.北京:中国中医药出版社,2018.

[8] 甄德江,许慧艳,张光宇.针灸技术[M].武汉:华中科技大学出版社,2018.

[9] 梁繁荣,常小荣.针灸学[M].3版.上海:上海科学技术出版社,2018.

[10] 贾春生,黄泳.针灸学[M].第2版.北京:科学出版社,2018.

[11] 梁繁荣.针灸推拿学[M].北京:中国中医药出版社,2018.

[12] 邵湘宁.针灸推拿学[M].北京:中国中医药出版社,2018.

[13] 明杨继洲.针灸大成[M].太原:山西科学技术出版社,2017.

[14] 谭亚芹.针灸推拿学实训指导[M].北京:北京大学医学出版社,2016.

[15] 梁繁荣,王华.针灸学[M].北京:中国中医药出版社,2016.